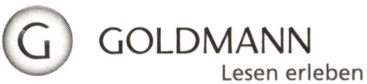

GOLDMANN

Lesen erleben

Buch

Warum ist Abnehmen so schwierig? Weil Essen sinnlich ist. Weil es etwas mit Lebensfreude und Genuss zu tun hat. Weil es ganz einfach lecker ist und Spaß macht – und darauf möchte niemand verzichten. Doch das ist auch gar nicht nötig. Viele Menschen glauben, dass Schlanke ständig auf Diät sind, dass sie sich ständig etwas verkneifen. Auf einige Schlanke trifft das sicherlich auch zu, für den überwiegenden Teil gilt allerdings: Sie leben einfach ausgewogen. Ihre Bilanz zwischen Energieaufnahme und Energieverbrauch stimmt. Alexa Iwan hilft dabei, diese Einstellung zum Essen zu lernen, sich Schritt für Schritt vernünftiger zu ernähren und gesunde Essgewohnheiten und ein besseres Körpergefühl zu etablieren. Sie nimmt unser Essverhalten unter die Lupe, räumt mit Vorurteilen auf, gibt Tipps zum Einkaufen und Zubereiten und liefert jede Menge Motivationshilfen.

Autorin

Alexa Iwan ist Diplom-Oecotrophologin, zertifizierte Adipositastrainerin für Kinder und Jugendliche sowie Journalistin und Fernsehmoderatorin. Viele Jahre arbeitete sie als Reporterin, Redakteurin und Moderatorin zahlreicher TV-Formate für private und öffentlich-rechtliche Sender, bis sie sich nach der Geburt ihres zweiten Kindes ganz dem Thema »Gesundheit« im Fernsehen verschrieben hat. Nach »rundumgesund« (WDR), »Liebling, wir bringen die Kinder um!« (RTL II) und »vigoTV« (Center TV) betreut Sie in ihrer Sendung »Alexa – ich kämpfe gegen Ihre Kilos« (RTL) Familien mit Übergewichtsproblemen und hilft ihnen beim Einstieg in ein gesünderes und schlankeres Leben. Mit ihrem Mann und den zwei Kindern lebt Alexa Iwan in einem Vorort von Köln.

www.alexaiwan.de

Alexa Iwan
mit Ulrike Meiser

Jede Frau kann schlanker werden

Das Anti-Diät-Buch

GOLDMANN

Die Ratschläge in diesem Buch wurden von der Autorin und vom Verlag sorgfältig erwogen und geprüft, dennoch kann eine Garantie nicht übernommen werden. Eine Haftung der Autorin bzw. des Verlags und seiner Beauftragten für Personen-, Sach- und Vermögensschäden ist ausgeschlossen.

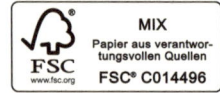

Verlagsgruppe Randon House FSC® N001967
Das für dieses Buch verwendete FSC®-zertifizierte Papier *Munken Print* liefert Arctic Paper Munkedals AB, Schweden.

Dieses Buch ist auch als E-Book erhältlich.

2. Auflage
aktualisierte Originalausgabe August 2013
© 2007 Wilhelm Goldmann Verlag, München,
in der Verlagsgruppe Random House GmbH
Umschlaggestaltung: Design Team München
Umschlagfoto: Getty-Images/Thomas Northcut (groß), privat (klein)
Redaktionelle Mitarbeit: Clarissa Flender, Sabine Klüber, Stefanie Letschert
Satz: Uhl + Massopust, Aalen
Druck und Bindung: GGP Media GmbH, Pößneck
CH · Herstellung: Han
Printed in Germany
ISBN 978-3-442-16893-4

www.goldmann-verlag.de

Inhalt

Vorwort
Lebensmittel sind Fitmacher

Ja, ich gebe zu: Ich war nie dick. Es gab mal einen Sommer, als ich ein Teenager war, da war ich etwas proper, aber das ist ewig her, und das war eben meine verspätete »Babyspeckzeit«. Irgendwann war sie vorbei, und das Rundliche verschwunden. Ich weiß also nicht, wie es sich anfühlt, jahrelang zu viele Pfunde mit sich herumzuschleppen. Und ich kann nur ahnen, welch ein Frust sich einstellt, wenn man drei Wochen nach einer vermeintlich erfolgreichen Diät feststellen muss, dass sich der Zeiger der Waage wieder kontinuierlich nach oben bewegt.

Okay, jetzt können Sie denken: Was kann die mir denn schon groß übers Schlankwerden erzählen? Und dann klappen Sie dieses Buch wahrscheinlich wieder zu und stellen es ins Regal zurück. Sie können aber auch weiterlesen. Dann erzähle ich Ihnen, wie es sich anfühlt, wenn man sich in seinem Körper wohl fühlt. Und ich erzähle Ihnen auch, wie Sie dahin kommen können, dass sich dieses Gefühl auch bei Ihnen einstellt. Denn immer wieder werde ich gefragt, wie ich es bloß schaffe, so schlank zu bleiben.

Ich bin kein Salatpicker. Ich esse ganz normale Portionen, auch gern mal ein Stück Kuchen und abends häufig Lakritz. Ich glaube, mein Erfolgsrezept ist meine positive, gesunde Einstellung zum Essen! Ich kenne die Lebensmittel, die mir Gutes tun können, und ich nutze sie gnadenlos für meine Gesundheit und Figur aus. Man muss sich nichts verkneifen, um schlank zu sein – alles, was man braucht, ist ein gutes Empfinden gegenüber dem, was man isst, ein bisschen Köpfchen, einiges an Wissen und das Gefühl für das richtige Maß.

Die wichtigste Botschaft, die ich Ihnen mit diesem Buch vermitteln möchte, lautet also: Lebensmittel sind keine Feinde, sondern lebenswichtige Freunde und Fitmacher.

Lebensmittel nur nach ihrem Nährwert, sprich Kaloriengehalt, zu bewerten, führt zu einer fatalen Fehleinschätzung. Abgesehen davon macht das ewige Kalorienzählen einsam (»Schon wieder eine Einladung zum Essen – bitte nicht!«) und ein ewig schlechtes Gewissen, was aufs Gemüt schlägt. Typische Überlegung am Buffet: Kann ich mir die Mousse au Chocolat noch leisten oder sollte ich besser Obstsalat nehmen? Im Endeffekt schmeckt keins von beiden mehr so richtig. Ich sage Ihnen was: Appetit auf Mousse au Chocolat ist völlig okay und jeder Genuss selbstverständlich erlaubt, solange die Basis der täglichen Ernährung stimmt.

Wer die Fitmacherdenkweise verinnerlicht hat, wird automatisch immer öfter zu den gesünderen Sachen greifen, immer seltener sündigen und damit seine Ernährung immer mehr in die richtige Balance bringen. Was zur Folge hat, dass bei Übergewichtigen einige Pfunde purzeln werden und sich die Lebensqualität steigert, Genuss ohne Reue möglich wird. Ich verspreche Ihnen dabei keine Wunder, denn jeder Mensch ist anders und ein bisschen spielen auch die Gene eine Rolle.

Also entspannen Sie sich. **Das hier ist bestimmt kein Diätbuch.** Hier geht es nicht um Kalorien, Fatburner, Glyxx-Indices oder Ähnliches. Ich bin nämlich ein militanter Diätgegner! Warum? Weil ich als Ökotrophologin und jemand, der viel Erfahrung mit den Verhaltensweisen von Übergewichtigen gemacht hat, weiß, dass Diäten überhaupt nichts bringen, außer schlechter Laune, Frust und am Ende das völlige Unvermögen, eine der schönsten Sachen der Welt richtig genießen zu können: das Essen nämlich.

Überlegen Sie doch mal: Ganze Industriezweige ernähren sich vortrefflich vom verzweifelten Wunsch übergewichtiger Menschen nach einer schlanken Taille. Gäbe es eine Pille, die ohne Nebenwirkungen schlank macht, könnte sich der Erfinder wahrscheinlich – egal, wie viel er selbst auf die Waage bringt – in Gold aufwiegen lassen. Doch so etwas wird es niemals geben. Das ist Augenwischerei, genau wie alle Versprechen nach dem Motto: »Essen Sie, was Sie wollen, und nehmen Sie dabei ab.«

Doch trotz aller Aufklärung kann man bis heute jedes noch so billige Pulver mit diesem Slogan zu Höchstpreisen erfolgreich auf den Markt bringen. Erstaunlich, nicht?

Aber warum? Warum setzt beim Thema »Abnehmen« bei so vielen Leuten der gesunde Menschenverstand anscheinend aus? Warum kasteien sich Menschen in regelmäßigen Abständen und darben bei 1000 Kalorien pro Tag, obwohl sie genau wissen – und schon etliche Male erfahren haben –, dass sie die Pfunde hinterher schneller wieder drauf haben werden, als sie sie abspecken konnten?

Weil Essen sinnlich ist. Weil es etwas mit Lebensfreude und Genuss zu tun hat. Weil es ein Grundbedürfnis des Menschen befriedigt und weil Essen ganz einfach lecker ist und Spaß macht – und darauf möchte niemand verzichten. Zumindest nicht dauerhaft. Das macht nur unglücklich. Und genau hier liegt der Denkfehler: Viele Menschen glauben, dass Schlanke ständig auf Diät sind, dass sie sich ständig etwas verkneifen, um so zu bleiben, wie sie sind. Auf einige Schlanke trifft das sicherlich auch zu. Für den überwiegenden Teil gilt allerdings: Sie leben einfach ausgewogen. Ihre Bilanz zwischen Energieaufnahme und Energieverbrauch stimmt. Und das, obwohl man auch diese Menschen mitunter Sahnetorte, Eisbein mit Sauerkraut oder Gnocchi in Gorgonzolarahmsoße essen sieht. Wie funktioniert das? Haben die einen das richtige Körpergefühl und die anderen nicht?

Das geht nur mit einem gesunden Essverhalten. Es geht, wenn man Lebensmittel als das betrachtet und behandelt, was sie sind: Mittel, die gesundes Leben ermöglichen. Nicht mehr und nicht weniger. Es geht, wenn man sich dessen bewusst ist, was man isst und warum man es tut. Auf das Beispiel Mousse au Chocolat oder Obstsalat bezogen bedeutet das: Mousse au Chocolat bringt ziemlich viel tierisches, eher ungesundes Fett, außerdem ordentlich Cholesterin und eine Menge Zucker; alles Dinge, die der Körper – wenn überhaupt – nur in geringen Mengen braucht. Obstsalat bringt Vitamine, Mineralstoffe, sekundäre Pflanzenstoffe und Ballaststoffe. Hätte man solche Pro- und Kontra-Argumente beim Benzinkauf an der Hand, wäre die Entscheidung eindeutig und man würde ohne Zweifel zum geballten Energiespender greifen. Beim Essen wäre das bestimmt auch so klar, wenn da nicht der Faktor »Appetit« bzw. »Lust-auf-etwas-Haben« dazu käme, was dazu führt, dass manchmal der Verstand aussetzt.

Was ich damit sagen will: Natürlich dürfen Sie Mousse au Chocolat schlemmen, wenn Ihnen danach ist! Aber tun Sie es, weil Sie es wirklich wollen. Das heißt: genießen nur ohne schlechtes Gewissen, aber mit dem Wissen, dass Ihr Körper physiologisch nicht wirklich viel davon hat, sondern dass diese Verwöhnspeisen Balsam für die Seele sind. Dann fällt es Ihnen beim nächsten Mal sicher leichter, zum Obstsalat zu greifen und auch den zu genießen.

In diesem Sinne möchte Sie dieses Buch verführen: zu mehr Genuss und zu gesundem Essen und zu mehr Wissen über Ernährung. Und da kann ich an dieser Stelle gleich noch etwas anfügen: Ich bin zwar Ernährungswissenschaftlerin, trotzdem kann ich Ihnen von den wenigsten Lebensmitteln den genauen Kaloriengehalt aus dem Kopf sagen. So etwas lernt man zwar im Studium, im täglichen Leben spielen diese Zahlen aber bei mir so gut wie keine Rolle. Doch ich weiß, was gesund ist, und dabei spielt der Kaloriengehalt nur eine untergeordnete Rolle. Denn wer sich gesund ernährt und ein sinnvolles Essverhalten an den Tag legt, bei dem pendelt sich früher oder später auch das Gewicht im Normalbereich ein. Und Normalbereich bedeutet hier »gesundes Mittelmaß« – das kann bei dem einen etwas mehr, bei dem anderen etwas weniger sein.

Es gibt Menschen, so wie ich, die sind von Natur aus sehr schlank gebaut. Oder sie sind, wie man so schön sagt, schlechte Futterverwerter. Solche Menschen haben es ein bisschen leichter, schlank zu bleiben. Im Leben geht es eben manchmal ungerecht zu. Aber deswegen müssen ja nicht alle anderen auch so aussehen! Eine gute Figur ist eine sehr individuelle Größe und wird nicht nur durch die Zahl auf der Waage im Badezimmer bestimmt.

Ich denke, inzwischen ist Ihnen längst klar, worauf ich hinauswill: Beim Essen geht es um mehr als nur darum, satt zu werden. Gesunde Ernährung muss man leben – und wenn man das tut, kann man sehr bald die Früchte ernten, denn gesundes Essen führt zu einem enorm positiven Körpergefühl. Sogar Ihre Laune können Sie mit dem richtigen Essen verbessern!

Auf den nächsten Seiten möchte ich Ihnen das richtige Rüstzeug an die Hand geben, damit es zunächst einmal in Ihrem Kopf klick macht. Der Bauch reagiert später dann automatisch.

Ich helfe Ihnen, die eigenen Essfehler zu entlarven, informiere Sie über die Wertigkeit der Lebensmittel und zeige Ihnen verschiedene mentale Methoden, wie etwa das Neurolinguistische Programmieren (NLP), ein Werkzeug, das Ihnen helfen kann, eine Initialzündung zu schaffen, die Ihr (Ess-)Verhalten wirklich dauerhaft verändert.

Ich freue mich, dass Sie das Buch doch nicht wieder ins Regal zurückgestellt haben. Mit dieser Lektüre machen Sie ganz sicher den ersten Schritt in die richtige Richtung. Und ich wünsche Ihnen viel Erfolg bei allen weiteren Schritten auf dem Weg zu einem zufriedenen Körpergefühl und einer gesunden Figur.

Herzlichst, Ihre
Alexa Iwan

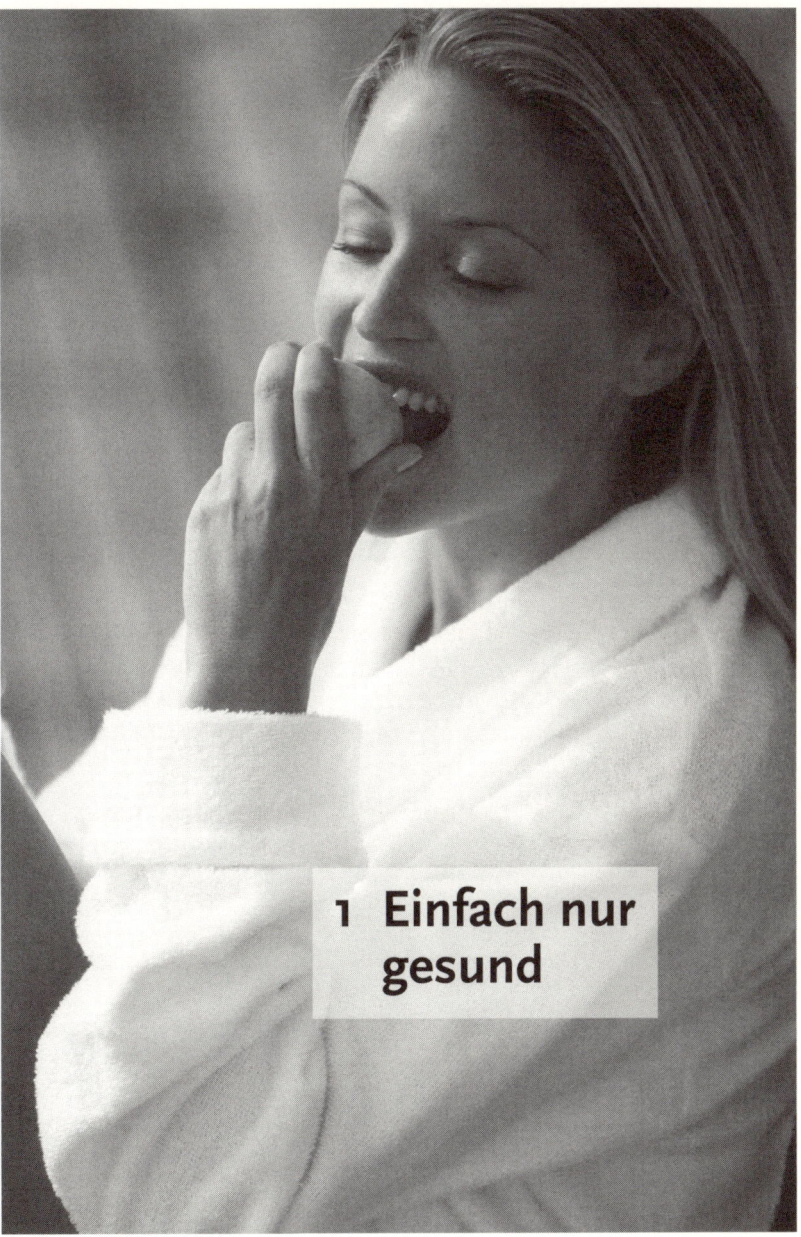

1 Einfach nur gesund

Schon einige Minuten vor der Zeitschriftenauslage am Kiosk lassen erahnen, wie sehr sich unsere Welt um das Thema Abnehmen dreht: Dicke Headlines, die versprechen: »Abnehmen leicht gemacht mit der GLYX-Diät«, »Zehn Pfund runter in zehn Tagen mit Kohlsuppe«, »Endlich schlank mit der Diät der Hollywoodstars«. Indem findige Redakteure die Gazetten mit dem Thema »Wie purzeln die Pfunde« füllen, schaffen sie erst das Abnehmbedürfnis bei den Lesern. Oder zeigt es nicht vielmehr nur den Frust über den 1001. gescheiterten Versuch, es endlich zu schaffen, schlanker zu werden?

Es lässt sich nicht leugnen, dass sich seit dem deutschen Wirtschaftswunder die Zahl derer, die mit Übergewicht zu kämpfen haben, vervielfacht hat. Die gesellschaftlichen Ursachen und die weit reichenden Folgen für den Einzelnen sind vielfältig. Mir ist aber bei allen Statistiken wichtig, dass wir das Kategoriedenken schlank gegen dick, normal- gegen übergewichtig ablegen. Was ist schon schlank, und wer hat gesagt, dass Größe 38 die Norm ist?

Es geht darum, Prioritäten zu erkennen. Kurz gesagt: Schlank zu sein, aber immer unter Druck das Gewicht zu halten, immer auf der Hut vor dem Feind – dem Essen – zu sein, macht unzufrieden und blockiert Körper und Geist. Ich möchte Ihnen zeigen, dass der sinnvoll gefüllte Kühlschrank und alles, was sich darin befindet, Ihr Freund ist und Sie glücklich und zufrieden machen kann.

Stellen Sie sich vor: Nie mehr mit latent schlechtem Gewissen essen, nie mehr Kalorien zählen, nie mehr Heißhunger auf Schokolade, nie mehr Gedankenkarussell fahren mit den ungeliebten Begleitern BMI, Kilojoule, Idealgewicht und all den anderen Zahlen. Aber wie geht das, fragen Sie? Ganz einfach. Erst einmal müssen Sie vergessen, was Diät überhaupt ist. Denn die brauchen Sie nie wieder. Versprochen! Denn nur ohne Abmagerungskuren kann das Essen wieder Freude machen.

Wie Sie dieses gedankliche Schema für immer verbannen und mit der richtigen Einstellung nach und nach entspannter – und auch schlanker – werden, wird Thema in Kapitel 2 sein.

Der lange Abschied von der Diät

Dass Diäten eigentlich doch nur dick machen, ist inzwischen eine weit verbreitete Erkenntnis. Jeder kennt diese Tatsache als den berühmten Jo-Jo-Effekt: Hat man eine Diät beendet und kehrt dann zu den alten Essgewohnheiten zurück, steigt der Zeiger der Waage allmählich wieder bedrohlich in die Höhe und stoppt nicht selten erst über der alten Kilomarke.

Die Badezimmerwaage

Die räumen Sie am besten gleich in den Keller. Solch einen Stress sollten Sie sich nicht jeden Morgen aufs Neue antun. Sie merken doch auch ohne technische Hilfsmittel, wenn die Hose beim Anziehen kneift oder wenn Sie plötzlich mehr Platz darin haben.

• Ich finde es sehr wichtig, ein gutes Gefühl für den eigenen Körper zu bekommen. Ein halbes Pfund mehr auf der Waage stürzt so manchen in morgendliche Depressionen und versaut ihm oder ihr den restlichen Tag. Warum eigentlich? Spüren Sie wirklich den Unterschied? Sieht man Ihnen 250 Gramm mehr oder weniger auf den Hüften an? Bestimmt nicht. Also machen Sie dieser Hysterie ein Ende.

• Lernen Sie wieder, Ihrem eigenen Gefühl zu vertrauen. Fühlen Sie sich gut, energiegeladen, locker, frisch? Dann ist doch alles okay. Oder, wenn Sie ganz ehrlich zu sich selbst sind, ist Ihr Bauch doch noch voll von dem leckeren Käse gestern Abend? Auch kein Drama, dann gibt's heute zum Ausgleich ein super Powerfrühstück aus frischen Früchten und Jogurt.

Forscher erklären sich dies dadurch, dass der Körper nach der langen Abstinenz alles daransetzt, die Reserven wieder aufzufüllen. Die Fettzellen sind meistens noch da, wo sie vorher saßen. Dabei wird oft ein bisschen übers Ziel hinausgeschossen, d.h., der Körper legt noch mehr Vorräte an für die nächste »Hungersnot«, sprich für die nächste Diät.

Auch die Tatsache, dass während des Fastens – und sei es nur eine Abstinenz vom Frühstück bis zum Abendessen – der Blutzuckerspiegel extrem in den Keller fällt, ist ein Grund für die schnelle Zunahme. Die Folgen hat jeder schon einmal beobachtet: Ein niedriger Blutzuckerwert kann Kopfschmerzen und starke Konzentrationsprobleme verursachen. Wird dieses Defizit nicht ausgeglichen, kommt es über kurz oder lang zu einem kaum noch zu kontrollierenden Heißhungergefühl. Unbewusst ist der Körper nur noch mit einem beschäftigt: Nahrung zu beschaffen, eine lebenserhaltende, biochemische Reaktion.

Kennen Sie das? Sie haben den ganzen Abend auf die Schokolade verzichtet und am Ende greifen Sie doch zur zart schmelzenden Köstlichkeit? Und das nicht nur aus Charakterschwäche, sondern weil Ihr Körper es so will. Stellen Sie sich nun diesen Verzicht, der mit absinkendem Blutzuckerspiegel einhergeht, über den Zeitraum einer Diät vor, sei es über zwei Wochen oder für vier Monate. Verzicht ist also keine Lösung – und damit ist das grundlegende Prinzip jeder Schlankheitskur von vornherein zum Scheitern verurteilt.

Der Körper bevorratet sich

Wissenschaftler gehen davon aus, dass der Jo-Jo-Effekt bei fast jedem Diättreibenden einsetzt, da nach der vermeintlichen Schlankheitskur der Hunger größer denn je ist. Der Körper antizipiert die Aufnahme einer erneuten Diät und ist bemüht, sozusagen auf Vorrat zu essen.

Die fatalen Folgen des Hungerns hat ein umstrittenes Experiment in Amerika schon 1945 beleuchtet: In der so genannten Minnesota-Studie bekamen die Probanden monatelang nur die halbe Kalorienmenge zu essen, gewissermaßen eine FDH-(Frissdie-Hälfte-)Diät. Schon nach kurzer Zeit zeigten die Versuchspersonen deutliche Persönlichkeitsveränderungen, alles drehte sich nur noch ums Essen, was viele von ihnen aggressiv und auch depressiv machte (zu den psychischen Folgen von Hungerkuren später mehr; vgl. S. 21). Das viel Erstaunlichere aber: Auch lange nach der Studie ließ der Hunger der Testpersonen nicht mehr nach, viele veranstalteten regelrechte Fressorgien – als ob ihr Körper alles daransetze, es nie wieder zu einem Mangel kommen zu lassen.

Gesünder ohne Diät

Die Mechanismen sind immer gleich: Eine neue Diät wird entdeckt (oder auch nur von Journalisten erdacht), beworben, in den Medien breitgetreten, und nach einiger Zeit mehren sich kritische Stimmen, meist zu Recht. Jede Diät, die einseitige Ernährung vorsieht (etwa nur Ananas, lediglich Ballaststoffe oder vorwiegend Fette und Eiweiße), ist schädlich und gefährdet Ihre Gesundheit, das leuchtet ein. Experten sind sich einig: Jede Art von Reduktionsdiät kann Ihren Körper nachhaltig schädigen, denn erst eine Kalorienzufuhr von 1 200 Kilokalorien (normale Esser verbrauchen eine tägliche Kalorienmenge von um die 2 000) versorgt Sie ausreichend mit allen Nährstoffen, Mineralien und Vitaminen.

Ältere sollten keine Diät machen

»Wenn Sie über 60 sind und viele Kilos loswerden, gefährden Sie stark Ihre Gesundheit«, warnt Prof. John Marley vom Health Sciences Center in Missouri. Weil bei vielen Älteren der Stoffwechsel nicht so gut funktioniert, sie die Nahrung also nicht optimal verwerten, sind sie ohnehin mit Nährstoffen unterversorgt. Halten sie außerdem noch Diät, kann das zu Gedächtnisstörungen und brüchigen Knochen führen, fand der Wissenschaftler heraus.

Glücklicher und zufriedener ohne Diät

Nicht nur der Körper leidet, dem man ja mit dem Abnehmen eigentlich etwas Gutes tun will, sondern auch die Seele. Die ständige Beschäftigung mit einer Sache – nämlich mit der Frage, wie viel darf ich wann und wovon essen – blockiert Sie für die schönen Dinge im Leben und lenkt Ihr Denken auf das Negative. Wenn Sie schon vor der Einladung ins Restaurant grübeln, was Sie essen dürfen, und nachher mit schlechtem Gewissen nach Hause gehen, war das dazwischen – der Abend – alles andere als ein Teil entspannter, genussvoller Lebensqualität.

Außerdem schaffen Sie sich ein Feindbild, das keines ist: Lebensmittel sind, wie die Bezeichnung schon sagt, nicht mehr und nicht weniger als Mittel zum Leben. Aber bei einer Diät werden sie zur Bedrohung.

Wie Sie diese Gleichsetzung von Essen mit Frust umkehren und entdecken, wie nicht nur der Verzehr, sondern auch gewisse Lebensmittel an sich schon gute Laune machen, zeige ich Ihnen in einem nächsten Schritt.

Diätenfrust – ein geflügeltes Wort, das nur allzu wahr ist. Ich möchte Sie unbedingt vor der Unzufriedenheit während einer Diät und auch danach bewahren. Neben Misserfolgen, die Ihnen aufs Gemüt schlagen können, kann es auch zu psychobiologisch nachweisbaren Stimmungstiefs durch den schon angesprochenen diätbedingten Nährstoffmangel kommen. So haben Studien belegt, dass bei eiweißreichen und gleichzeitig kohlenhydratarmen Diäten ein Serotoninmangel entstehen kann, der zu schlechter Laune und sogar depressiver Stimmung führt.

Die Erfahrung, dass die Diät allein am Ende niemals einen zufriedeneren und auch selten einen dauerhaft schlanken Menschen aus Ihnen macht, ist äußerst frustrierend. Ein Teufelskreis beginnt... Und letztendlich müssen Sie sich eingestehen: Zeit, Geld und Aufwand stehen in keinem Verhältnis zum Ergebnis!

Achtung!

Wenn sich seelische Probleme über den Körper äußern oder am Körper festgemacht werden, helfen keine Diät und kein Schönheitschirurg. Dann sollten Sie vorrangig an Ihrem Selbstbild arbeiten und einen Weg finden, damit Sie sich mit mehr Liebe betrachten können.

Daher mein wiederholter Appell an Sie: Hände weg von Diäten, diesem fälschlicherweise als Allroundtalent im Kampf gegen die Pfunde verschrienen Quatsch. Da hat seit Jahren etwas seinen Lauf genommen, dem Sie sich unbedingt entziehen sollten. Und nebenbei: Gäbe es das Wundermittel, wären wohl kaum noch so viele verschiedene Diätkonzepte auf dem Markt. Oder?

Die kollektive Fehldeutung zeigt sich schon in der ursprünglichen Bedeutung des lateinischen »diaeta«, was laut Wörterbuch lediglich Lebensart und Lebenseinteilung heißt. Wenn wir bei dieser Bedeutung bleiben, bin ich einverstanden: Ich möchte Ihnen zeigen, wie Sie Ihr Leben positiv gestalten und wie Ihnen Ihre Art zu leben, fern von Kalorientabellen, Punktelisten und Ernährungsplänen, wieder Freude machen kann.

Tipps, wie Sie sich dem Diätstress wirksam entziehen können

- Die Waage muss weg – oder sie darf nur bleiben, weil sie einfach schick in der Badezimmerecke aussieht. Zum Wiegen benötigen Sie sie lediglich für die Weihnachtspäckchen, die Sie richtig frankiert zur Post bringen wollen.
- Zeitschriften, die auf dem Titel von revolutionären Schlankheitskuren sprechen, werden boykottiert und wandern nicht in den Einkaufskorb – es sei denn, Sie brauchen unbedingt was zu den neuesten Grillrezepten oder den schönsten Reiserouten durch Südeuropa. Dann überspringen Sie die ach-so-klugen Diättipps einfach.
- Falls in der Boutique das Shirt in M oder L kneift, keine Panik! Das muss nichts über Ihre Körperfülle aussagen. Nehmen Sie es in XL und freuen Sie sich über den Kauf. Schließlich wissen Sie, dass die Hersteller alle verschiedene Schnittmuster benutzen.
- Läuft im Fernsehen ein Bericht über den Alltag der Supermodels, schalten Sie um. Vielleicht können Sie sich in der Kochsendung auf dem Nachbarkanal endlich mal abschauen, wie man Fischgräten ohne große Mühe entfernt.
- Wenn Sie an Schaufenstern vorbeikommen, sehen Sie sich in Ruhe die Auslagen an, denn Ihr Spiegelbild haben Sie heute Morgen schon geprüft.

Das große Fressen:
Essen macht glücklich und gibt Lebenskraft

Essen und Trinken bilden die Basis unseres Daseins, dürfen sich aber nicht in der krankhaften Beschäftigung damit ausdrücken. Gehen Sie mit mir den Weg zurück zum natürlichen Essverhalten und lernen Sie, sich auf die körperlichen Signale zu besinnen, auf Hunger und Appetit, Sättigung und Sattheit und die damit einhergehende umfassende körperliche und seelische Zufriedenheit. Nur in der Ganzheit finden Sie Ihre optimale Lebensqualität.

Diäten sind also schlicht ungesund und machen zudem noch unglücklich. Essen und Genießen bewirken das Gegenteil: Sie tun Ihrer geistigen und körperlichen Gesundheit gut, machen Sie schlank, ausgeglichen und fröhlich. Essen muss nicht länger das alles in Ihrem Leben bestimmende Thema sein. Es muss vielmehr selbstverständlich dazugehören. Wenn Sie Ihre Bedürfnisse und die Wirkung bestimmter Nahrungsmittel kennen, können Sie diese gezielt und bewusst einsetzen und verinnerlichen.

Genießen will gelernt sein

Gerade diejenigen von Ihnen, die sich unbewusst das Feindbild »Essen« geschaffen haben und die Auswahl und Menge ihrer Nahrungsmittel ständig überwachen und reglementieren, müssen das Genießen wieder erlernen. Denken Sie mal nach: Wann haben Sie sich zuletzt beim Essen richtig gut gefühlt und sich darüber gefreut, sich etwas gönnen zu können? Falls Sie Mühe haben, sich an ein solch sinnliches Erlebnis – und genau das sollte Nahrungsaufnahme für uns sein – zu erinnern und Sie Essen eher mit einem schlechten Gewissen gleichsetzen, dann wird es Zeit, sich über einiges bewusst zu werden.

Die Physiologie des Genusses – Geschmack und Geruch

Die Devise muss also lauten: Das Genusserleben steht im Vordergrund, wenn wir unsere geistige und körperliche Gesundheit fördern wollen. Genießen heißt, die Nahrung in ihrer Fülle von Aromen und Geschmacksnoten wahrzunehmen. Und das funktioniert nur, wenn Sie wissen, was genau in Ihrem Körper beim Riechen und Schmecken, beim Beißen in ein deftiges Schinkenbrot und auch beim Verzehr einer zart schmelzenden Praline vor sich geht.

Daher an dieser Stelle eine kurze Biologiestunde: Sobald wir etwas aufnehmen, entscheiden komplexe Vorgänge darüber, ob wir es mögen, ob es Appetit auf mehr macht oder Widerwillen erregt und wir es ekelhaft finden und daher vielleicht ausspucken.

Früher war diese intuitive Reaktion das, was das Überleben sicherte – Giftiges konnte von Genießbarem am Geschmack unterschieden werden. Diese Untersuchung auf der Zunge entscheidet noch heute bei vielen Tieren, ob etwas im Magen landen darf oder nicht – eine lebenswichtige Geschmackskontrolle besonders für Tiere, denen die Fähigkeit zu erbrechen fehlt, wie etwa Pferden.

Führende Putzmittelhersteller haben sich diesen Zungentest zu Nutze gemacht: Ihren Artikeln ist ein extrem bitterer Stoff zugefügt, der dafür sorgt, dass jeder – insbesondere ein Kind, das sich vom Orangen- oder Zitronenduft der Mittel irreführen lässt – sie sofort reflexartig ausspuckt.

Neben diesem elementaren Verdienst des Geschmacks ist zu sagen, dass es vier Grundqualitäten gibt, die wir schmecken können, nämlich **süß, sauer, bitter** und **salzig**. Nach neueren Erkenntnissen gibt es eine fünfte Geschmacksrichtung, unami, den Glutamatgeschmack, der erst in Zeiten industrieller Nahrungsmittelherstellung an Bedeutung gewonnen hat.

Wie diese Reize von der Zunge aufgenommen und an das Gehirn weitergeleitet werden, ist von einem komplexen System aus Nervenfasern und Erregungsmustern abhängig: Auf der Zunge befinden sich tausende von Papillen, die kleinen Hügelchen, die man auch mit dem bloßen Auge sehen kann. Darin wiederum gibt es jeweils mehrere Geschmacksknospen, die die Geschmacksstoffe aufnehmen und als Erregung über Nervenbahnen ans Gehirn, genauer gesagt an den Präfrontalen Cortex, den Frontallappen, weiterleiten. Erst hier entscheidet sich, ob wir ein »Hmmh, lecker!« oder ein »Bäh, igitt!« über die Lippen bringen.

Essen ist riechen

Wie schmeckt es Ihnen bei einer Erkältung? Empfinden Sie das Essen bei Schnupfen als fade und können Sie gerade noch sagen, ob es süß, bitter, sauer oder salzig ist? Das wissen wir fast alle, und es lässt erahnen, dass der Genuss von Essen und Getränken auch stark vom Geruch abhängig ist.

Für diesen Zusammenhang gibt es im Deutschen den Begriff »Aroma«, der im Allgemeinen den angenehmen Duft einer Speise (egal, ob fest oder flüssig) meint. Das Besondere: Mehr noch als Geschmack kann uns Geruch oder Aroma emotional berühren. Kennen Sie das Phänomen, dass Sie in der U-Bahn ein Parfüm in die Nase bekommen und wie aus dem Nichts eine Erinnerung an eine konkrete Situation oder eine besondere Person auftaucht? Genauso geht es vielen Menschen mit dem Duft von Nahrungsmitteln, der unmittelbar an positive oder zumindest emotional besetzte Erlebnisse geknüpft ist. So denken einige sofort, und oft ohne es jahrelang gerochen zu haben, an Kindheitstage, wenn sie Karokaffee oder an die Oma, wenn sie warmen Apfelstrudel riechen. Experten nennen diese unwillkürliche Geruchs-Gefühl-Verknüpfung Madeleine-Effekt, in Anlehnung an die ersten Zeilen eines Romans von Marcel Proust, dessen Protagonist sich plötzlich an die Madeleine-Törtchen seiner Tante erinnert fühlt. Aber wie kommt es zu dieser spontanen und unbewussten Reaktion?

Anders als beim Geschmack gibt es beim Geruch keine allgemein anerkannte Einteilung in Grundgerüche. Auch wenn inzwischen angenommen wird, dass man eine Vielzahl – weit über hundert – Primärdüfte benennen könnte, spricht man von folgenden sieben Grundqualitäten: ätherisch, kampferartig, moschusartig, blumig, pfefferminzartig, faulig und stechend. Die Fähigkeit, diese Duftklassen unterscheiden zu können, scheint übrigens genetisch bestimmt zu sein.

Führen wir nun einen Happen zum Mund – und auch während des anschließenden Kauens –, werden Duftmoleküle freigesetzt. Sowohl durch die Nasenlöcher als auch durch den Rachenraum gelangen diese in die Nasenhöhle und landen auf dem schleimhautartigen Riechepithel. Millionen von Riechzellen werden gereizt und leiten den elektrischen Impuls über Nervenfasern und -bahnen zu den Glomeruli weiter, den Schaltzellen auf dem Weg zum Limbischen System. Dazu wiederum gehört der Hippocampus, der für unsere Erinnerungen von entscheidender Bedeutung ist. Kurz gesagt: Dort, wo unsere Erinnerungen kodiert sind, werden auch die Geruchsreize verarbeitet, und daher kommt es nicht selten zu einer verblüffenden Verknüpfung.

So geschieht beim Essen etwas Einzigartiges: Durch den Geschmack und insbesondere durch den Geruch ist unser Gehirn in der Lage, uns ein besonders differenziertes und häufig mit positiven Gefühlen behaftetes Bild von dem zu liefern, was wir auf dem Teller haben.

Geschmack und Geruch sind nicht zu unterschätzen

Welche enorme Bedeutung Riechen und Schmecken für unser Wohlbefinden haben, ist vielen Menschen nicht bewusst. Zahlreiche Studien konnten dies auf erschütternde Weise zeigen: Nicht selten kommen Menschen mit Depressionen zum Mediziner, der dann eine Störung oder gar den Verlust dieser Sinne feststellt. Ohne den Geruchssinn etwa fällt eine ganz entscheidende Komponente unseres menschlichen Daseins weg – Betroffene schildern sogar eine Beeinträchtigung ihres Lebenssinns.

Die Freude am Essen ist entscheidend für das Gleichgewicht von Körper und Seele. Lernen Sie, diese sonst als selbstverständlich wahrgenommenen Fähigkeiten also dankbar zu schätzen und passen Sie gut auf sie auf. Übrigens: Lassen Sie, wenn möglich, die Zigarette weg, auch weil Sie ohne Zigarette Ihre Geschmacksrezeptoren sensibel halten.

Neben diesen zwei komplexen sensuellen Empfindungen ist noch eine dritte entscheidend am Vergnügen Essen beteiligt: Zweifellos urteilt auch der Tastsinn der Zunge über die Beschaffenheit und Konsistenz der Speise. Er meldet, ob sie knusprig, weich, knackig oder cremig ist und fügt somit eine neue Dimension hinzu.

Vergessen Sie auch nicht den Sehsinn. Wir benutzen häufig Redewendungen wie »Welch ein Augenschmaus« oder »Das Auge isst mit«. Allein der Anblick eines bunten Buffets versetzt den Sehnerv in Entzückung und lässt das Wasser im Munde zusammenlaufen.

Tatsächlich wird auch das Gehör in Anspruch genommen. Wenn Sie ein Essen genießen möchten, empfinden Sie eine positive Verstärkung durch das Hören. So hören Sie beispielsweise die Frische eines knackigen Salats oder eines festen Apfels.

Wenn wir alle diese Dimensionen bewusst nutzen lernen, kann sich unser Empfinden verfeinern und die bloße Nahrungsaufnahme zu einem Feuerwerk der Sinne werden. Riechen, Schmecken, Tasten, Sehen und Hören – mir fällt auf Anhieb keine andere Tätigkeit ein, die die Sinne ebenso beansprucht, und genauso kommt das Genussempfinden zu Stande: durch die Stimulation möglichst vieler Wahrnehmungsreize.

 Wichtig!
Der Mensch isst, was er sich wert ist!

Werden Sie ein Genussmensch

Allerdings können Sie nicht erwarten, dass sich beim Verschlingen der Currywurst in der Fußgängerzone eine solche Zufriedenheit einstellt. Dafür müssen Sie sich schon Zeit und Muße nehmen. Hier ein paar Regeln, wie Sie ein Genussmensch werden, der seinen Körper kennt und ihm Gaumenfreuden gestatten kann. Wohlgemerkt: Wir sprechen hier von Genuss, der auf die Wahrnehmung von Körperempfindungen abzielt, nicht auf den überreichlichen Konsum von Speisen!

• Nehmen Sie sich Zeit!
Denken Sie beim Essen bewusst darüber nach, wonach es schmeckt und riecht. Freuen Sie sich am Geräusch, wenn die Nuss zwischen Ihren Zähnen zerknackt oder die Panade laut knuspert.

• Essen Sie nicht zwischen Tür und Angel!
Wenn Sie im Stehen essen, ist Ihr Körper viel zu sehr mit der Aufrechterhaltung der Körperspannung und des Gleichgewichts beschäftigt und Sie werden feststellen, dass Sie im Nachhinein kaum sagen können, ob das belegte Brötchen heute anders geschmeckt hat als beim letzten Mal. Also, einfach mal hinsetzen und bewusst auf die Mahlzeit einlassen.

• Probieren Sie öfter mal was Neues – Eintönigkeit macht den Genuss kaputt!
Gerade was Südfrüchte angeht, lässt sich selbst für kulinarisch Interessierte noch einiges entdecken. Eine Papaya oder eine Kumquat sehen nicht nur lecker aus, sondern können Ihnen ganz neue fremde Geschmackserlebnisse bieten – Lieferung lebenswichtiger Vitamine und Mineralien gibt's gratis dazu!

• Nehmen Sie nicht ständig etwas zu essen »auf die Faust«!
Richten Sie Ihr Essen ansehnlich auf einem Teller an. Ein hübsch dekorierter Teller macht etwas her, Ihre Augen freuen sich auf

den bevorstehenden Genuss und schätzen Ihre Mahlzeit wert, sodass der Genuss eindeutig im Vordergrund steht.

● Entdecken Sie während des Essens die verschiedenen Geschmäcker!
Versuchen Sie mal, Erbsen, Kartoffeln und Fleisch einzeln zu schmecken. Wenn Sie immer alles zu einem Einheitsbrei auf dem Teller verrühren, gehen die Gaumenfreuden unter.

Wenn Sie diese Grundsätze beachten und sich auf den Genuss einlassen, lernen Sie innerhalb kürzester Zeit mehr über Ihren Körper und über das, was ihm guttut. Sie müssen nicht länger ein schlechtes Gewissen haben, wenn Sie genussvoll schwelgen. Horchen Sie in sich hinein und erkennen Sie, was Ihnen guttut.

Vorsicht!
Nicht, dass Sie mich missverstehen, hier geht es nicht um große Schlemmereien. Ich spreche von der alltäglichen Nahrungsaufnahme, die schlichtweg zum zufriedenstellenden Erlebnis werden soll, das nicht von unangenehmen Einschränkungen, sondern von sehr guter Qualität bestimmt ist.

Wann bin ich satt?

Es ist äußerst wichtig, die Körpersignale, insbesondere das Sättigungsgefühl, zu bemerken. Daher will ich Ihnen im Folgenden ein paar Ratschläge geben, wie Sie es schaffen, nicht mehr über den Hunger hinaus zu essen. Das ist bei vielen Menschen ganz klar ein Grund für die unerwünschte Körperfülle: Sie essen schlicht und ergreifend zu viel. Wie schon anfangs gesagt, Verzicht und Hunger sind das Allerletzte, was ich Ihnen im Kampf gegen das Übergewicht empfehlen kann. Aber wenn Sie eine mentale Zufriedenheit erlangen, dann kann auch körperlich alles ins Gleichgewicht kommen.

Als Erstes brauchen Sie Ruhe beim Essen. Schalten Sie am besten alle störenden Einflüsse aus. Essen darf niemals nebenbei geschehen, sonst stellt sich kein Genuss und auch kein leicht zu identifizierendes Sättigungsgefühl ein. In Ruhe essen, dafür müssen Sie in Ihrem Terminkalender Platz lassen.

Fernsehen macht dick

Amerikanische Studien haben schon in den 8oer Jahren den direkten Zusammenhang zwischen Fernsehkonsum und dem Übergewicht von Kindern und Jugendlichen erkannt und belegt. Die Verkettung liegt auf der Hand: Je mehr Freizeit ein Kind und auch ein Erwachsener vor dem Bildschirm (sei es TV oder PC) verbringt, desto weniger ist er in Bewegung – besonders die Flimmerkiste bannt jede Bewegung. Eine verhängnisvolle Situation, wenn man bedenkt, dass zusätzlich zur Bewegungslosigkeit oft noch überflüssige und wiederum eher unbewusst konsumierte Knabbereien und Süßgetränke verzehrt werden. Inzwischen gibt es in den USA Fertigprodukthersteller, die explizit damit werben, dass ihre Verpackungen einen kleckerfreien Fernsehkonsum ermöglichen.

So ist auch bei uns der Fernseher nicht nur abendliche Unterhaltung, sondern allzu oft auch Hauptbeschäftigungszentrum, selbst während der Mahlzeiten. Also, denken Sie einmal über den Stellenwert des TV-Geräts in Ihrer Familie nach. Wie beim Essen gilt: Bewusst und in Maßen konsumieren ist das Gesündeste!

Reize wie Fernsehberieselung, Radiogedudel, Zeitunglesen oder hitzige Debatten am Handy lenken uns beim Essen ab. Nur wenn wir diese ausschalten, können wir in unseren Körper hineinhören und nehmen auch wahr, wann wir satt sind. Das soll allerdings nicht heißen, dass Sie allein und nicht in geselliger Runde mit der Familie oder Freunden essen sollen – ganz im Gegenteil. Dies gehört zu Ihrem genussvollen Alltag dazu, und ein gemütlicher Abend, noch dazu mit bewusst ausgewählten Speisen, ist Teil Ihrer neuen Lebensqualität.

Essen Sie bewusst, stopfen Sie nichts blind in sich hinein. Freuen Sie sich über die Vielfalt und die ästhetische Zusammenstellung auf Ihrem Teller. Aber stopp! Sobald Sie das Gefühl haben, Sie sind satt, hören Sie auf zu essen – ohne Rücksicht darauf, wie viel noch vor Ihnen liegt. Viele Menschen haben sich aus falsch verstandener Erziehung und Konsequenz heraus angewöhnt, den Teller immer leer zu essen. Das darf nicht sein. Bedenken Sie stets: Sie müssen nichts wegwerfen. Sie können sich das Übriggebliebene ohne Mühe am nächsten Tag aufwärmen oder es zum Beispiel in neuer Kombination in einen leckeren Auflauf verwandeln.

Fällt es Ihnen schwer, die letzten Happen liegen zu lassen? Dann machen Sie sich bewusst, dass es kein Verzicht ist und erlauben Sie sich, es nachher aufzuessen, falls Ihnen danach ist. Meist ist der Hunger zu einem späteren Zeitpunkt verschwunden. Ansonsten sorgen Sie dafür, dass Heißhunger erst gar nicht aufkommt. Und wenn Sie doch einmal etwas wegwerfen, das Sie nicht aufgegessen haben, dann machen Sie sich Folgendes klar: Ob Sie die Reste wegwerfen oder in sich hineinschaufeln und davon dicker werden, ist dasselbe. Den Kartoffelresten ist es egal, wo sie landen.

Die zehn besten Sattmacher

1. **Müsli:** Selbst mischen aus Flocken, Weizenkeimen und Soja-kernen. Mit Jogurt, Honig oder Obst entsteht eine Power-mahlzeit, die lange vorhält.

2. **Gemüsesuppe:** Am besten selbst kochen, und zwar mit al-len Gemüsesorten, die Sie zu Hause haben. Ein bisschen würzen, ein paar Kräuter dazu, fertig. Besonders Tomaten und Sellerie geben Süße und Würze. Es geht auch mit nicht zubereitetem Tiefkühlgemüse oder Instantgemüse-brühe (salzarm, am besten aus dem Bioladen oder dem Re-formhaus).

3. **Hülsenfrüchte:** Immer mal Bohnen, Linsen oder Kichererb-sen aus der Dose in einen Salat oder eine Suppe geben. Der Darm freut sich über die Ballaststoffe, und er wird bis zu 20 Prozent dieser Nahrung nicht verwerten.

4. **Getreidekörner:** Weizen, Dinkel oder Grünkern ohne Salz ko-chen. Ab und zu mal einige Löffel voll ins Essen mischen. Das sorgt für einen stabilen Blutzucker über Stunden.

5. **Rohkost:** Ideal als Vorspeise, weil grob Geraspeltes den Magen mit wenig Kalorien füllt.

6. **Körniger Frischkäse:** Manchmal braucht man eine dicke Por-tion Eiweiß, um zufrieden zu sein. Und Hüttenkäse ist cre-mig, aber fettarm.

7. **Mandeln:** Täglich 30 Gramm Mandeln mitnehmen. Immer eine knabbern, wenn der Hunger kommt. Keine Angst vor dem Fett darin: Erstens ist es richtig gesund und zweitens wird beim Kauen nur ein Teil freigesetzt, der Rest bleibt un-genutzt.

8. **Buttermilch:** Haferkleieflocken darin verrühren und 20 Mi-

nuten vor dem Essen trinken. Dämpft den Hunger durch Ballaststoffe und natürliche Appetithemmer aus der Milch.

9. **Dekoration:** Auch Optik sättigt. Kleine Essportionen wirken üppig, wenn man sie mit Salatblättern und Kräutern auf kleinen Tellern arrangiert.

10. **Apfel:** Ein Apfel nach der Mahlzeit stoppt die Esslust.

Wichtig ist bei alledem, dass Sie lernen wahrzunehmen, wann Ihr Körper »satt« sagt.

Tipp!
Legen Sie immer mal nach einigen Bissen das Besteck für einen Moment beiseite und überlegen Sie, ob Sie sich schon gesättigt fühlen. So können Sie bewusster den Geschmack genießen und spielend leicht feststellen, wann sich ein wohliges Sättigungsgefühl einstellt – nicht zu verwechseln mit dem unangenehmen Völlegefühl, zu dem es bei allzu hastiger und unbedachter Nahrungsaufnahme kommt.

Mood Food – Essen macht Laune

Ähnlich wie ich Ihnen hoffentlich zeigen konnte, dass die Tätigkeit des Essens an sich genussvoll und damit ein Gute-Laune-Garant sein kann, lässt sich auch allein durch den Verzehr bestimmter Lebensmittel positive Energie tanken. Ja, es gibt sie: Stimmungsnahrung, auch Mood Food genannt. Diese können Sie sich ganz einfach zu Nutze machen.

Vielen ist die Wirkung bestimmter Speisen auf das Seelenleben nicht bekannt oder bewusst. Gezielt eingesetzt, lassen sich ohne jegliche Zusatzpräparate ganz natürliche Effekte erzielen.

Können Sie sich nicht vorstellen, wie Nahrungsmittel Ihnen aus einem Stimmungstief heraushelfen sollen oder wie sie auf ganz schonende Weise Ihre Leistungsfähigkeit steigern können? Dann zeige ich Ihnen, wie Sie diese natürlichen Helfer aktivieren, die vielleicht sowieso schon zu Ihrem Speiseplan gehören. (Konkrete Einkaufstipps und detaillierte Ratschläge für eine ausgewogene Küche mit vielen Bausteinen zum Kombinieren finden Sie in Kapitel 3.)

Ich verrate Ihnen, welche Nahrungsmittel mentale Wunderwaffen darstellen. Sie werden sehen, schon bald möchten Sie diese Muntermacher nicht mehr missen und haben völlig vergessen, wie kritisch Sie vorher allem Essbaren und dadurch potenziell Nahrhaften gegenüberstanden. Endlich lernen Sie die Nahrungsmittel kennen, die es wert sind, als Ihre Freunde bezeichnet zu werden.

Schokolade bringt's

Das Paradebeispiel für Lebensmittel, die gute Laune machen, kennt wohl jeder: Schokolade. Egal in welcher Form, ob als flüssiger, dampfender Kakao, als mit Köstlichkeiten gefüllte Praline, als mehrschichtige Sahnetorte oder in Form des cremigen Brotaufstrichs – Schokolade ist Bestandteil des Speiseplans der meisten von uns. Ganze Mythen ranken sich um ihre verblüffenden Wirkungen auf Körper und Geist, angefangen bei den Azteken, die die aphrodisierenden Effekte der Kakaobohne für sich entdeckten, bis hin zum Schokoriegel, den sich so mancher heutzutage einverleibt, wenn er einen raschen Energieschub braucht. Und fast alle Mythen sind in ihrem Kern wahr.

Nicht umsonst gibt es gerade zur dunklen Jahreszeit, zu Weihnachten, so viel Süßes. Der Körper braucht das, um energiegeladen den Alltag und die dunkle Zeit, die uns weniger Serotonin (vgl. S. 37) durch das Licht liefert, zu bestehen.

Schokolade kann wahre Wunder vollbringen. Neben dem unbestrittenen Genusserlebnis, das den Geschmacksknospen geboten wird, wenn die dunkle Masse im Mund zergeht, bietet sie auch wissenschaftlich nachweisbar ein Fest für die Sinne. Denn Schokolade enthält neben viel Fett, Kohlenhydraten und anderen Stoffen die Aminosäure Tryptophan, die genau in dieser Kombination die Serotoninherstellung im Körper anheizt. Serotonin ist für die Regulierung unserer Stimmung verantwortlich. Je mehr dieses so genannte Glückshormon im Blut vorhanden ist, desto ausgeglichener und gelassener sind wir. Ein Stück Schokolade kann für innere Ruhe, wohltuende Gelassenheit und für eine merklich gehobene Gemütslage sorgen. Die ihr nachgesagte berauschende Wirkung könnte man allerdings erst nach dem Verzehr der beachtlichen Menge von sage und schreibe etwa 200 bis 300 Tafeln erwarten.

Natürlich gilt für fast alles, was so perfekt klingt, dass es einen Haken gibt. Im Fall der Schokolade ist es die Tatsache, dass sie schnell und merklich den Blutzuckerspiegel hebt, dieser aber schon nach kurzer Zeit aufgrund der verstärkten Insulinausschüttung wieder abfällt. Das Vergnügen ist also vergänglich – aber dennoch erlaubt. Gönnen Sie sich ab und zu, wenn Sie Appetit und Lust darauf verspüren, etwas von dieser Götternahrung, wie der Kakaobaum noch zu Seefahrerzeiten genannt wurde. Besonders dunkle Schokolade, also die Sorte Zartbitter mit ihrem hohen Kakaoanteil, bietet Ihnen eine geballte Ladung an Glücklichmachern.

Die Mischung macht's

Abgesehen von Schokolade gibt es noch eine Reihe anderer Lebensmittel, die auf ähnliche Weise Laune machen. Vieles, was wir unserem Stoffwechsel zuführen, enthält Tryptophan, vor allem eiweißreiche Speisen wie etwa Tunfisch, Erbsen, Weizenkeime, Cashewkerne und Erdnüsse oder auch Käsesorten wie Parmesan, Emmentaler und Camembert. Aber Achtung! Diese Nahrungsmittel sollten Sie immer in Kombination mit Kohlenhydraten aufnehmen, die nämlich dem Tryptophan erst den Einstieg ins Gehirn und dessen Umwandlung in Serotonin ermöglichen. Mit einer Menüzusammenstellung von Reis und Fisch oder Fleisch und Nudeln können Sie sicher sein, dass Sie alle Weichen für einen Extrakick gute Laune gestellt haben.

Vorstufen des Serotonins sind auch in einigen exotischen Früchten zu finden: Bananen, Ananas, Papayas oder Avocados bringen nicht nur Abwechslung in die Obstschale, sondern heben zudem noch die Stimmung.

Das Serotonin, das durch die Zufuhr dieser Speisen aufgebaut und ausgeschüttet werden kann, hat noch einen anderen ganz entscheidenden Vorteil: Es zügelt den Appetit und macht daher nicht nur gelassener dem alltäglichen Stress gegenüber, sondern auch gegenüber dem Impuls, so viel wie möglich essen zu wollen, der vielen Menschen das Abnehmen und das Halten des Gewichts schwer macht – und das alles, ohne bewusst darüber nachdenken zu müssen.

Die richtige Würze

Auch Gewürze beeinflussen Ihren Serotoninspiegel auf positive Weise. Diese Eigenschaft und die ätherischen Öle, die manche Gewürze enthalten, werden seit Jahrhunderten im Rahmen der Aromatherapie eingesetzt als natürliches Hilfsmittel für den Weg aus dem Stimmungstief. Unsere typischen Wintergewürze Zimt und Vanille – als Gewürztee oder auch in Form von Duftöl – sind genau das Richtige für einen entspannten Abend. So finden Sie leicht zu Ihrer guten Laune zurück.

Darüber hinaus gibt es Gewürze, die Ihnen das Gegenteil bieten: Scharfe Gewürze beleben und stimulieren Ihren Energiestoffwechsel. Aber wie kommt es dazu? Ganz im Gegensatz zur Ausschüttung des beruhigenden und damit stimmungsaufhellenden Serotonins regen scharfe Gewürze die Ausschüttung von Hormonen und im Speziellen die Bildung von Endorphinen an. Medizinisch betrachtet beruht die Schärfe von Gewürzen in erster Linie auf dem Schmerzempfinden. Als hätten wir uns verletzt, tritt sofort ein körpereigenes Schutzsystem in Kraft: Der Körper setzt unverzüglich Endorphine frei – der Grund dafür, warum wir manchmal nicht gleich merken, wenn wir uns geschnitten haben –, was uns bei einer Mahlzeit mit Scharfmachern in ein Hochgefühl versetzen kann. Endorphine sind wahre Alleskönner, sie sorgen nicht nur für Optimismus, sondern auch für mehr Energie und eine gesteigerte Leistungsfähigkeit.

Körpereigene Rauschmittel: Endorphine

Endorphine sind die legalen Drogen unseres Körpers: Sie helfen beim Stressabbau, dienen als körperinternes Schmerzmittel und wirken euphorisierend. Eigentlich für Stress- oder Notsituationen gedacht, schüttet der menschliche Körper Endorphine auch bei sportlicher Anstrengung – insbesondere beim Joggen – aus. Durch die Bewegung gelangen Endorphine, und auch das so genannte »Glückshormon« Serotonin, in den Blutkreislauf und bewirken ein körperliches Hochgefühl. Viele Jogger berichten vom so genannten »Runner's High«, einer Art Rauschzustand, in dem es sich beschwingt und wie von selbst laufen lässt (vgl. S. 303).

Gewürzschokolade – eine explosive Mischung

Seit einiger Zeit ist neben Vollmilch, Nuss, Jogurt oder Zartbitter ein neuer Trend auf dem Schokoladenmarkt zu beobachten: Schokolade versetzt mit einer geringen Menge exquisiter Gewürze wie etwa Chili, Pfeffer, Ingwer oder Safran. Das verspricht verblüffende Effekte, wenn man bedenkt, dass Schokolade Ruhe und Gelassenheit auszulösen vermag, während scharfe Gewürze für ein Hormonfeuer und damit für eine Steigerung der Lebensenergie verantwortlich sein können. Bisher ist es nicht wissenschaftlich belegt, dass Gewürzschokolade der optimale Lieferant für essbare gute Laune ist, aber Feinschmecker schwören auf diese ungewöhnlichen Kreationen.

Probieren Sie es doch einfach mal selbst aus. Schließlich gilt auch die Erfahrung und nicht nur die wissenschaftliche Erkenntnis.

Erquickendes Nass

Nicht nur feste Nahrung hat Einfluss auf unsere Stimmungslage, auch Flüssiges birgt so einiges Gutes. Zuerst einmal gilt für jeden, ob er abnehmen will oder nicht: Flüssigkeit ist Lebenselixier. Das leuchtet ein, bedenkt man, dass der menschliche Organismus zu 60–70 Prozent aus Wasser besteht. Die ausreichende Trinkmenge liegt für den durchschnittlichen Erwachsenen am Tag bei etwa zwei Litern Flüssigkeit.

Und auch hier gilt wieder: Alles ist erlaubt! Nur übertreiben dürfen Sie es nicht. Das Kaffeearoma zum Beispiel ist sicher einer der intensivsten Düfte, die Getränke freisetzen. Kaffee stimuliert die Sinne, und wenn Sie ihn gut vertragen, kann er Ihnen, in Maßen genossen, gute und energiebringende Dienste leisten. Das Gleiche gilt für Alkohol, der in einer kleinen Menge den Serotoninabbau im Blut verlangsamt und dadurch für ein Plus an Zufriedenheit sorgen kann.

Noch effektiver für die Aufbesserung Ihrer Stimmung sind die komplett unbedenklichen Getränke. Ideal sind solche, die Mineralien enthalten, die der Körper nicht selbst herstellen kann, wie Kalium, Kalzium oder Magnesium. Mineralwasser ist, wie der Name schon sagt, solch ein Lieferant. Als Apfelschorle serviert, haben Sie einen perfekten Mineraliencocktail.

Hätten Sie gedacht, dass so viele Nahrungsmittel effektive Spaßmacher sind? Ich hoffe, dieser Auszug aus dem reichen Schatz an natürlichem Mood Food hat Ihnen wieder Lust aufs Essen gemacht. In Kapitel 3 werden Sie sehen, wie Sie diese Fitmacher gekonnt und in gesundem Maße in Ihre tägliche Ernährung integrieren. Und auch schon in Kapitel 2 wird das Thema nochmals aufgegriffen, um zu zeigen, wie Sie ein gesundes Körpergefühl zurückerlangen und mentale Strategien zur guten Laune und zum effektiven Umdenken erlernen können. Das alles macht Sie so stark, dass Sie Ihre alten Gewohnheiten bald über Bord werfen können.

Ein voller Bauch sendet die richtigen Signale oder: Wie Sie ein gutes Körpergefühl entwickeln

Appetit und Hunger sowie Sättigungsgefühle gehören zum Leben wie das Atmen und der Herzschlag – unterdrücken lässt sich nichts davon. Daher müssen wir diese Körperfunktionen auch in gleicher Art und Weise akzeptieren.

Dass wir tagtäglich danach streben, satt zu werden, ist ganz natürlich. Wie sollen wir also mit einer Diät als ständigem Begleiter leben, der uns das Sättigungsgefühl eventuell nicht bieten kann? Was aber, wenn wir auch bei – in unseren Augen – normaler Ernährungsweise ständig auf das wohlige Gefühl warten? Dann kann es sein, dass dieses Körpersignal übertönt wird und wir, wie oben beschrieben, lernen müssen, das verschüttete Empfinden wieder hervorzuholen.

Voll satt **oder:** *Das Volumen macht's*

Wie Sie aber überhaupt gesättigt vom Tisch aufstehen, können Sie im Folgenden erfahren. Dabei gilt nach wie vor der simple Grundsatz: Essen Sie, wann und wie viel Sie möchten! Alles, was Sie brauchen, ist ein bewusstes Essverhalten und ein bisschen

Köpfchen bei der Auswahl. Wenn Sie die richtige Balance finden, verspreche ich Ihnen: Sie werden immer satt und müssen nie von Gewissensbissen geplagt fürchten, dass Sie zunehmen. So gewinnen Sie Vertrauen in sich selbst, Ihren Körper und das Essen in Ihrem Vorratsschrank!

Aber wie werden wir satt? Durch eine bestimmte Menge an Kalorien, durch eine angemessene Portionsgröße auf dem Teller vor uns? Die Regulationsmechanismen von Hunger und Sättigung sind sicher individuell sehr verschieden und laut Expertenmeinung auch noch nicht hinlänglich erforscht. Fest steht aber: Wir erfahren einerseits etwas über den in der Nahrung enthaltenen Nährstoffanteil und über das Ansteigen des Blutzuckerspiegels beim Sättigungsprozess. Andererseits – und das haben zahlreiche Experimente belegt – reicht allein die Dehnung des Magens bei der Nahrungsaufnahme aus, um bei uns einen spürbaren Reiz zu erzeugen, der uns signalisiert, die Mahlzeit kann beendet werden, wir sind satt.

»I'm full«, wie die Engländer so unprätentiös und ganz unmissverständlich sagen, trifft es also auf den Punkt: Satt ist man in erster Linie, wenn man voll ist. Nur ein voller Magen sendet das Signal der Sättigung, während die Kalorienmenge in dem Moment fast unerheblich ist. Anders formuliert, ist eine gewisse Nahrungsmenge bzw. ein bestimmtes Gewicht erforderlich, um das Sättigungsgefühl auszulösen, unabhängig davon, wie viele Nährstoffe respektive Kalorien ihren Weg die Speiseröhre hinunter gefunden haben.

Das Portionsdilemma ist gelöst

Also den Teller vollschaufeln und loslegen? Nicht ganz. Denn übergroße Nahrungsmengen sind mit Vorsicht zu genießen! Die Größe der Portionen ist in den letzten Jahrzehnten zu einem echten Zivilisationsproblem geworden: Seit den 8oer Jahren hat sie deutlich zugenommen – und mit ihr auch die Menschen selbst. Eine fatale Entwicklung, denn zahlreiche Beobachtungen haben ergeben: Je größer die angehäufte Menge vor uns, desto mehr essen wir auch. Die meisten Menschen essen im Sinne der mahnenden mütterlichen Worte ihren Teller leer – möglicherweise auch ein Relikt aus Zeiten, in denen Nahrung nicht im Überfluss vorhanden war.

Dieser Entwicklung folgte die Tatsache, dass der Preis proportional dazu nicht angestiegen, oder anders betrachtet, eine Kalorie merklich im Preis gesunken ist. So ist es einfach, viele Kalorien für eine geringe Summe zu bekommen. Denken wir nur an die XXL-Menüs großer Fastfoodketten oder an das Popcorn, das in regelrechten Eimern über die Snacktheke im Kino wandert. Diese Portionsgrößen sind in vielen Fällen für keinen normal aktiven Menschen angemessen und könnten in vielen Fällen zur Deckung des ganzen Tagesbedarfs ausreichen. Es muss also andere Faktoren geben, die den Magen füllen – aber nicht überfüllen.

> **Klasse statt Masse**
>
> Lieber billig als gut, das ist leider die Devise zu vieler Verbraucher. Noch vor 30 Jahren haben wir mehr als doppelt so viel für Lebensmittel ausgegeben. Das sollte uns zu denken geben. Schätzen wir unsere Lebensmittel wert, stopfen wir sie auch nicht achtlos in uns hinein, sondern führen sie uns bewusst zu, weil wir uns etwas Gutes tun wollen.

Nun denken Sie sicher: Oh nein, ab jetzt nur noch kleine, sehr übersichtliche Portionen, eine winzige Köstlichkeit verloren auf einer großen Platte drapiert!? Schon bei der Vorstellung stellt sich bei Ihnen Unzufriedenheit ein? Keine Sorge, an dieser Stelle habe ich wieder eine Überraschung für Sie: **Sie dürfen weiterhin große Portionen essen!** Sie sollen sich unbedingt satt essen, wann immer Sie wollen. Nun sind wir aber wieder am entscheidenden Punkt: Satt macht in erster Linie das Volumen und das Gewicht einer Speise. Ist der Platz im Magen gefüllt, sind wir gesättigt. Aber das möchten wir natürlich nicht mit Unmengen von Kalorien erreichen und müssen dies auch nicht. Das Tolle ist, es geht am einfachsten mit wasserreichen Lebensmitteln wie zum Beispiel mit Obst.

Hier ein kleines Gedankenexperiment zur Veranschaulichung: Stellen Sie sich einen Einkaufsbeutel vor, den es zu befüllen gilt. An der Obst- oder Gemüsetheke bepackt, ist die Aufgabe rasch gelöst und das mit wenig Kalorien. Versuchen Sie allerdings diesen Effekt in der Süßwarenabteilung zu erzielen, müssen einige Tafeln Schokolade hineinwandern, bevor der Beutel so prall aussieht wie die Gemüsetüte. Genauso ist es im Magen.

Die meisten Obst- und Gemüsesorten haben ein großes Volumen, nehmen viel Platz in der Einkaufstüte und auch im Magen ein und haben dabei wenig Kalorien. Die Schokolade zeichnet sich allerdings durch eine hohe Nährstoffdichte bei geringem Volumen aus, das heißt, bis Sie damit eine spürbare Magendehnung, sprich ein angenehmes Sättigungsgefühl erreichen, müssen Sie schon einige Tafeln verdrücken – und haben am Ende den Kalorienbedarf eines Marathonläufers gedeckt.

Das Volumetrics-Prinzip

Die Erkenntnis, dass der Grad an Magenbefüllung entscheidet, ob wir noch hungrig sind oder nicht und wir daher über das Volumen der aufgenommenen Speisen einiges bewirken können, hat führende Wissenschaftler zu einem Ernährungskonzept mit dem Namen Volumetrics gebracht.

Vorreiterin dieses Prinzips ist die Amerikanerin Barbara Rolls, Forscherin an der Pennsylvania State University, die beweisen konnte, dass volumenreiche Speisen auf ganz natürliche Weise die Kalorienzufuhr des Einzelnen verringern können. Was genau das heißt, möchte ich Ihnen im Folgenden gerne kurz näher erläutern.

Tests der Wissenschaftlerin haben gezeigt, dass die meisten Menschen eine bestimmte Menge zu sich nehmen, bis sich das Sättigungsgefühl einstellt. So gab Rolls ihren Probanden zum Beispiel Hühnchen mit Reis entweder als Pfannengericht oder in Form einer Suppe, also zwei Gerichte mit identischer Kalorien-, jedoch unterschiedlicher Flüssigkeitsmenge. Diejenigen, die die voluminösere Variante, den großen Teller Suppe, zu sich nahmen, legten früher das Besteck beiseite, waren schneller satt, hatten dabei aber weniger Kalorien zu sich genommen. Die Ereigniskette ist leicht nachzuvollziehen: Die Suppe ist voluminös, die Energiedichte (das heißt der Kaloriengehalt pro Gramm des Nahrungsmittels) aufgrund des hohen Wasseranteils gering und der Hunger schnell gestillt.

Hauptsache große Portionen

Die beste Sättigung wird nicht durch den Energiegehalt der Nahrung erreicht, sondern durch das Volumen, sprich die Menge. Hier drei Beispiele mit vergleichbarem Energiegehalt (Kalorien). Was glauben Sie, was macht eher satt?

- 100 g Pommes frites oder 400 g Pellkartoffeln,

- 2 Stücke Butterkuchen oder 7 Äpfel,

- 1 Bockwurst oder 6 Scheiben Vollkornbrot?

In Deutschland haben sich Ernährungsexperten diesen unmittelbaren Zusammenhang von Volumen und Sättigung zu Nutze gemacht, um daraus ein Erfolg versprechendes Ernährungskonzept zu entwickeln – wohlgemerkt keine Diät. Martin Kunz, Wissenschaftsjournalist im Bereich Ernährung, beschreibt in seinem aktuellen Ratgeber die so genannte Volumetrics-Strategie. Diese Erkenntnisse können auch sehr nützlich für unseren gemeinsamen Weg zu einem neuen Körpergefühl sein.

Sie werden sehen, das A und O ist es, sich der Eigenschaften von Lebensmitteln bewusst zu werden, denn nur so können Sie Ihren Körper besser verstehen und ihm geben, was er braucht – heraus kommt ein Rundum-Wohlfühl-Konzept für jeden Tag.

Auch ohne eine beabsichtigte Schlankheitskur sollten Sie stets im Blick haben, dass Sie sich über den Tag verteilt nicht mehr zuführen, als Sie verbrauchen. Die Bilanz zwischen Energieaufnahme und Energieverbrauch muss stimmen. In dem Fall ist der Körper wie ein lodernder Kamin: Der ist dann überheizt, wenn Sie kontinuierlich Holzscheite nachlegen, ohne darauf zu achten, wie viele schon verbrannt sind. So ist Ihr Körper im schlimmsten Falle einem täglichen Überfluss ausgesetzt. Es geht daher primär darum, mit einer auf den individuellen Umsatz abgestimmten Kalorienmenge satt zu werden. Das klingt jetzt gleich wieder nach Zählen und Verzicht, aber keine Sorge: Das Schöne ist, Sie erreichen ein wohliges Sattsein besonders gut mit Gesundem – und davon, das verspreche ich Ihnen, können Sie so viel essen, wie Sie wollen und sind dadurch frustfrei und ausgeglichen.

Das Geheimnis des Wassers

Das Zauberwort heißt wieder Wasser – unser Lebenselixier. Viele Obst- und Gemüsesorten haben einen sehr hohen Wasseranteil, durch den der Magen schnell gefüllt ist. Machen Sie ruhig einmal den Selbsttest: Sie verspüren zwischen den Mahlzeiten Hunger und stillen diesen heute einmal mit einer großen Schale voller verschiedener Obstsorten. Morgen essen Sie stattdessen in derselben Situation einen Muffin mit dicken Schokostückchen. Wenn Sie an beiden Tagen auf einer Skala von 1 bis 10 (von »noch genauso hungrig« bis »vollkommen gesättigt«) notieren, wie satt Sie sind, werden Sie eines feststellen: Der Obstsalat war nicht nur eine Augenweide und hat Ihre Kaumuskeln trainiert, er hat auch zu einem Sättigungssignal geführt, das höher war als beim Verzehr des Schokomuffins.

Ein zweiter entscheidender Vorteil: Sie haben weniger oder genauso viele Kalorien zu sich genommen. Hätten Sie sich am Muffin satt essen wollen, wäre Nachschub vonnöten gewesen und Sie hätten Ihren körpereigenen Kamin definitiv überfüllt. (Für mehr Informationen zum Thema »Wasser« vgl. auch S. 179 f.)

Tausche Ballast gegen Ballast

Natürlich sind auch die Inhaltsstoffe des Gegessenen entscheidend. Dass Sie mit dem Obst nicht nur eine Kalorienübersättigung vermeiden, sondern dass darin auch ein Plus an Gesundheitsförderung für Körper und Seele mit inbegriffen ist, versteht sich eigentlich von selbst. Allein die Früchtefasern und die pflanzlichen Zellwände im Gemüse und Obst stellen ideale Ballaststoffe dar. Diese sind einfach unentbehrlich für die Verdauungsförderung – läuft diese auf Hochtouren, ist für ein körperliches Gleichgewicht gesorgt und Sie fühlen sich im wahrsten Sinne des Wortes von unnötigem Ballast befreit (vgl. S. 128 ff.).

Wässriger Alleskönner

Neben dem wertvollen Wassergehalt der Lebensmittel spielt Wasser als Getränk weiterhin die entscheidende Rolle für die Regulierung von Hunger und Sättigung. Es ist inzwischen wissenschaftlich belegt, dass ein Glas Wasser vor der Mahlzeit (oder wenn sie möchten auch eine Vorsuppe) Heißhunger vermeiden kann. Der Magen ist schon vor der Nahrungsaufnahme etwas gefüllt, der Appetit kann etwas gedämpft werden.

Abgesehen davon sollten Sie Wasser, wo es nur geht, in der

Küche zum Einsatz kommen lassen. Volumetrics-Vertreter empfehlen zum Beispiel, bestimmte Speisen mit Wasser zu verlängern, etwa ein paar Milliliter mehr Flüssigkeit in die Suppe zu gießen oder die Quarkspeise mit etwas zusätzlichem Wasser anzurühren. Die Energiedichte der Speise ist somit gesenkt, und Sie werden genauso satt. Und der Vorteil für Ihren Geldbeutel: Aus einer identischen Zutatenmenge lassen sich mehrere Portionen zaubern.

Gut leben bei Wasser und Brot

Nicht umsonst sind Wasser und Brot die Grundnahrungsmittel. Denn auch vollwertige Backwaren dürfen in Ihrem Speiseplan nicht fehlen. Brot ist voluminös, liefert wertvolle Ballaststoffe, quillt mit Flüssigkeit im Magen auf und nimmt dadurch viel Platz ein. So ist es der ideale Begleiter zum Beispiel für ein Stück Käse.

Entscheidend ist, dass Sie auf Weißmehlprodukte verzichten. Diese fallen im Magen in sich zusammen, enthalten schnell verwertbare Kohlenhydrate, sind dazu oft unnötig gesüßt und noch viel ausschlaggebender: Es mangelt ihnen an Ballaststoffen. Ziehen Sie stattdessen in jedem Fall Vollkornprodukte vor. Die Auswahl zwischen Roggen-, Weizen-, Dinkel- oder Mischteigwaren ist unendlich und bietet für jeden Gaumen etwas.

Der große Bluff

Kennen Sie das Phänomen, dass Sie einen Hamburger essen, dessen Größe Ihnen beinahe das Kiefergelenk ausrenkt, Sie sich aber nach dem Verzehr nicht richtig gesättigt fühlen? Eigentlich müsste Ihr Magen doch bis zur Oberkante mit Brötchenkrümeln, Fleischstückchen, Salat- und Gurkenschnipseln gefüllt sein! Falsch gedacht, gerade das Brötchen, das normalerweise aus Weißmehl besteht und den größten Anteil des als Giganten erscheinenden Burgers ausmacht, schrumpft bei Kontakt mit Speichel- und Magenflüssigkeit auf ein pappiges Nichts zusammen und füllt Sie weder gastral, also im Magen, noch mental aus.

Wie Sie die gewonnenen Erkenntnisse beim Einkauf umsetzen und die Nahrungsaufnahme mit einem ausreichenden Maß an Bewegung ergänzen, dazu mehr in den Kapiteln 3 und 4.

Auch wenn wir ausführlich über Speisen gesprochen haben, die sich durch großes Volumen auszeichnen, ist mir wichtig zu betonen: Ich werte keine Nahrungsmittel ab, denn damit wären wir wieder mitten im Freund-Feind-Denkmuster. Auch für solche mit einer hohen Energiedichte, also die, die viele Kalorien bei einem kleinen Volumen haben, wie etwa fetthaltige Speisen oder Süßigkeiten soll in Ihrem Speiseplan ein Plätzchen reserviert sein – sofern Sie Appetit darauf haben.

Da wir schon festgestellt haben, dass unser Wohlbefinden mit dem Sättigungsgefühl steht und fällt, ist das Volumenprinzip das Mittel der Wahl, um unserem elementaren Hungerbedürfnis etwas entgegenzusetzen. Auf diese Weise gehören Frust durch

Portionsreduzierung und unstillbares Essverlangen der Vergangenheit an und Sie können erleben, welch entspanntes Körpergefühl sich einstellt.

Auf die richtige Einstellung kommt es an

Bei allem, das wir bisher besprochen haben, dem Abschied von der Diät, dem bewussten Essen und Genießen und dem Erreichen einer angenehmen Sättigung, spielt Verzicht auf Gutes keine Rolle. Allerdings ist immer eine mentale Anstrengung gefordert, und die gilt es zu meistern. Denn der Erfolg, den Sie am besten nicht in Kilos, sondern in erreichten Wohlfühlpunkten definieren, ist in hohem Maße von der richtigen Einstellung zu Ihrem Körper abhängig. Daher gebe ich Ihnen im nächsten Kapitel einige Denkmodelle an die Hand, die Ihnen helfen werden, nicht ständig erneut in die alten mentalen Fallen zu tappen, sondern den inneren Schweinehund zu überwinden und beim Genießen bald intuitiv immer zum Richtigen zu greifen, ohne jedes Mal wieder darüber nachdenken zu müssen. So können Sie jederzeit gegensteuern, sobald Sie merken, dass sich alles nur noch um Ihre Figur dreht oder dass Ihnen die angestrebte kleinere Kleidergröße ständig vor Augen schwebt. Sie können umschwenken, wenn Ihnen auffällt, dass Sie Ihr Essverhalten wieder kontrollieren, wenig entspannt sind und Sie jede kleine Abweichung in ein psychisches Unglück stürzt. Sie wissen ja inzwischen: Als gezügelter Esser, der ganz bestimmte Speisen wie den ärgsten Feind meidet, führen Sie ein tristes, genussloses Leben – und die Gefahr, diese Selbstkasteiung komplett über Bord zu werfen, ist zu groß.

Mithilfe einiger weniger autosuggestiver Maßnahmen gewinnen Sie hoffentlich das Vertrauen in sich und Ihren Körper zurück und müssen nicht länger fragen: Wie machen die Gertenschlanken das, essen und die Figur behalten? Bald können Sie auch Ihr persönliches Idealgewicht zurückerlangen, Ihr Wohlfühlgewicht erreichen. Ist erst einmal Ihre Wahrnehmung verändert, kann sich Ihr Körper auch verändern.

Das Motto lautet also: Umdenken und die eigenen, die seelischen Kräfte mobilisieren. Nur Mut, vieles ist möglich!

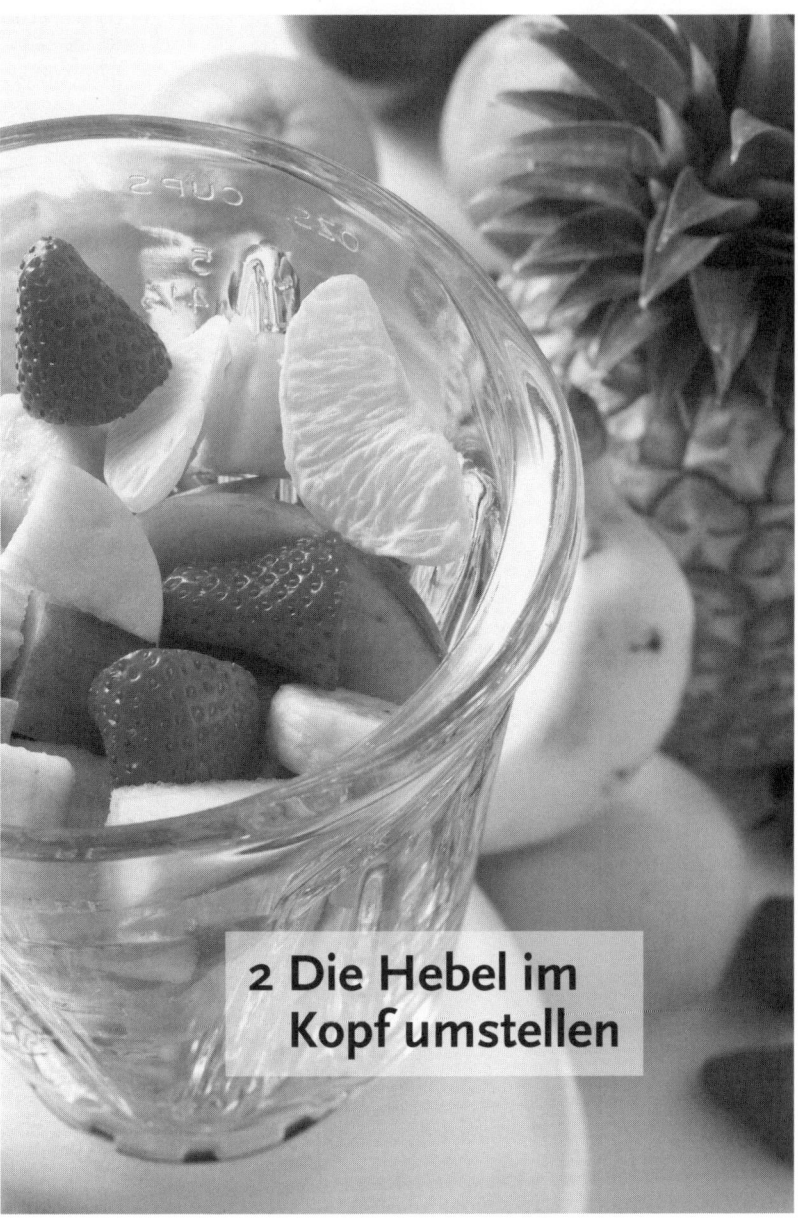

2 Die Hebel im Kopf umstellen

Die Fettpolster sitzen auf Hüften, an Bauch, Po und Oberschen-
kel – Abnehmen jedoch beginnt im Kopf! Allerdings nicht etwa
mit eisernem Willen, asketischen Regeln und strikten Verboten,
sondern mit bewusster Selbstwahrnehmung und Selbsterkennt-
nis. Denn nur wer weiß, was er isst, wann er isst und warum er
isst, kann diese Gewohnheiten bewerten und gegebenenfalls verändern.

An dieser Stelle ist es nun schon notwendig, sich etwas Mühe
zu machen und sein Leben ein wenig unter die Lupe zu nehmen.
Ich verspreche Ihnen aber, es lohnt sich. Ein einfaches Hilfsmittel, sein Essverhalten zu ermitteln, ist das Ernährungstagebuch.
Keine Angst, Sie sollen es nur vorübergehend führen. Notieren
Sie einfach über eine gewisse Zeit, einige Tage lang, was, wie viel
und wann Sie essen – jeden Tag, bei jeder Mahlzeit. Und vergessen Sie auch nicht die kleinen Snacks zwischendurch. Denn nur
so bekommen Sie einen genauen Überblick über Ihre Gewohnheiten und können anschließend ganz gezielt Ihre persönlichen
Fettnäpfchen angehen.

Interessant und wichtig ist auch festzuhalten, aus welcher
Motivation heraus Sie essen, denn in den seltensten Fällen spielen allein Hunger oder Appetit eine Rolle. Viel häufiger essen wir,
weil gerade Mittagszeit ist, die Fernsehwerbung uns verführt hat

oder um negativen Emotionen wie Kummer, Stress oder Langeweile entgegenzuwirken. Oft verstärkt dieses Verhalten aber anschließend Gefühle von Frust und Schuld. Mit dem Esstagebuch lernen Sie sich besser kennen und haben anschließend die Möglichkeit, Ihr persönliches Essverhalten zu analysieren und zu bewerten: Was taucht Ihrer Meinung nach zu häufig und in zu großen Mengen auf? Was davon genießen Sie wirklich und wann stellt sich der Genuss am ehesten ein? Wenn Sie hier – wie in einem richtigen Tagebuch – ehrlich mit sich sind, können Sie die billigen Magenfüller ebenso entlarven wie die süßen Seelentröster. Sie werden sich wundern, was alles in Ihrem Mund und Magen landet, das weder der Ernährung noch dem Genuss dient. Lernen Sie sich also kennen, damit Sie bewusst neue Ziele ins Auge fassen können.

Nach eingehender Beobachtung und Analyse des Essverhaltens geht es im zweiten Schritt darum, klar zu definieren, was Sie überhaupt ändern möchten. Geht es hauptsächlich um Ihre Figur, Ihr Aussehen, Ihre Gesundheit? Was stört Sie wirklich, und was entspringt einem zu kritischen Selbstbild? Hierbei ist es hilfreich, ein persönliches Profil zu erstellen, indem Sie Ihren Ess- und Ernährungstyp bestimmen und sich besonders über Ihre Schwächen klar werden: Sind Sie ein Fast-Food-Junkie? Ein Einkaufsmuffel? Eine Naschkatze? Und wie sieht es mit Bewegung aus? Aus diesem Profil lassen sich dann einfache Tipps und Strategien ableiten, die Ihnen helfen werden, zunächst Ihr Denken und im Anschluss Ihr Essverhalten zu verändern.

Wenn Sie erst mal wissen, wie Sie ticken und was Sie wollen, ist der wichtigste Schritt bereits gemacht. Und die Hebel im Kopf lockern sich und setzen sich langsam in Bewegung, und zwar in die richtige, gesunde Richtung.

Warum nehme ich nicht ab?

»Ich esse doch gar nicht viel, zähle ständig brav jede Kalorie und mache sogar manchmal Sport – warum nehme ich eigentlich nicht ab?« Diese Frage hat sich wohl jeder schon mal gestellt, der nach Tagen oder sogar Wochen des Verzichts resigniert das spärliche Ergebnis auf der Waage betrachtete. Woran liegt es also, dass Menschen, die scheinbar alles tun, um Gewicht zu verlieren, trotzdem nicht ab- und manchmal sogar zunehmen?

Zunächst liegt es ganz einfach daran, dass viele willige Abnehmer trotz kontrolliertem Essverhalten zu viele versteckte Kalorien zu sich nehmen, und zwar deshalb, weil sie überhaupt keinen Überblick darüber haben, wie viel sie den Tag über essen und welchen Nährwert ihre Speisen haben. Untersuchungen haben ergeben, dass gerade Menschen, die abnehmen wollen, ihre Kalorienzufuhr völlig falsch einschätzen und meist ein gutes Drittel mehr an Kalorien zu sich nehmen, als sie ehrlicherweise meinen. Ich denke, ein Grundlagenwissen darüber brauchen Sie deshalb unbedingt. Wissenschaftler betonen, dass es sich bei diesen Fehleinschätzungen um keine vorsätzliche Täuschung handelt. Als Beleg dient die Erkenntnis, dass nicht nur Menschen, die abnehmen wollen, Probleme haben, den Nährwert ihrer Nahrung richtig einzuschätzen.

Eine landesweite Studie in den USA hat ergeben, dass Erwachsene ihre tägliche Nahrungsaufnahme um zirka 800 Kilokalorien unterschätzen. Bei abnehmwilligen Menschen ist die Diskrepanz mit zirka 1 000 Kilokalorien sogar noch höher. Dummerweise überschätzen sowohl Normal- als auch Übergewichtige zusätzlich das Ausmaß ihrer körperlichen Aktivität. Eben gegen diesen Selbstbetrug kann das tägliche Essprotokoll helfen: Machen Sie sich bewusst, was (Stichwort: Nährstoffdichte vgl. S. 126 f.) und wie viel Sie wirklich essen. Manchmal reicht allein schon die Erkenntnis, dass man Unmengen an Nahrung in sich schaufelt, ohne es überhaupt zu merken, und der Prozess des Umdenkens setzt ein.

Zusätzlich ist es sinnvoll, im Esstagebuch auch Ihr Bewegungspensum festzuhalten. Und mit Bewegung meine ich nicht allein die große Joggingrunde im Park, sondern vielmehr jede einzelne Treppenstufe. Denn Bewegung ist nicht gleich Sport. Im Gegenteil: Kleine Alltagsbewegungen (Einkaufen, Wohnung putzen, Auto waschen) bringen nachweislich sogar mehr als gezieltes Training. Alles Wissenswerte zum Thema »Bewegung« erfahren Sie in Kapitel 4.

Weitere Gründe dafür, dass wir uns kasteien und trotzdem nicht abnehmen, liegen – wie bereits deutlich gesagt – im Dilemma jeder Diät: Wer sich ständig zügelt und Essverbote auferlegt, setzt sich unter Druck. Essen wird zu Stress, und weil wir diesem Stress nicht permanent standhalten können, sündigen wir am Ende doch oft und plündern nach Tagen des Verzichts nachts den gesamten Inhalt des Kühlschranks (vgl. S. 65). Vom Gefühl her strengen wir uns natürlich furchtbar an, doch durch nur ein paar schwache Momente bleibt das erhoffte Resultat auf der Waage oft aus. Und selbst wenn wir die Diät durchhalten: Der Jo-Jo-Effekt (vgl. S. 16) bringt uns die leidigen Pfunde garantiert in Kürze wieder zurück. So paradox es klingen mag, aber wahrscheinlich nehmen Sie nicht ab, weil Sie abnehmen wollen!

Auf die Einstellung kommt es an

Grundsätzlich gilt: Die Einstellung muss stimmen und wenn nötig verändert werden. Wer gesunde Ernährung und Bewegung allein mit Mühsal und Genussfeindlichkeit assoziiert, wird diesen Lebensstil nicht lange durchhalten. Weil der Körper dem Kopf folgt, wird er sich beständig nach den alten Ernährungsweisen sehnen und über kurz oder lang dorthin zurückkehren. Die Lösung dieses Dilemmas ist allerdings denkbar einfach, denn wer gesunde Speisen mit Genuss und Bewegung mit Lebensfreude in Verbindung bringt und erkennt, dass eine gesunde Lebensweise Spaß macht und guttut, greift mit Freude zu Grünzeug und Joggingschuhen.

Also, trainieren Sie zunächst Ihr Verhalten, indem Sie Neues wagen, bis es im Kopf klick macht und stellen Sie sich bei allem, was Sie tun, die Frage: »Warum geht es mir gut?« Und: »Was bringt die Speise mir und meinem Körper?« Oder: »Sorge ich dafür, dass mein Körper nur das Beste bekommt?«

Gesunde Fitmacher wie Obst, Gemüse und Vollkornprodukte sind pralle Wellnesspakete für Ihren Organismus, die fit, schlank und schön machen – können Sie da wirklich noch widerstehen? Und in diesem Fall gilt stets: Probieren geht über Studieren. Lernen Sie so viel gesundes Neues kennen wie möglich. Tun Sie's einfach und schauen Sie, was passiert. Ich bin sicher, es wird Sie überzeugen.

Wieso essen Sie nicht einfach von allem nur das Beste?

Wo ein Wille ist, ist auch ein Weg und wer wirklich gesund essen und abnehmen will, der schafft das auch. Sind Sie auch dieser Meinung? Falsch gedacht! Zwar wissen wir auf der einen Seite, dass wir uns gesund ernähren sollten, und das wollen wir ja eigentlich auch brav tun. Auf der anderen Seite können wir in der Praxis den vielen leckeren, aber im Übermaß ungünstigen Versuchungen auch nicht dauerhaft widerstehen. Der zarte Schmelz macht uns eben willenlos. Und so siegt im Zweikampf zwischen Appetit und Verstand oft die Esslust über den Willen – und das auch bei sonst ausgesprochen willensstarken Persönlichkeiten. Warum ist das so?

Nun zunächst, weil wir in erster Linie nicht essen, um Energie aufzunehmen und schon gar nicht, weil es gesund ist, sondern weil es schmeckt. Essen ist sinnlich, nicht vernünftig. Der Wille hat also oftmals gar nicht darüber zu entscheiden, was wir essen wollen. Die Lösung des Konflikts zwischen Lust und Vernunft liegt nun zunächst darin, jegliche Essverbote aufzuheben, denn – glauben Sie mir – sie bringen so gut wie nichts. Und dann muss es im Umdenk- und geschmacklichen Umgewöhnungsprozess darum gehen, Lust und Vernunft in Übereinstimmung zu bringen – damit wir häufiger essen wollen, was wir essen sollen.

Gesund und lecker

Das, was man landläufig unter gesunder Ernährung versteht, ist bei diesem Vorhaben leider nicht gerade hilfreich: Reagieren Sie nicht auch bereits mit Abwehr, wenn sie das Wortpaar »gesunde

Ernährung« nur hören? Klingt Gesundheit für Sie so langweilig und technisch, so nach Kalorientabellen und Fettpunkten und so gar nicht nach Geschmack, Genuss und Geselligkeit – all jenen Dingen eben, die wir mit lustvollem Essen verbinden? Allein das Argument »ist gesund« kann uns also nicht dazu bringen, eine Speise wirklich essen zu wollen.

Was aber, wenn der gesunde Fitmacher gleichzeitig noch schmackhaft ist, wenn er uns wahren Genuss verschafft und ganz nebenbei noch dem Körper guttut und das Wohlbefinden steigert? In dem Fall wären Sie dann überzeugt? Ist nämlich gesund gleich Genuss, können sowohl Appetit als auch Vernunft befriedigt werden. Daraus folgen zwei sehr simple Regeln:

- Alles, was gesunden Genuss bringt, ist erlaubt!
- Alles, was Genuss bringt und gleichzeitig eine geringe Nährstoffdichte (wenige Kalorien) hat, ist zu bevorzugen.

Das, was uns schmeckt, und das, was gesund ist, kann ein und dasselbe sein, wenn wir uns auf neue Geschmackserlebnisse einlassen. Also, gehen Sie auf kulinarische Entdeckungsreise und experimentieren Sie zunächst einmal mit Hülsenfrüchten, Gemüse, Obst, Körnern und fettarmen Milchprodukten – ganz vorurteilsfrei. Kombinieren Sie sie mit den geliebten Kalorienbomben, aber genießen Sie sie auch immer häufiger pur.

In Kapitel 3 finden Sie entsprechende Bausteine, mit denen Sie ganz nach Wunsch jonglieren können, um Ihren Geschmack zu treffen. Es sind eine Reihe von verlockenden Rezepten, die mich persönlich immer wieder begeistern, weil sie gut schmecken, satt machen und einfach zuzubereiten sind. Sie werden damit sicher einige Geschmacksüberraschungen erleben und sich bald davon überzeugen lassen, dass zwischen gesund und Genuss keinerlei Widerspruch besteht.

Gezielte Strategien, wie Sie gesunde Fitmacher dauerhaft lieben lernen, verrate ich Ihnen nach der folgenden Analyse Ihres Essverhaltens.

Essverhalten unter der Lupe

Nachdem Sie sich und Ihr Essverhalten eine Weile beobachtet haben, können Sie jetzt an die Analyse Ihres persönlichen Essverhaltens gehen. Was für ein Esstyp sind Sie? Welchem Ernährungstyp würden Sie sich zuordnen? Und aus welcher Motivation heraus essen Sie gewöhnlich?

Wenn Sie diese drei Fragen anhand der folgenden Charakterisierungen und Fragebögen beantwortet haben, kann Ihr neues Leben beginnen. Dann gilt es, mit einfachen Strategien neue, gesunde Genusswelten zu entdecken und mit alten, ungesunden Gewohnheiten zu brechen. Wenn Sie sich mithilfe dieses Buchs ganz ehrlich vor Augen führen, wo Ihre Schwächen im Essverhalten liegen, haben Sie die Hebel im Kopf bereits zur Hälfte umgestellt. Und wenn der Kopf kapiert hat, was falsch läuft und wo der richtige Weg liegt, wird der Bauch bald unweigerlich folgen.

Essen mit angezogener Handbremse: gezügelte versus normale Esser

Warum essen Menschen zu viel, obwohl sie eigentlich abnehmen wollen? Diese Frage wird von Wissenschaftlern zumeist auf Basis der Annahme beantwortet, dass das Essverhalten von Menschen mit Gewichtsproblemen anders gesteuert wird als bei »normalen Essern«. Für normale Esser kann man zumeist vereinfacht sagen, dass sie essen, wenn sie hungrig sind und aufhören, sobald sich ein Sättigungsgefühl einstellt. Natürlich schlagen auch Menschen mit einem ansonsten gesunden Essverhalten ab und zu über die Stränge. Doch meist begegnen sie kleinen Esssünden, indem sie am Tag nach der Völlerei einen Gang zurückschalten und weniger essen als sonst.

Viele Menschen – darunter die meisten so genannten gezügelten Esser – sind jedoch nicht mehr in der Lage, zwischen Hunger und bloßem Appetit zu unterscheiden. Auch ein befriedigendes Sättigungsgefühl stellt sich schlicht nicht mehr ein bzw. wird nicht als solches erkannt. Ihre Nahrungsaufnahme wird viel mehr durch äußere Reize wie Tageszeit, Essensdüfte oder Fernsehspots beeinflusst.

Gehen Sie einmal in Gedanken die letzten Tage durch oder noch besser: Konsultieren Sie Ihr Ernährungstagebuch und versuchen Sie sich zu erinnern, was der Auslöser für die Nahrungsaufnahme war. Haben Sie mittags etwa gegessen, weil der Magen knurrte oder weil es an der Zeit war, eine Pause zu machen? Sind Sie am Nachmittag beim Konditor um die Ecke auf ein Stück Kuchen gewesen, weil Sie hungrig waren oder weil Sie die Auslage mit all den süßen Leckereien verführt hat? Und wie steht es mit Ihrem Sättigungsgefühl? Essen Sie oft weiter, weil es so gut schmeckt, obwohl Sie eigentlich längst satt sind?

Wenn Sie diese Fragen tendenziell mit »Ja« beantworten würden, gehören Sie vielleicht zur Gruppe der gezügelten Esser, die ihr Essverhalten beinahe ständig kontrollieren und so besonders anfällig für essrelevante Außenreize sind. Studien haben ergeben, dass es unter übergewichtigen und fettleibigen Menschen im Gegensatz zu normal Gewichtigen überdurchschnittlich viele gezügelte Esser gibt.

Was kennzeichnet gezügeltes Essen im Einzelnen?

Der gezügelte Esser setzt sich Diätgrenzen (sei es in der Menge oder/und in der Art der Speisen) und versucht damit, seine Nahrungsaufnahme bewusst zu regulieren. Mithilfe von Regeln wie »Schokolade ist tabu« oder »Nach 17 Uhr wird nichts mehr gegessen« versucht er zu steuern, wie viel und was er isst. Diese bewusste Steuerung aber erfordert Konzentration und Aufmerksamkeit und ist aufwändiger als die normale Regelung über die körperliche Rückmeldung, sprich über Hunger und Sättigungsgefühl. Daher funktioniert das Ausbremsen nur, wenn man sich voll und ganz darauf konzentriert. Werden die gezügelten Esser aber abgelenkt (ob durch persönlichen Ärger, geselliges Beisammensein oder andere Faktoren), versagt die willentliche Zügelung und sie überschreiten ihre selbst gewählte Grenze. Bezeichnenderweise essen gezügelte Esser dann allerdings nicht nur ein wenig mehr. Sobald sie ihre Unachtsamkeit bemerken, ziehen sie die Zügel nicht etwa fester, sondern lassen sie ganz fallen und essen völlig ungezügelt weiter. Frei nach dem Motto: Ist die Diät erst ruiniert, isst's sich völlig ungeniert!

Gezügelte Esser scheitern beständig, denn permanente Konzentration und Kontrolle in punkto Essen ist unmöglich. Schlimmer ist aber, dass sie sich damit jeglicher Freude am Essen berauben. Denn egal, ob sie ihre Regeln gerade einhalten oder mal wieder sündigen: Stets haben sie entweder mit der Selbstkasteiung oder mit Schuldgefühlen zu kämpfen.

Wenn Sie auch zu den Menschen gehören, die im ständigen Konflikt stehen, einerseits Essen genießen, andererseits aber das Gewicht kontrollieren zu wollen, sollte Ihr neues Ziel sein, die Zügel locker zu lassen, ohne die Kontrolle ganz zu verlieren. Verabschieden Sie sich von den Extremen und suchen Sie das sprichwörtliche »gesunde Mittelmaß«.

Die Zügel locker lassen

Essen Sie zunächst nicht unbedingt weniger, wenn Ihnen das besonders schwer fällt, sondern anders (Stichwort: Volumetrics-Prinzip). Wenn Sie gesunde Fitmacher wie Obst und Gemüse auf den Speiseplan rufen, brauchen Sie sich nicht mehr zu zügeln und können wieder genießen.

Apropos Genuss: Sie lieben es zu essen? Dann machen Sie aus jedem Essen ein Fest. Richten Sie den Tisch schön her, nehmen Sie sich Zeit fürs Kochen und die anschließende Mahlzeit und lassen Sie sich das, was Sie lieben, langsam und genüsslich auf der Zunge zergehen. Heimliche Fressattacken nachts vor dem offenen Kühlschrank sollten ab heute für Sie tabu sein, denn die haben rein gar nichts mit Genuss zu tun und verursachen nur Schuldgefühle. Wer langsam und bewusst isst und wieder auf das Hunger- bzw. Sättigungsgefühl seines Körpers hört, isst automatisch richtig, ist lange satt und hat auch noch mehr Spaß dabei. Und sollte es dennoch ausnahmsweise zum Kühlschranküberfall kommen: Macht nichts! All das Gesunde, was ab sofort dort zu finden ist, schadet nie. Auch nicht in der Nacht.

Test: Sind Sie ein gezügelter Esser?

1. Wie würden Sie Ihre Essgewohnheiten am ehesten charakterisieren?

Ich esse (Mehrfachnennungen möglich):

A. Morgens, mittags, abends. (3)

B. Unter Stress. (4)

C. Am liebsten in Gesellschaft. (2)

D. Wenn ich Hunger habe. (1)

2. Sie machen gerade wieder mal Diät. Doch da war dieser ganze Stress im Büro und zu Hause läuft auch nicht alles glatt, da konnten Sie an der Pommesbude einfach nicht vorbeigehen. Wie sieht Ihr Essverhalten für den Rest des Tages aus?

A. Ich habe große Schuldgefühle, ziehe kräftig die Zügel an und lasse das Abendessen und gleich auch noch das Frühstück am nächsten Tag ausfallen. (3)

B. Ich mache keine Diäten. (1)

C. Nach fettigen Pommes ist mein Heißhunger erst mal gestillt. Für den Rest des Tages wird nur noch Gesundes gemümmelt. (2)

D. Dieser Diät-Tag ist im Eimer. Da kann ich mir auch noch ein Spagettieis mit viel Sahne zum Nachtisch gönnen. (4)

---

3. Sie sitzen gemütlich vor dem Fernseher und schauen sich einen Film an. In der Werbepause werden mal wieder allerlei Leckereien angepriesen. Was gibt es bei Ihnen daraufhin zu knabbern?

A. Möhren mit Jogurtdip – das schmeckt und ist gesund. (2)

B. Ich hole meinen Chipsvorrat aus dem Versteck und nasche – die Chipswerbung hat mich einfach verführt. (4)

C. Ich starte mit ein paar leichten Reiskräckern, die meinen Appetit aber nicht wirklich befriedigen können. Also greife ich doch wieder zum Schokoriegel. (3)

D. Gar nichts. Ich habe lecker zu Abend gegessen und fühle mich angenehm gesättigt. Da lässt mich die Werbung völlig kalt. (1)

4. Seien Sie ehrlich: Wie oft am Tag drehen sich Ihre Gedanken ums Essen?

A. Immer, wenn mein Magen knurrt. (1)

B. Immer, wenn ich Essen sehe, rieche oder jemand vom Essen spricht. (3)

C. Immer, wenn ich nicht durch Wichtiges abgelenkt werde. (2)

D. Eigentlich ständig. (4)

Rechnen Sie nun einfach die Punkte hinter Ihren Antworten zusammen. Erreichen Sie bis zu 8 Punkten, brauchen Sie sich überhaupt keine Sorgen zu machen. Je höher Ihre Punktzahl allerdings ist, desto eher müssen Sie sich zur Gruppe der gezügelten Esser zählen.

Essen als Philosophie – welcher Ernährungstyp sind Sie?

Essen Sie noch voll ökologisch oder schon total probiotisch? Nach jahrelanger Lektüre diverser Ernährungsratgeber sowie unter ständiger Berieselung der Werbeindustrie gehört das Bekenntnis zu einer bestimmten Ernährungsphilosophie mittlerweile genauso zum Selbstbild wie das zu einer bestimmten Religion oder Partei. Essen und Ernährung sind für manche Menschen zur zweiten Religion geworden, mit der sie sich täglich ausgiebig beschäftigen.

Einen bestimmten Ernährungsstil zu pflegen, ist grundsätzlich natürlich nicht verkehrt, solange Sie dabei offen für neue Geschmackserlebnisse bleiben und das Essen nicht ins Zentrum Ihres Lebens stellen. In jedem Fall aber muss die Vielfalt erhalten bleiben. Essen ist wichtig, aber wessen Gedanken von früh bis spät um die Nahrungsaufnahme kreisen, hat meist ein verkrampftes und unnatürliches Verhältnis zum Essen. Diese Denkstrukturen sind zum Beispiel typisch für Menschen mit krankhaften Essstörungen wie Magersucht, Bulimie oder Fettsucht.

Zur Analyse des persönlichen Essverhaltens kann es dennoch hilfreich sein, den individuellen Ernährungstyp zu ermitteln, d. h. herauszufinden, nach welchen übergeordneten Gesichtspunkten man sich ernährt: Eher traditionell oder exotisch, exklusiv oder einfach nach dem Motto: »Geiz ist geil!« oder »Hauptsache schnell!« Auch wenn selten jemand allein einem bestimmten Typ zuzuordnen ist, lassen sich auch aus der Tendenz sowohl Vorlieben als auch Schwächen ermitteln, die Sie in die Neugestaltung Ihres Ernährungsplans mit einbeziehen sollten.

Testen Sie Ihren Ernährungstyp!

1. Wie sieht an einem ganz gewöhnlichen Wochentag Ihr Frühstück aus?

A. Ich mache mir ein Müsli mit frischem Obst und Honig. (1)

B. Ich nehme mir morgens bewusst viel Zeit und genieße ein ausgiebiges Frühstück mit Ei, Speck, frischem Orangensaft, Croissant und Marmelade. (3)

C. Ich trinke meist nur schnell einen Kaffee oder Tee, weil für mehr keine Zeit ist. (5)

D. Den Tag beginne ich mit einem Becher Buttermilch oder einem Fruchtjogurt. (2)

2. Sie sind mit Freunden zum Essen verabredet. Welches Verhalten im Restaurant trifft am ehesten auf Sie zu?

A. Ich sage offen, dass ich nur einen Salat essen möchte, weil ich auf meine Figur achte. (2)

B. Ich bestelle mir, worauf ich Appetit habe und freue mich, wenn's mir schmeckt. (3)

C. Bei mir ist auch der Preis ausschlaggebend, ich will fürs Essen nicht so viel Geld ausgeben. (6)

D. Ich frage den Kellner, woher der Wirt seine Zutaten bezieht und entscheide dann, ob ich überhaupt etwas bestelle. (1)

3. Mittagspause: Was tun Sie jetzt normalerweise?

A. Ich hole mir aus der Kantine oder irgendwo um die Ecke einen kleinen Salat. (2)

B. Meist mache ich mir rasch eine Kleinigkeit (Jogurt mit Obst oder einen anderen frischen Snack). (1)

C. Mittags ist die Familie versammelt, da gibt's immer was Warmes. (4)

D. Ich hole mir einen Hamburger oder eine Currywurst mit Pommes frites im Imbiss um die Ecke. (5)

4. Sie sind im Supermarkt und kaufen ein. Wie verhalten Sie sich?

A. Ich werfe schnell einige Sachen in den Wagen, auf die ich spontan Appetit habe. Einkaufen muss bei mir in erster Linie schnell gehen. (5)

B. Ich kaufe ungern in großen Supermärkten ein, sondern lieber im Bauernladen oder auf dem Markt, wo ich auf die Qualität vertrauen kann. (1), (3)

C. Ich kaufe meist dieselben Standardlebensmittel, weil ich selten Neues in der Küche ausprobiere. (4)

D. Ich schaue in erster Linie auf die Preise, achte auf Sonderangebote und danach richtet sich mein Einkauf. (6)

5. Sie haben abends für die Familie gekocht. Wie sieht bei Ihnen eine typische Mahlzeit aus?

A. Ich habe wenig Zeit und Lust zum Kochen, deshalb gibt's oft ein Fertiggericht. (5)

B. Wir essen, was grad im Haus ist. Das richtet sich meist nach den Sonderangeboten des letzten Großeinkaufs. (6)

C. Ich koche vor allem fettarm und stoße dabei bei meiner Familie oft auf Unmut. (3)

D. Ich koche meist sehr gesund, viel Gemüse; wenn Fleisch, dann am ehesten Geflügel – nur wenn es einmal gar nicht anders geht, kommt ein Fertiggericht auf den Tisch. (2)

6. Manche Menschen kochen leidenschaftlich gern. Wie sieht das bei Ihnen aus?

A. Kochen ist meine Passion. Ich wage mich sogar an Rezepte von Sterneköchen. (3)

B. Ich koche nur gelegentlich. Meist, wenn Freunde zu Besuch sind; für mich alleine weniger. (2)

C. Kochen dauert mir zu lange und ist mir im Ganzen zu anstrengend. (5)

D. Ich habe meine Rezepte, die mir gelingen, das reicht mir. (4)

7. Es gibt inzwischen viele Produkte in einer so genannten Lightversion. Was halten Sie davon?

A. Finde ich gut. Ich kaufe sowieso viele fettreduzierte Lebensmittel. (2)

B. Mir schmecken die meisten Lightprodukte nicht. (3)

C. Ich entscheide nicht nach dem Fettanteil, sondern nach dem Preis. (6)

D. Von diesen neumodischen Lebensmitteln landet selten eins in meinem Einkaufswagen. (4)

8. Plötzlich kriegen Sie Lust auf was Süßes. Was tun Sie?

A. Ich esse ein Stück Schwarzwälderkirschtorte mit viel Sahne – das dürfte den Jieper kleinkriegen. (4)

B. Ich hole eine Tafel Schokolade aus meinem Vorratsschrank hervor und esse sie vor dem Fernseher sitzend mindestens halb auf. (5), (6)

C. Ich esse eine Banane oder einen Apfel. (1)

D. Es ist bestimmt noch etwas Mousse au Chocolat vom Vortag im Kühlschrank. Die gönne ich mir dann – egal, wie viel noch da ist. (3)

Auswertung:

Zählen Sie nun, wie oft die 1, 2, 3, 4, 5 und 6 hinter Ihren Antworten auftauchen. Die Zahl, die am häufigsten auftaucht, verrät Ihnen Ihren Ernährungstyp.

Typ 1: Bio, bitte!

Für den gesundheitsbewussten Bioladengänger, der stets darauf achtet, dass seine Nahrungsmittel naturbelassen und unbehandelt sind, sind Figurprobleme meist ein Fremdwort. Die Gesundheit liegt ihm sehr am Herzen und so trifft man ihn kaum im Fastfood-Restaurant, dafür viel häufiger beim Biobauern, der unbedingt kontrolliert biologisch anbaut und bei dem die Hühner noch glücklich im Hof nach Körnern scharren können. Dosenfutter und Fertiggerichte kommen ihm nicht ins Haus und meist ist er auch für zu fettige oder zu süße Leckereien nicht zu haben. Viele Biofans bauen Obst und Gemüse im eigenen Garten an, womit sie das Thema Bewegung (Gärtnern verbraucht ähnlich viele Kalorien wie Joggen oder Schwimmen) gleich sinnvoll mit erledigt hätten. Wer Bio liebt und trotzdem zu viel wiegt, sollte sich einfach mehr bewegen – schon mit ein bisschen Treppensteigen oder Spazierengehen steigern Sie Ihren Verbrauch so weit, dass Sie – mit etwas Geduld – langfristig abnehmen. Klasse statt Masse – eine Philosophie, die Sie auf jeden Fall langfristig ans Ziel bringt.

Typ 2: Fit und funktional

Dieser Ernährungstyp läuft noch viel weniger Gefahr, dick zu werden, als der Biofan, denn in seiner Ernährungsphilosophie steht die schlanke Figur und der fitte Körper klar im Vordergrund. Die Gesundheit spielt ebenfalls eine große Rolle, ist aber eher

Mittel zum Zweck, denn dieser Typ orientiert sich an den fitten und schönen Menschen aus Werbung, Film- und Musikbranche. Herkunft und Verarbeitung von Lebensmitteln interessieren ihn eher nicht. Auch der Geschmack ist zweitrangig. Er steht stattdessen auf Lightprodukte und so genanntes Functional Food, also Lebensmitteln mit gesundheitsfördernden Zusätzen wie probiotischer Jogurt oder Mineraldrinks. Meist treibt dieser Typ zusätzlich zu seiner gesunden Ernährung auch noch extrem viel Sport. Ihm könnte man allerdings raten, sich mehr Genussmomente zu gönnen und weniger über vermeintliche Figurprobleme nachzudenken. Denn nur wer mit seiner Ernährung entspannt umgeht und sein Essen genießt, kann wirklich fit und schön aussehen.

Typ 3: Bocuse lässt grüßen

Wirklich gutes Essen – genau darauf kommt es dem Typ 3 besonders an. Er ist Gourmet und meist selbst ein guter Koch. Qualität und Exklusivität der Speisen haben bei ihm Vorrang vor Kalorienwerten oder Fettgehalt. Der Preis spielt dabei keine Rolle – ganz im Gegenteil: Gutes darf ruhig viel kosten. Gesundheit oder Fitness sind für ihn dagegen Begriffe, die in der Küche nichts zu suchen haben. Das kann sich allerdings häufig auch auf sein Gewicht auswirken. Der Gourmet gehört zwar selten zu den Essern, die Unmengen an Nahrung in sich hineinschlingen, aber er liebt eben die guten und gehaltvollen Seiten (und Speisen) des Lebens: Französischer Brie, Lammbraten und feine Gänseleber gehören genauso zu seinen Leibspeisen wie Schokoladen-Rotwein-Trifle und Contreaucreme auf Ingwerbananen. Als Genießer par excellence ist er natürlich auch anderen Genüssen nicht abgeneigt. So liebt er guten Wein, Champagner und eine handgerollte Havanna oder Cohiba stehen bestimmt zur Abrundung eines ausgedehnten Mahls bereit. Man kann sich leicht ausrechnen, dass diese Ernährungsweise zwar Spaß macht, sich allerdings bald in Hüftspeck und hohen Blutfettwerten niederschlagen kann. Nicht zuletzt, weil der Genießertyp dem Thema »Bewegung« meist mit dem Spruch: »Sport ist Mord!« begegnet. Ihm würde ich raten, seine Genussfreude auf Salate und leichte Gerichte mit viel Fisch und magerem Fleisch auszuweiten und diese Speisen zum Hauptbestandteil seines Ernährungsplans zu machen. Denn auch hier gibt es viel Feines und Edles. Zudem kann der Genuss noch größer werden, macht man den Brie, das Trifle oder die Cohiba durch zeitweiligen Verzicht zu etwas ganz Besonderem.

Typ 4: Hausmannskost
»Wie bei Muttern« soll's für den traditionellen Esstyp schmecken. Er mag es deftig, liebt vor allem Fleisch, Kartoffeln, sahnige Soßen und einheimisches Gemüse wie Kohl, Erbsen und Möhren. Experimente mit exotischen Speisen sind nicht so seine Sache. Generell probiert er nicht gerne Neues aus. Und wie bei den meisten Dingen, fallen Traditionalisten auch Veränderungen im Essverhalten äußerst schwer. Doch da der gutbürgerliche Typ mit seiner Ernährungsweise oft sehr viel Fett und Zucker zu sich und damit an Gewicht schnell zunimmt, bleibt ihm nichts anderes übrig als umzudenken, wenn er abnehmen will. Wer sich so schwer von seinen alten Vorlieben trennen mag, versucht am besten, mit den traditionellen Grundnahrungsmitteln gesund und fettarm zu kochen, d. h. Sahne und Butter müssen reduziert, der Gemüse- und Obstanteil dagegen erhöht werden. Fleisch darf nicht mehr jeden Tag auf den Tisch und wenn, dann muss es

mager sein und ohne Kruste oder fettige Knusperhaut serviert werden. Doch auch dem traditionellen Typ rate ich natürlich, sich einmal auf neue Geschmacks- und Genusserlebnisse einzulassen. Versuchen Sie es doch mal mit einem Besuch beim Chinesen! Die asiatischen Küchen sind zumeist kalorienärmer als die gutbürgerliche und dabei nicht weniger schmackhaft.

Typ 5: Generation Fastfood

Jetzt kommen wir langsam zu den echten Problemfällen: zu den Menschen nämlich, die sich vermehrt von Müll ernähren. Mit Müll meine ich hier Nahrungsmüll: leere Kalorien ohne nennenswerten Vitamin- oder Nährstoffgehalt, dafür voll mit gesättigten Fetten, künstlichen Aromen, Konservierungsstoffen und Appetitanregern. Der Generation Fast- und Junkfood geht es vor allem um schnelles und bequemes Essen. Daher findet man sie meist im Fastfood-Restaurant und eine Menge Fertiggerichte in ihrem Kühlschrank. Doch der Genuss bleibt dabei auf der Strecke. Beim Thema »Gesunde Ernährung« reagieren diese Menschen mit Abwehr, weil sie glauben, dass damit geschmackloser trockener Körnerfraß gemeint oder/und hohe Kochkunst verbunden ist. Oft interessieren sie sich aber auch nicht sonderlich für ihre eigene Gesundheit. Wer sich am ehesten zur Kategorie »schnell und bequem« zählt und doch etwas für seine Gesundheit tun, z. B. abnehmen möchte, dem bleibt nichts anderes übrig, als seine Ernährungsweise von Grund auf zu überdenken: Denn Imbiss- und Fertigkost kann langfristig nicht die Grundlage für eine gesunde Ernährung sein. Von diesen Dingen müssen Sie sich nicht völlig und von heute auf morgen verabschieden, aber diese müssen auf jeden Fall drastisch reduziert werden. Bei den Themen »Körnerfraß« und »hohe Kochkunst« kann ich Sie allerdings beruhigen: Sie müssen weder ab heute ausschließlich an der Sojasprosse nagen noch stundenlang in der Küche stehen, um sich gesund und ausgewogen zu ernähren. Fangen Sie einfach ganz langsam mit der Umstellung an: Kaufen Sie sich ein Basic-Kochbuch und probieren Sie es zunächst mit ganz einfachen Gerichten. Der Geschmack kommt beim Essen – Sie werden sehen!

Typ 6: »Geiz ist ungesund!«

Wussten Sie, dass wir heute sehr viel weniger Geld für unsere Ernährung ausgeben als noch vor 50 bis 100 Jahren? Damals waren es noch 50, heute gerade mal 10 Prozent des Einkommens. Nach dem Motto »Geiz ist geil!« unterbieten sich die diversen Discounter bei Lebensmittelpreisen gegenseitig und der Verbraucher läuft gierig dem allerbesten Schnäppchen hinterher. Masse statt Klasse ist das Resultat, denn nicht nur die Discounter leben nach diesem Prinzip, sondern geben es auch an ihre Kunden weiter: Diese kaufen Riesenportionen Fleisch und Megapackungen Cornflakes, um sie in ihren Vorratsschränken und Kühltruhen zu horten. Für eine beunruhigend große Zahl der deutschen Bevölkerung zählt beim Lebensmitteleinkauf nur noch der Preis. Herkunft, Herstellungsweise, Inhaltsstoffe und sogar der Geschmack geraten zur Nebensache. Wer ausschließlich nach dem Geld schaut, greift meist nicht zu frischen Sachen, sondern, wie der bequeme Typ, zum industriell hergestellten Fertiggericht, das dem Körper kaum Gutes liefern kann. Und weil es so schön billig ist, wird gleich umso mehr davon gehortet und natürlich auch gegessen oder möglicherweise auch weggeworfen. Es kostet ja kaum was.

Diesem Ernährungstyp fällt das Umdenken meist besonders schwer, denn am Geldbeutel tut es uns eben am meisten weh.

Doch wenn Sie sich hier am ehesten wiedererkannt haben, muss ich Ihnen sagen: Billige Lebensmittel müssen Sie unter Umständen mit Übergewicht und Mangelerscheinungen teuer bezahlen. Wenn Sie das verhindern möchten bzw. Ihre bereits vorhandenen Pfunde loswerden wollen, müssen Sie die Güte der Speisen klar vor Preis und Quantität stellen: Frisch und ausgewogen sollte es in Ihrem Kühlschrank und auf Ihrem Teller aussehen. Verwöhnen Sie sich und Ihren Körper mit qualitativ hochwertiger Nahrung.

Ein positiver Nebeneffekt einer solchen Ernährungsumstellung: Wenn Sie Qualität und Frische wählen, haben Sie automatisch weniger im Einkaufswagen. Denn Speisen, für die man etwas mehr hingelegt hat, werden viel bewusster genossen.

Machen Sie sich klar, dass Ihre Nahrung eine Investition in Sie selbst ist. Wenn Sie nur billige, mindere Qualität zu sich nehmen, ist es kein Wunder, wenn Sie dick, krank und unleidlich werden. Meine Erfahrung ist, dass, wer billig viel kauft, auch wieder viel wegwirft.

Zehn kleine Helferlein ...

Manchmal sind es verblüffend einfache Dinge, die helfen, eine Ernährungsumstellung durchzuhalten, Hungerattacken abzuwehren oder sogar zusätzliche Kalorien zu verbrennen. Hier die zehn besten Tipps.

1. Strecken Sie sich!

Sitzen Sie kerzengerade beim Essen. Nehmen Sie also Haltung an, dann geben Sie eine bessere Figur ab und sorgen dafür, dass die Speise tiefere Magenregionen erreicht, die signalisieren können: »Ich bin satt.«

2. Tanken Sie Sonne!

Natürlich, zu viel Sonnenbaden ist schädlich, aber Bewegung an der frischen Luft sinnvoll. Das Wohlfühlzentrum im Gehirn wird aktiviert und so Heißhungerattacken die Spitze genommen.

3. Würzen Sie kräftig!

Tests haben gezeigt: Kurkuma, Cayennepfeffer, Senf, Chili, Ingwer und Knoblauch regen sowohl den Stoffwechsel als auch die Verdauung an.

4. Aber sparsam mit dem Salz umgehen!

Salz bindet das Wasser im Körper.

5. Machen Sie sich schick!

Raus aus den Klamotten mit dehnbaren Bündchen und rein in einen engen Rock oder eine stramm sitzende Hose! Ein schmal laufender Bund verhindert allzu große Essportionen.

6. Schlafen Sie sich aus!

Eine schlechte Nacht bringt die appetitregulierenden Hormone derart durcheinander, dass tags drauf rund 45 Prozent mehr Speisen auf dem Teller landen, als wenn Sie ausgeschlafen sind.

7. Drehen Sie die Heizung runter!

Wärme reduziert den Kalorienverbrauch. Das heißt: Ein bisschen Frieren ist gut für die Figur.

8. Trinken Sie reichlich!

Aromatisierte Teesorten (Kirsch, Karamell, Krokant) ohne Zucker zum Beispiel. Oft ist der kleine Hunger zwischendurch nämlich in Wahrheit ganz einfach nur Durst, der nicht als solcher wahrgenommen wird (vgl. S. 47, 179 f.).

9. Hören Sie Mozart!

Wer beim Essen klassische Musik hört, so das Ergebnis einer Studie, isst automatisch weniger. Dadurch hat das Sättigungsgefühl eine Chance, sich bemerkbar zu machen.

10. Gucken Sie beim Essen in den Spiegel!

Klingt vielleicht etwas seltsam, aber ich wette, Sie sehen sich lieber einen leckeren frischen Salat essen als eine vor Fett triefende Bratwurst.

Lust oder Frust? – mit dem Essen Emotionen steuern

Essen bedeutet aber noch sehr viel mehr als bloße Nahrungsaufnahme und Genussbefriedigung. Wir essen nicht nur, weil unser Körper Nährstoffe braucht und es uns nach bestimmten Speisen gelüstet. Weil wir Essen und Essensrituale seit unserer Kindheit unbewusst auch immer mit Gefühlen verbinden, können diese mit bestimmten Speisen hervorgerufen, verstärkt oder unterdrückt werden. Sie kennen das vielleicht: Wenn es Ihnen gerade mal nicht gut geht, sie krank oder niedergeschlagen sind, erinnern Sie sich an den Schokoladenpudding oder den Milchreis mit Zimt, den Ihnen Ihre Mutter als Kind immer gemacht hat, wenn Sie eine kleine Aufmunterung brauchten. Und auch jetzt noch im Erwachsenenalter vermag diese Speise Ihnen auf magische Weise Geborgenheit zu vermitteln und es geht Ihnen nach dem Genuss irgendwie ein bisschen besser. Das ist so, weil Sie gelernt haben, den Pudding mit der Zuneigung der Mutter zu verbinden und so kann der Pudding auch Jahre später noch ein wohliges Gefühl erzeugen.

Positive Assoziationen für die gesunde Ernährung nutzen

- Sie sind im Urlaub im Süden. Am nächsten Tag ist Strand angesagt. Sie essen abends einen Salat mit Filetstreifen und trinken ein Glas Weißwein. Am Morgen freuen Sie sich über einen flachen Bauch im Bikini.

- Sie sind am Vormittag mit einer Freundin zum Tennis verabredet. Zum Frühstück essen Sie einen echten Frischkornbrei mit Früchten und Jogurt. Eine Stunde später sind Sie topfit und gewinnen das Match.

- Sie haben einen vollen Terminkalender, und alle Termine erfordern höchste Konzentration. Sie nehmen Weintrauben, Bananen und Nüsse mit ins Büro, die Sie zwischendurch essen, damit Sie keinen Blutzucker- und damit Leistungsabfall bekommen. Alles läuft glatt, Sie erreichen, was Sie geplant hatten.

Dass gewisse Speisen auch ohne diese meist unbewusste Assoziation ein bisschen Glück bringen können, habe ich bereits im ersten Kapitel angesprochen. Nahrungsmittel, die die Produktion von Serotonin oder Endorphinen anregen, heben die Stimmung und können uns so über ein kleines Tief hinweghelfen (vgl. S. 37). Gefährlich wird es allerdings dann, wenn Essen häufig und dauerhaft kompensatorisch eingesetzt wird.

Wer auf Angst, Kummer oder Langeweile mit essbaren Seelentröstern reagiert, kann auf die Dauer süchtig nach ihnen werden. Der sprichwörtliche Kummerspeck sowie weiterer Frust sind die Folgen. Ganz abgesehen davon, dass sich die ursprünglichen Probleme durch das kompensatorische Essverhalten natürlich nicht lösen lassen.

Gesund essen und Stress vermeiden

Ein Faktor, der dieses ungesunde Essverhalten enorm begünstigt, ist Stress. Menschen, die im Job oder/und in der Familie stark eingespannt sind, leiden nicht selten unter Übergewicht und einer angeschlagenen Gesundheit, weil nicht nur der Stress selbst ihnen zusetzt, sondern sie zudem Stress vorwiegend mit Essen begegnen. Das ist zunächst zwar eine ganz natürliche Reaktion, da zu viel Belastung wertvolle Nährstoffe, insbesondere Eiweiß und das Mineral Magnesium »auffrisst«. Allerdings essen Stressesser dann meist zu viel und das Falsche, belasten damit ihren Körper zusätzlich und nehmen auf die Dauer an Gewicht zu. Außerdem kann Nahrung bei der Stressbewältigung und Entspannung allenfalls unterstützend wirken.

Gesunde Ernährung kann Ihnen helfen, mit Druck besser fertig zu werden. Chronischer Stress ist allerdings über die Nahrungsaufnahme nicht zu bewältigen. Da helfen nur Ruhe sowie aktive Entspannung, zum Beispiel mithilfe von Sport oder kreativen Tätigkeiten, bzw. der Beginn eines neuen gelasseneren Lebens. Weniger ist eben manchmal mehr und Präferenzen setzen ein gutes Rezept.

Ernährungstipps für Stressesser

- Nehmen Sie sich unbedingt Zeit für Ihre Mahlzeiten und schaufeln Sie sie nicht im Stehen, unterwegs oder vor dem Computer sitzend in sich hinein. In Ruhe zu genießen, und am besten in angenehmer Gesellschaft, macht nicht nur schneller satt, sondern ist auch das beste Rezept gegen Stress.
- Magnesium ist das Anti-Stress-Mineral: Magnesiummangel erhöht unsere Stressempfindlichkeit und verursacht Konzentrationsstörungen. Daher sollten stressgeplagte Menschen zu magnesiumreichen Lebensmitteln wie Vollkornbrot, Käse, Schokolade in Maßen, Milch, Nüssen und Hülsenfrüchten greifen (vgl. S. 124).
- Halten Sie Ihren Blutzucker durch die richtige Kohlenhydratauswahl (langkettige Kohlenhydrate; vgl. S. 138 ff.) und regelmäßiges Essen stabil. Am besten sind Vollkornprodukte und Früchte in Kombination mit fettarmen Eiweißträgern wie Jogurt, Quark oder Sojadrinks.
- Sorgen Sie jeden Tag für stressfreie Phasen. Zu viel Stresshormone blockieren die Fettverbrennung.
- Begegnen Sie Stressgefühlen nicht ausschließlich mit Essen, sondern eignen Sie sich ausgleichende Strategien wie Bewegung, aktive Entspannung, die kleine Flucht aus dem Alltag oder schlicht Ruherituale an.

Aus Liebe zum Salatblatt – mit mentalen Strategien Gewohnheiten ändern

Bisher haben Sie bereits einige Tipps und Kniffe kennen gelernt, mit denen Sie auf Ihr Essverhalten ein- und Ihren individuellen Schwächen entgegenwirken können. Darüber hinaus gibt es eine ganze Reihe effizienter mentaler Strategien, die jedem dabei helfen können, die Hebel im Kopf grundsätzlich umzustellen und das eigene Essverhalten langfristig zu verändern. Im Folgenden werde ich Ihnen die wichtigsten Methoden erläutern.

Werden Sie zum Wiederholungstäter

Gesunde Fitmacher bringen Genuss – das klingt ganz prima. Trotzdem werden jetzt viele sagen: »Schweinebraten in Sahnesoße und Mousse au Chocolat schmecken mir aber tausendmal besser als Grünkernbratling und Obstsalat.« Klar, jeder hat seine Leibgerichte, bei denen ihm das Wasser im Munde zusammenläuft und meist handelt es sich dabei um echte Kalorienbomben mit ordentlich Fett und Zucker. Doch Vorlieben sind nichts anderes als Gewohnheiten und Gewohnheiten lassen sich ändern, indem man nicht mehr fragt, ob man etwas tun soll, sondern konsequent etwas einfach anders macht und sich von den positiven Effekten, die sich dabei schnell einstellen, überzeugen lässt. Eisbein und Eiscreme standen schließlich auch nicht von Geburt an auf der Liste Ihrer Leibgerichte, sondern Sie haben sie über die Jahre lieben gelernt, weil Sie sie häufig und immer wieder gegessen haben. Genauso funktioniert es aber auch mit den gesunden Fitmachern: Indem Sie häufiger mal zum Salatblatt greifen, wird es Ihnen ans Herz wachsen und von Mal zu Mal besser schmecken.

Sportler, zum Beispiel, kennen diesen Effekt: Wenn man abends gesund isst, fällt einem am nächsten Tag das Training leichter und die Leistung ist besser. Dieser Erfolg spornt an – und zwar dazu, auch am nächsten Abend Gutes zu essen. Insofern gilt der Tipp, die Ernährung immer mit leichtem Training zu kombinieren, denn die Erfolge bedingen sich gegenseitig und es kommt ein Kreislauf in eine positive Richtung in Gang.

Ähnliches gilt auch für die Leistung im Job: Man hat mehr Power, fühlt sich weniger müde oder erschöpft und kann sich besser konzentrieren. Wer den Unterschied erlebt hat, möchte ihn nicht mehr missen.

Außerdem: Eine obst- und gemüsereiche Ernährung wirkt sich sehr schnell auf die Haut aus – der Teint wird rosiger, Pickel gehen mitunter zurück, die Haut wird straffer. Das liegt an den Antioxidantien, die schädliche Radikale abwehren.

Wissenschaftler nennen das den Gewöhnungsfaktor. Man kann sich an vernünftige Speisen gewöhnen, indem man sie immer wieder isst und sich unvernünftige Speisen nach und nach abgewöhnen, indem man sie häufiger mal stehen lässt. Tatsächlich ist es wissenschaftlich nachgewiesen, dass wir viele Lebensmittel mögen, weil wir sie gewöhnt sind (oft seit frühester Kindheit), und nicht, weil wir sie per se mögen.

Also nur keine Hemmungen, werden Sie bei Obst, Gemüse, Vollkorn und Fisch zum Wiederholungstäter, bringen Sie sie immer wieder auf den Tisch, kombinieren Sie sie mit Ihren Leibgerichten und erleben Sie, wie viel Geschmack und Genuss in ihnen steckt.

Machen Sie's den Schlanken nach

- Schlanke essen alles.

- Schlanke essen, wenn sie hungrig sind.

- Schlanke Menschen sind heikle Esser.

- Schlanke lassen sich beim Essen Zeit.

Haben Sie Geduld

Alles, was ich hier beschreibe, wird Ihnen dabei helfen, ungesunde Essgewohnheiten langfristig zu verändern. Jedoch sollten Sie sich dabei unbedingt ausreichend Zeit lassen und Ihre Ziele mit kleinen Schritten in Angriff nehmen. Denn erstens bringt nur langsames Abnehmen (zirka ein Pfund bis ein Kilogramm in zwei Wochen) auf Dauer Erfolg und zweitens vermeiden Sie so Frustration, die sich zwangsläufig einstellt, wenn man sich unrealistische Ziele setzt.

Verändern Sie also Ihren Speiseplan langsam, aber stetig: Fangen Sie beispielsweise mit den kleinen Snacks zwischendurch an und greifen Sie dabei öfter mal zu einem Apfel anstatt zum Schokoriegel oder knabbern Sie abends beim Fernsehen Johannisbeeren statt fettige Chips und Erdnüsse. Zunächst müssen Sie nicht jedes Stück Schokolade durch einen Apfel ersetzen oder jeden Abend auf die heiß geliebten Chips verzichten.

Lassen Sie sich bewusst Zeit mit der Umstellung, setzen Sie sich ja nicht unter Druck, sondern tasten Sie sich langsam ans gesunde und genussvolle Essverhalten heran und betrachten Sie Ihre Fitmacher nicht als Bestrafung. Denken Sie lieber daran, wie viele Vitamine und wertvolle Nährstoffe Ihr Körper aus Möhre, Apfel und Dinkelkeks ziehen kann, was letztendlich Ihrem Wohlbefinden zugutekommt. Betrachten Sie die Fitmacher als das, was sie sind: Belohnung, Energiespender und Wohltat für Ihre über 70 Billionen Körperzellen.

Tipp!
Keinen Heißhunger aufkommen lassen. Trinken Sie erst einmal ein Glas Wasser, bevor Sie sich schnell eine Portion Pommes kaufen. Viel trinken beugt diesem Gefühl vor.

Setzen Sie sich realistische Ziele!

Die Beantwortung der folgenden Fragen kann Ihnen helfen herauszufinden, welches Gewicht für Sie im realistischen Rahmen liegt:

1. Was war Ihr niedrigstes Gewicht, das Sie als Erwachsener mindestens ein Jahr lang halten konnten?

2. Mit welcher Kleidergröße wären Sie zufrieden? (Müssen Sie unbedingt in Größe 38 passen?)

3. Welches Gewicht konnten Sie ohne Hungergefühl bei Ihrer letzten Diät halten?

Tipp!
Apropos Belohnung: Wie Sie wissen, ist innerhalb einer gesunden und genussvollen Ernährung keine Speise verboten. Sie dürfen alles essen, was Sie wollen und wonach Ihnen gelüstet – die etwas gehaltvollere Leckerei kann da als Motivation ein-

gesetzt werden und als Belohnung für erste Erfolge dienen: Wenn Sie beispielsweise sechs Tage lang zum Nachtisch frischen Obstsalat gegessen haben, gönnen Sie sich am siebten Tag ruhig mal ein Stück Torte. Und dann bitte mit Genuss und ohne schlechtes Gewissen – auch Fettes und Süßes ist absolut erlaubt, weil es Genuss bringt und Glücksgefühle auslöst. Allein das richtige Maß ist wichtig, damit diese sich nicht in Frust über zu viel Hüftspeck verwandeln. Außerdem werden Sie mit der Zeit bemerken, dass die echten Genussbringer durch zeitweiligen Verzicht nur noch kostbarer und delikater werden.

Vielfalt ist Trumpf

Grundsätzlich gilt: Gesunde Ernährung muss abwechslungsreich sein und dazu gehört das Stück Schokolade ebenso wie der Salat oder das Steak. Pferdefuß der meisten Diäten ist ihre Einseitigkeit, die nicht nur ungesund ist, sondern jede Diät zwangsläufig zum Scheitern verurteilt. Denn der menschliche Gaumen liebt Abwechslung, und wenn man ihm diese sinnliche Geschmacksvielfalt verwehrt, reagiert der Organismus mit Heißhunger auf eine bestimmte meist »ungesunde« Speise. Je ausgewogener das Angebot, desto schneller ist demnach der Appetit gestillt.

Tipp: Essen Sie lieber von kleinen Tellern!

Eine Studie der Cornell University hat ergeben, dass von der gleichen Menge Popcorn aus großen Pappeimern mehr verzehrt wird als aus einem kleinen Behälter. Die Forscher nehmen an, dass größere Behälter dem Esser suggerieren, der Verzehr einer größeren Menge sei angemessen.

Mit Optimismus zum Ziel

Wer Ess- und damit Lebensgewohnheiten verändern möchte, hat sich viel vorgenommen – das möchte ich gar nicht leugnen. Und auch wenn ich Ihnen versichere, dass ein gesundes und trotzdem genussvolles Leben auf Sie wartet, könnten Sie mir vorhalten: »Egal, wie nett Sie es umschreiben und verpacken – Fakt bleibt, ich soll weniger Süßes und Fettes essen und muss mich mehr bewegen.« Genau richtig! Daran kommen Sie nicht vorbei. Wie wäre es also, wenn Sie aufhören, sich zu beschweren und immer nur das Negative zu sehen?

Sie nehmen nur ab, wenn Sie weniger Kalorien zu sich nehmen, als Sie verbrauchen. Das ist ein Naturgesetz, an dem weder Sie noch ich etwas ändern können. Wie wäre es also, wenn Sie beginnen, in allem nur noch das Positive zu sehen? Das sollte Ihnen nicht schwerfallen, denn das Positive an Ihrem neuen Leben überwiegt eindeutig!

Verbote reizen

Beim Essen sind wir alle wie kleine Kinder: Das, was verboten ist, erscheint uns besonders verlockend. Unsere Gedanken kreisen bereits nach kürzester Zeit des Verzichts nur noch um die verbotene Frucht, und irgendwann schlagen wir bei Eiscreme, Pizza oder was sonst auf unserer Verbotsliste steht gnadenlos zu. Der Körper strebt nach Kompensation, wenn man ihm etwas versagt. Also, weg mit den Verboten und her mit der ausgewogenen Ernährung, bei der in Maßen alles erlaubt ist.

Also, trauern Sie nicht dem deftigen Braten oder dem süßen Dessert hinterher, das Sie nun nicht mehr jeden Tag essen werden, sondern denken Sie daran, wie gut Sie aussehen werden, wenn erst mal ein paar Pfunde gepurzelt sind. Machen Sie sich häufiger bewusst, wie wohltuend Salatblatt und Co. auf Körper und Geist wirken: Die Arterien werden durchgepustet, der Stoffwechsel wird auf Trab gebracht, Sie sind wacher und konzentrierter und sehen bei all dem auch noch besser aus. Ganz abgesehen davon, dass Optimismus und positives Denken jedes Vorhaben sowie das gesamte Leben erleichtern. Und vielleicht geht es Ihnen dann bald wie mir: In mir löst es immer ein großes Wohlbefinden aus, wenn ich nach einer Mahlzeit satt bin und mir gleichzeitig vorstellen kann, was die Inhaltsstoffe dieser Mahlzeit mir Gutes tun. Die Antioxidantien aus dem Gemüse schützen meine Adern vor Verkalkung, das Zink aus dem Käse macht meine Haut schön und Kalzium stärkt meine Knochen.

Genauso funktioniert es übrigens auch beim Thema »Bewegung«: Denken Sie nicht an die eventuellen Mühen, an Schweißperlen und Atemnot, sondern an das stolze Gefühl, wenn Sie den inneren Schweinehund doch noch überwinden konnten, an die entspannte Zufriedenheit nach Spaziergang oder Dauerlauf und natürlich an das stramme Ergebnis, das Sie nach ein paar Wochen Training im Badezimmerspiegel bewundern können.

Die Hebel im Kopf umstellen heißt vor allem, das Positive an der neuen Lebens- und Ernährungsweise in den Vordergrund zu stellen – und dazu gehören in der Tat mehr als nur purzelnde Pfunde. Sie werden außerdem wacher, leistungsfähiger, zufriedener und schöner. Gesunde Ernährung und ein gewisses Maß an Bewegung können aus Ihnen einen ganz neuen Menschen machen.

Visualisierung und Autosuggestion: durch NLP die richtige Schlankheitsvision erzeugen

Das Bild dieses neuen Menschen sollten Sie sich täglich immer wieder in den schönsten und buntesten Farben ausmalen, bis Sie es gestochen scharf vor Ihrem inneren Auge sehen. Visualisierung und Autosuggestion nennen sich zwei äußerst wirksame mentale Strategien, die Sie ganz einfach mithilfe Ihrer Vorstellungskraft in Gang setzen.

Eine mentale Strategie, die sich dieses Prinzip zu Nutze macht und die sich mithilfe eines kundigen Therapeuten leicht umsetzen lässt, hat Cora Besser-Siegmund entwickelt. Sie beruht auf dem Prinzip des Neurolinguistischen Programmierens (NLP) und ist von der Psychotherapeutin auf eine sinnvolle und langfristige Gewichtsreduktion zugeschnitten worden. Diese Strategie, Easy Weight genannt, ist eine gute Ergänzung zu den Kniffen, die ich Ihnen bereits vorstellen konnte. Cora Besser-Siegmund will ganz gezielt den Diätgefrusteten helfen und konnte mit ihrer Methode nachweislich gute Erfolge erzielen. NLP überzeugt mich einfach. Hier zu den Grundzügen, worum es dabei geht.

NLP basiert auf Erkenntnissen, die die Entdecker aus Beobachtungen von erfahrenen Psychotherapeuten gezogen haben. Vereinfacht gesagt geht es darum, durch Sprache bestimmte Verknüpfungen im Gehirn herzustellen oder Blockaden zu lösen und neu zu schließen, damit Bilder entstehen, die helfen, unbewusst alle Weichen zu stellen und unliebsame Gewohnheiten und Sichtweisen zu verändern.

Wie schön wäre es zum Beispiel, endlich wieder in die alte Lieblingsjeans zu passen oder zum nächsten Klassentreffen in einem schicken und figurbetonten Outfit zu erscheinen? Stellen

Sie sich vor, wie gut es tut, wenn Sie in Ihrem neuen Badeanzug am Strand liegen und von allen Seiten anerkennende Blicke ernten. Wenn Sie sich jeden Abend vor dem Einschlafen dieses Bild ins Gedächtnis rufen (Visualisierung) und sich dabei immer wieder sagen, dass Sie Ihr Ziel (abnehmen, gesunde Ernährung und mehr Bewegung) erreichen werden (Autosuggestion), wird Ihnen das Umsetzen der neuen Verhaltensweisen immer leichter fallen. Denn wer vor sich sieht, was er erreichen möchte, entwickelt automatisch mehr Willenskraft und Motivation.

Du bist schön!

Bevor Sie sich rank und schlank vor sich sehen, sollten Sie zunächst die meist falsche Vision Ihres eigenen Dickseins loswerden. Die meisten Menschen, besonders Frauen, sehen sich selbst und ihren Körper überkritisch. Wenn sie ins nächste Frauenmagazin schauen, fällt oft das Urteil: »Ich bin fett und hässlich!« Der Busen zu klein, die Nase zu groß, der Po zu flach: Wenn es um die Kritik am eigenen Körper geht, kennt die weibliche Fantasie keine Grenzen. Doch diese Wahrnehmung hat mit der Realität meist wenig zu tun.

Männer haben meist ein euphorisches Selbstbild, Frauen ein pessimistisches. Leider ist das so. Daher müssen Sie zunächst versuchen, Ihren Körper weitgehend objektiv zu betrachten und ihn so anzunehmen, wie er ist. Dabei sollten auch mal die Vorzüge betont werden, anstatt sich und sein Äußeres permanent abzuwerten. Gelingen kann die Annäherung an den eigenen Körper nur mit Konfrontation: Stellen Sie sich im Bikini vor den Spiegel und schauen Sie sich mal wieder wirklich an! Interessant ist vielleicht, dass Sie auf Gewicht und Form Ihres Körpers nur begrenzt Einfluss haben. Gewisse Körperformen und -ausmaße muss man schlichtweg akzeptieren. Es steht allerdings sehr wohl in Ihrer Macht, sich mit diesem Körper, seinen Formen und Ausmaßen endlich wohl zu fühlen.

Definition NLP

NLP ist eine Methode, mit deren Hilfe man wesentliche Züge seines Denkens und Handelns herausfinden und sich systematisch zu eigen machen kann.

Ursprünglich diente NLP also dazu, Patienten Ängste oder Schmerzen zu nehmen. Indem bestimmte Reize und Reaktionen analysiert, systematisiert und in der Psychotherapie praktisch genutzt wurden, konnte man Menschen aus ihrem Teufelskreis befreien und für sie neue Perspektiven eröffnen.

Durch die Anwendung der NLP-Methode war es möglich, dass die Patienten ihre Kommunikationsfähigkeit ausbauten, ihre persönlichen Verhaltensweisen bald selbst analysierten und entsprechend veränderten. Im Vordergrund stand dabei die Ausschöpfung des eigenen Potenzials mithilfe von Autosuggestion. Das heißt, durch bestimmte sprachliche Formeln im Gehirn war es möglich, gezielt eine Veränderung hervorzurufen. Entscheidend dabei war, dass mit der Veränderung des Verhaltens auch die Veränderung der Denkweise einherging. Eine wunderbare Hilfe zur Selbsthilfe also, die sich langfristig und nachhaltig einsetzen lässt.

Eine grundlegende Technik des klassischen NLPs ist die so genannte konsequente Zielorientierung. Die Absicht ist, sich nicht ständig vor Augen zu halten, welche Probleme Sie am Tag zu meistern haben, sondern vielmehr sich zu verdeutlichen, welche Ziele es zu erreichen gilt. Alles wird in ein positives Licht gerückt. Dazu müssen Sie:

- Ihr Ziel konkret formulieren,
- aktiv handeln,
- Ihren Zwischenstand auf dem Weg zum Ziel überprüfen und
- den Erfolg bewusst genießen, wenn Sie am Ziel angekommen sind.

Diese Einstellung bildet die Basis für Ihre Verhaltensänderung in Bezug auf Ihre Essgewohnheiten. Es geht im Kern auch hier einmal mehr um positives Denken.

Abnehmen mit NLP

Ihr Ziel ist es, Ihre Essweise umzustellen und dafür müssen Sie in eine bestimmte Richtung gezielt mit sich selbst kommunizieren und in Ihrem Kopf neue Bilder entstehen lassen. Denn ohne eine Veränderung der Einstellung zum Essen wird sich auch das Essverhalten nicht umstellen. Wenn der Hebel im Kopf umgelegt werden soll, muss sich Grundlegendes tun. Dabei müssen Sie stetig an Ihrer Zielorientierung arbeiten. Zum Beispiel mithilfe von Übungen wie der Folgenden.

Denken Sie nicht an einen Bären

Kurz vorweg, warum diese Übung so heißt: Stellen Sie sich vor, sie werden Folgendes gefragt: »Denken Sie jetzt nicht an einen Bären!« Aber der Bär schafft es trotzdem in Ihr Gehirn, richtig?

- Nehmen Sie eine bequeme Sitz- oder Liegeposition ein.
- Sagen Sie nacheinander folgende Sätze auf:
  - hinderlich: »Danke nein, ich esse kein Eis, weil ich sonst zu dick werde.«
  - vorteilhaft: »Danke nein, ich esse kein Eis, weil ich schön schlank werden möchte.«
  - hinderlich: »Wenn ich nur nicht immer so einen großen Hunger hätte!«
  - vorteilhaft: »Ich wäre gerne öfter satt.« (Machen Sie sich dabei das Gefühl des Sattseins bewusst.)
- Lassen Sie diese Sätze und deren Unterschiede auf sich wirken.
- Checken Sie auf diese Weise Ihre alltäglichen Ausdrücke zu diesem Thema und erkennen Sie die Zielorientierung.

Diese Wahrnehmungsübung verschärft Ihren Blick für das Ziel. Um ein gesundes Essverhalten an den Tag zu legen, brauchen Sie also eine positive Einstellung zu Ihrem Körper, die Sie mithilfe dieser oder anderer Wahrnehmungsübungen erreichen. Entfernen Sie sich also vom Problemdenken und machen Sie sich auf, hin zur Lösungsorientierung.

So, wenn Sie diesen Schritt nun erreicht haben, fällt es Ihnen bestimmt leichter, Essen vorrangig als lohnendes Ziel anzusehen und nicht mehr als störendes Problem. So können Ihre Gehirnzellen neu programmiert werden. Denn für die richtige Einstellung zum Thema Essen sind letztlich bestimmte Verschaltungen im Gehirn zuständig, genauer gesagt die Neuronen.

Das Unbewusste sitzt ebenfalls im Gehirn und steuert dabei

die Prozesse, für die das Bewusstsein keine Zeit mehr hat, sie immer wieder neu zu durchdenken. Zum Beispiel denken Sie wahrscheinlich nicht mehr darüber nach, wie Sie Fahrrad fahren. Die Bewegungsabläufe regelt das Unbewusste und entlastet damit das Bewusstsein, das sich nun nicht mehr darum kümmern muss, ob Sie an einer roten Ampel vom Rad steigen oder im Sattel sitzen bleiben. Diese Vorgänge haben sich sozusagen automatisiert und das Bewusstsein hat Zeit, sich anderen Aufgaben zu widmen, auf die Sie flexibel reagieren müssen. Etwa neue Verkehrssituationen. Auf diese Weise sollten Sie es auch schaffen, Ihr Essverhalten neu zu automatisieren. Bestimmen Sie, wie es unbewusst gesteuert werden soll, und lassen Sie sich nicht länger von bewusstem Kalorienzählen leiten.

Oft ist es während einer Diät doch so, dass Sie nach ungefähr 1 000 Kalorien mit dem Essen aufhören, obwohl Sie noch gar nicht satt sind. Das Unbewusste ist also auf den Wert 1 000 Kalorien fixiert und nicht auf ein Sattgefühl. Diese Gehirneinstellung gilt es neu zu programmieren.

Tipp!
Dank der NLP-Instrumente »Zielorientierung« und »Visualisierung« ist es dem Gehirn möglich, umzudenken und sich ein neues individuelles Essverhalten anzueignen.

Schlankheitsvision erzeugen

Zusätzliche Übungen helfen Ihnen, in Gedanken in einen schlanken Körper zu schlüpfen. Das Geheimnis liegt darin, dass Sie sich plötzlich wie ein schlanker Mensch verhalten, wenn Sie sich auch wie einer fühlen. Fühlen Sie sich dick, verhalten Sie sich auch so. Fühlen Sie sich also schlank! Stellen Sie sich schlank vor!

Warum und wie funktioniert das? Die Frage nach dem Warum zu beantworten, ist einfach: Wenn Sie Ihrem neu programmierten Gehirn die Botschaft senden, dass sich das Unbewusste auf eine neue gute Situation einstellen soll, dann suggeriert es dem restlichen Körper automatisch, wie er sich zu verhalten hat. Denn wenn Sie sich schlank fühlen, kehrt automatisch ein Sättigungsgefühl zurück. Die Frage nach dem Wie erweist sich als etwas komplexer. Behilflich ist Ihnen dabei wieder eine Wahrnehmungsübung.

Wahrnehmungsübung: Sich schlank bewegen

- Machen Sie diese Übung während einer alltäglichen Bewegung wie zum Beispiel Treppensteigen, Staubsaugen oder Spazierengehen.
- Stellen Sie sich vor, wie Sie sich bei dieser Tätigkeit mit Ihrem Zielgewicht fühlen würden; wie schwungvoll und leicht die Bewegungsabläufe sind.
- Bewegen Sie sich wirklich so! Übertragen Sie das leichte Gefühl auf Ihren schlanken Körper.
- Fühlen Sie jedes einzelne Körperteil mit Ihrem Zielgewicht, wie sich die Schultern anfühlen, die Arme, die Beine.

Tipp: Wählen Sie täglich eine neue Tätigkeit für diese Übung aus.

Sie werden sehen, dass sich ein ganz anderes Körpergefühl einstellt. Damit und mit der neuen Einstellung haben Sie schon ei-

nen großen Schritt geschafft und sind gut gerüstet für meine
Iwan-Bausteine (vgl. S. 118 ff.).

Tipp!
Die Übungen können zwar alleine durchgeführt werden,
doch es ist ratsam, sie nur unter fachlicher Anleitung auszufüh-
ren bzw. sich erst einmal in einer Schulung die Fertigkeiten bei-
bringen zu lassen. Nähere Informationen zu NLP-Kursen erhalten Sie beispielsweise im Besser-Siegmund Institut in Hamburg.

Umdenken durch gezielte Entspannung

Besonders für die Methoden der Visualisierung und Autosuggestion ist Konzentration unerlässlich. Doch auch für alle anderen
mentalen Strategien steht die Konzentration auf die Bedürfnisse
von Körper und Seele im Vordergrund. Bei dieser mentalen Umstellung, an deren Ende eine gesunde Einstellung zum Essen
und Genuss stehen soll, können gezielte Entspannungsmetho-
den behilflich sein.

Entspannung wird fälschlicherweise oft als faules Herum-
liegen auf der Couch bei gleichzeitiger Fernsehberieselung ver-
standen. Dabei ist wahre Entspannung die, die Energien wieder
auffüllt und zu einem gesunden Körpergefühl beiträgt. Alles andere als faul und passiv sein, heißt Entspannen. Denn Entspannung ist vielmehr Konzentration in ihrer reinsten Form.

Wer sich bei Yoga oder Meditation voll und ganz auf seine
Atmung konzentriert oder bei einer wohltuenden Massage durch
die intensiven Berührungen fühlt, wie unsichtbare Energie seinen
Körper durchströmt, knüpft wieder engeren Kontakt zu seinem
Körper und lernt ihn dadurch besser kennen. Diese und andere

Rekreationsmethoden (Autogenes Training, Meditation, Thai Chi, Sauna, Bäder, Shiatsu u. v. m.) können uns dabei helfen, Körpersignale wie Hunger und Sattheit wieder eindeutig zu erkennen.

Das Verhältnis zum eigenen Körper wird enger und natürlicher, sodass wir leichter erkennen, was ihm guttut und was ihm schadet. Dieses unspezifische Wissen wirkt sich automatisch auch auf das Essverhalten aus. Bei übermäßigem oder zu schwerem Essen ruft die Körperpolizei nun wieder laut und vernehmlich Halt, Sie verstehen und können danach handeln.

Tipp!
Lernen Sie, den eigenen Körper gern zu haben und ihn mit gutem Essen zu pflegen. Ihre Haare pflegen Sie schließlich auch mit einer Haarkur. Schenken Sie Ihrem Körper die angemessene Aufmerksamkeit!

Die neue Lebenseinstellung und damit das gesunde Essverhalten dringen durch Methoden der Entspannung vom Bewusstsein ins Unterbewusstsein und wirken von dort nachhaltig in Denken und Verhalten weiter.

Weg mit den alten Hüten oder: Fitmacher lieben lernen

Mein Fazit: Auch wenn Frauenzeitschriften und Schlankheitsratgeber nicht müde werden, immer wieder die neueste und wirksamste Diät anzupreisen: Diäten jeglicher Art sind ein alter Hut und gehören in den Schrank gesperrt oder besser noch auf den Müll. Streichen Sie auch alle anderen alten und neuen Binsenweisheiten zum Thema Ernährung endgültig aus Ihrem Kopf – »Nudeln machen dick!«, »Essen nach 17 Uhr lässt die Fettpolster anwachsen«, »Morgens wie ein König, abends wie ein Bettler«, »No Fat«, »Low Carb« etc. Vergessen Sie all das bitte und versuchen Sie wieder, ein unverkrampftes Verhältnis zum Essen zu gewinnen. Denn Essen tut Leib und Seele gut – es macht glücklich. Lassen Sie sich das nicht nehmen!

Wirklicher Genuss ist niemals schädlich, sondern immer gesund und wenn Sie sich diesen wieder erlauben, werden Sie ganz von alleine weniger und gesünder essen. Horchen Sie wieder aufmerksam in sich hinein und finden Sie heraus, was Körper und Seele brauchen und was Ihnen persönlich guttut. Kleine Genussmomente sollten Sie sich jeden Tag gönnen. Verwöhnen Sie sich! Sie haben es verdient.

Wie Sie gesunde Fitmacher lieben lernen, ist ganz einfach: Probieren Sie sie aus! Gehen Sie auf den Markt und lassen Sie sich von der Vielfalt der frischen Produkte inspirieren. Kaufen Sie bewusst nach Herzenslust ein und nehmen Sie sich vor, jeden Tag einen neuen Fitmacher zu kosten und ihn langfristig in Ihren Speiseplan einzubauen. Die gesunden Sachen aus der Natur werden Ihnen sicher bald sympathisch – umso mehr jedoch, je besser Sie über ihre Inhaltsstoffe Bescheid wissen. Wenn Ihnen erst vollends bewusst ist, dass Sie mit Äpfeln Ihr Immunsystem stärken, mit Oliven Ihre Zellen verjüngen und mit Avocado und Tomate die Fettverbrennung ankurbeln, schmecken die Fitmacher noch mal so lecker.

Was sind gesunde Fitmacher – eine Definition

Sie merken, ich habe recht hohe Ansprüche an ein Nahrungsmittel. Es muss mir in erster Linie schmecken. Dann sollte es
gesund sein. Und am besten noch nachweislich die gute Laune
steigern – so ein Allroundtalent ist für mich dann ein überzeu-
gender Fitmacher. Solche Alleskönner gibt es nicht, sagen Sie?
Sie werden sich wundern. Hier nur eine kleine Auswahl der natürlichen Glücksbringer, die Sie auf jedem Markt und in jedem
wohl sortierten Nahrungsmittelgeschäft finden:

1. Kartoffeln sind gesunde Sattmacher, die nicht nur gegen
   depressive Verstimmungen helfen, da sie die körpereigene
   Synthese von Glückshormonen aktivieren.
2. Vollkornbrot macht lange satt, da seine Kohlenhydrate nur
   langsam vom Körper aufgespalten werden können. So bleibt
   der Blutzuckerspiegel auf einem gleichmäßigen Level und
   wir werden nicht so schnell vom nagenden Hungergefühl
   geplagt.
3. Nüsse und Kerne enthalten einfach und mehrfach ungesättigte Fettsäuren sowie viel Eisen, weswegen sie gut gegen
   körperliche und mentale Erschöpfung wirken. Sie sind echte
   Nervennahrung.
4. Äpfel sind der ideale Snack. Sie wirken entwässernd, stimulieren die Verdauung und stärken das Immunsystem.
5. Bananen stillen den Jieper auf Süßes und wirken durch
   ihren hohen Kaliumgehalt Müdigkeit und Erschöpfung entgegen.
6. Oliven und Olivenöl enthalten praktisch alle essenziellen
   Omega-3-Fettsäuren, die der Körper unbedingt mit der Nahrung aufnehmen muss, weil er sie nicht selbst herstellen

kann. Außerdem lindern sie rheumatische Beschwerden und aktivieren die Produktion von Hormonen, die die Stimmung heben.

7. Auch Fisch (besonders Wildlachs) enthält reichlich Omega-3-Lipide. Der frische Proteinschub wirkt belebend und verjüngend auf Gewebe, Gehirn und Stoffwechsel, aktiviert die Fettschmelze und hält Schleimhäute und Augen ebenso gesund wie Haut, Haare und Nägel.

8. Tomaten sind echte Schlankmacher, weil sie mithelfen, überschüssiges Körperfett zu verbrennen. Ganz nebenbei beugen sie Infektionen und Krankheiten vor und stimulieren die Bildung von Anti-Aging-Hormonen.

9. Milch und Milchprodukte in ihrer mageren Variante sind reich an Kalzium, das sowohl für starke Knochen als auch für starke Nerven (Stressresistenz) unerlässlich ist.

10. Schokolade, der bereits angepriesene süße Stimmungsmacher, ermöglicht dem Gehirn die Produktion von Serotonin, das beruhigt und für Ausgeglichenheit sorgt. Außerdem liefert vor allem die dunkle Schokolade Antioxidantien, Eisen und Kalium und stärkt damit das Herz.

11. Wasser ist Leben; nicht zuletzt weil unser Körper zum größten Teil aus Wasser besteht. Darum müssen wir ihm täglich mindestens 2–3 Liter zuführen. Das Tolle am Wasser ist, dass es keine Kalorien hat, den Magen durch sein Volumen trotzdem sättigt und langfristig sogar den Grundumsatz erhöht, da der Körper mehr Pumparbeit leisten muss. Also, trinken Sie viel Wasser und werden Sie schlank dabei.

12. Chili ist ein scharfer Alleskönner, bei dessen Verzehr euphorisierende Endorphine ausgeschüttet werden. Außerdem ist

es aufgrund der hohen Vitamin-C-Konzentration ein Geheim-tipp bei Erkältungen, regt die Verdauung an und bekämpft unerwünschte Darmbakterien.

Probieren Sie's doch mal mit den gesunden Sachen

Was ist Ihrer Meinung nach gesund? Fettarme Speisen? Langket-tige Kohlenhydrate? Mehrfach ungesättigte Fettsäuren? Nein, die Definition von gesund ist viel einfacher: Alles, was Ihnen und Ihrem Körper guttut und zudem Genuss bereitet, ist gesund. Vermeiden sollten Sie lediglich die Dinge, die Ihnen nicht schmecken – auch wenn sie vielleicht langkettige Kohlenhydrate oder mehrfach ungesättigte Fettsäuren enthalten. Sie sollten sich zu nichts zwingen, da das den Genuss tötet und das wiederum ist äußerst ungesund.

Wirklich vorsichtig sollte man nur mit den (industriell) verar-beiteten Lebensmitteln umgehen, die künstliche Aromen, Konser-vierungsstoffe, gehärtete Fette und viel raffinierten Zucker ent-halten – dazu zählen vor allem Fertigprodukte, die meisten Fast-food-Menüs sowie viele Süßigkeiten. Diese Speisen schaden dem Körper, wenn sie im Übermaß verzehrt werden.

Verliebt in Ronald McDonald?

Ich habe Ihnen zu Anfang versprochen: Es gibt keine Lebens-mittelfeinde und jetzt verdamme ich doch McDonald's und Co. sowie die schnelle Pizza aus der Tiefkühltruhe. Okay, ich bin der Meinung, dass man auf Fertigprodukte und Fastfood gänzlich verzichten kann, weil sie dem Körper nichts Wertvolles liefern. Aber Sie haben Recht: Wenn Burger, Pommes oder Pizza Ihnen persönlich Genuss bereiten, dann sollten Sie sie auch ab und zu genießen dürfen. Zwei einfache Regeln sollten Sie dabei beachten:

- Auch wenn diese Produkte darauf ausgerichtet sind, schnell mal nebenbei verzehrt zu werden, sollten Sie sich (wie bei jedem Essen) ausreichend Zeit für den Verzehr lassen.
- Außerdem sollten Sie versuchen, den Genuss dieser Speisen im Rahmen zu halten: Bitte nicht häufiger als ein Mal im Monat!

Im Umkehrschluss gelten alle naturbelassenen bzw. schonend hergestellten und zubereiteten Lebensmittel als gesund. Und dazu zählen Apfel und Salatblatt genauso wie Lachs und Käse, aber auch Schokolade und Rotwein. Sie müssen bei Ihrer Ernährung mit allen Lebensmitteln nur eine Faustregel beachten: In Maßen genossen ist alles, aber auch restlos alles, was essbar ist (industriell hergestellter Essmüll mal außen vor), gesund und wichtig für Körper und Geist. Einseitige Ernährung oder unmäßige Völlerei führen zu Mangelerscheinungen und Überforderung des Körpers.

Es ist tatsächlich so einfach, wie es sich anhört. Also los, schöpfen Sie aus dem Vollen! Lassen Sie sich den Genuss ausgewogener Ernährung nicht entgehen und staunen Sie, wie ausgeglichen, kraftvoll und jung Sie sich wieder fühlen werden.

 Wichtig!
Gesund zu essen kann man sich angewöhnen!

Sie wissen trotzdem noch nicht so recht, wie Sie den endgültigen Schritt hin zum neuen Essverhalten tun sollen? Dann lesen Sie nach, wie eine besondere Methode, das Neurolinguistische Programmieren, Ihnen helfen kann. Und danach schlagen Sie im nächsten Kapitel einfach nach, wie ich einkaufe, koche und mich ernähre. Das, was Ihnen gefällt und Sie anspricht, können Sie sich einfach abschauen.

Mit Ihrem neu gewonnenen Bewusstsein für Genuss, Gesundheit und dem Rat, mehr statt weniger zu essen, werden Sie sich mit jedem Schritt wohler fühlen und schnell wissen, was gut für Sie ist, ohne dass Sie dieses Buch nochmals in die Hand nehmen. Höchstens zum Ausprobieren der leckeren Rezepte.

Apropos gesund:
Übergewicht ist keine Krankheit!

Seit Jahren schelten uns sowohl Medien als auch Politiker und Krankenkassen: Übergewicht sei Auslöser für die meisten Zivilisationskrankheiten, die unserer Gemeinschaft zu schaffen machen: Diabetes Typ 2, Gelenk- und Rückenprobleme sowie Herzbeschwerden. Und wir sollten gefälligst abnehmen. Neue Studien haben jetzt allerdings gezeigt: Die wirklichen Risikofaktoren sind nicht Übergewicht allein, sondern mangelnde Bewegung und minderwertige Nahrung. Bewegliche Dicke, die sich gut ernähren, sind demnach gesünder als träge Schlanke. Außerdem gefährdet derjenige, der zu schnell und immer wieder radikal abnimmt, seine Gesundheit stärker als jener, der dick bleibt. Viele Dicke erkranken nur deshalb häufiger als Dünne, weil sie durch das Auf und Ab der Diäten ihre Gesundheit ruiniert haben. Daraus folgt: Nicht radikales Abnehmen heißt das oberste Gebot, sondern gesunde Ernährung und regelmäßige Bewegung. Dann bleibt man gesund, und das sollte immer das oberste Ziel bleiben!

 Wichtig!
Gesundes Essen ist die beste Investition in Ihre eigene Zukunft!

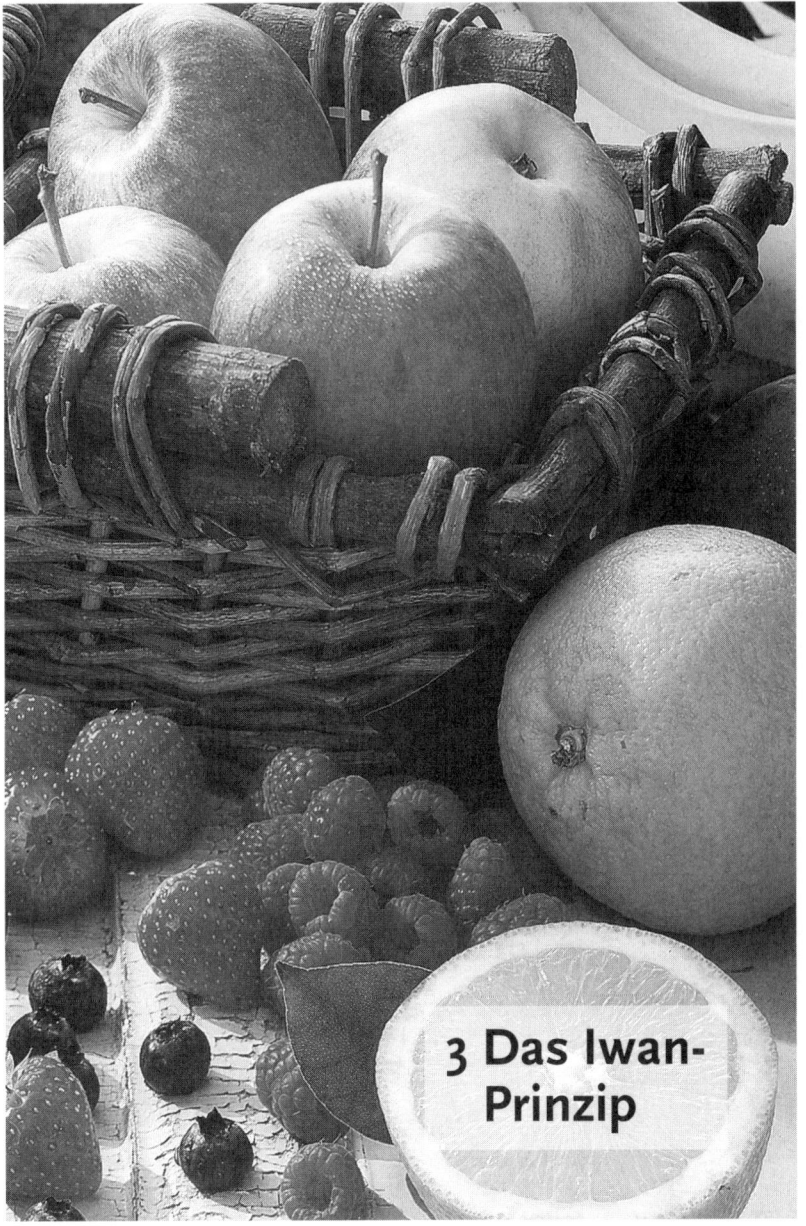

3 Das Iwan-Prinzip

Bevor ich Ihnen in diesem Kapitel eine sehr simple Methode zur Beurteilung des gesundheitlichen Werts unserer Lebensmittel zeige, möchte ich vorab noch ein bisschen aus dem Nähkästchen plaudern. Vielleicht haben Sie schon einmal eine meiner Sendungen gesehen oder irgendwo von mir und meiner Arbeit gelesen. Seit vielen Jahren coache ich Familien mit Übergewichtsproblemen (übrigens nicht nur im Fernsehen). Ich habe in dieser Zeit und mit diesen Menschen viele Erfahrungen gemacht, von denen ich einige an Sie weitergeben möchte. Vielleicht erkennen Sie sich an der einen oder anderen Stelle wieder und können mein Erlebtes zu Ihrem eigenen Vorteil nutzen.

Erfolgreiches Ernährungscoaching

Ich benutze an dieser Stelle sehr bewusst das Wort »coachen« und nicht »beraten«. Denn das, was ich tue, spielt sich im Haushalt und im Alltag der Betroffenen ab. Ich führe keine Beratungsgespräche am Schreibtisch irgendwelcher Praxisräume, sondern stehe mit meinen Kunden am Herd, begleite sie in den Supermarkt, esse mit ihnen zu Mittag, zu Abend und bleibe – wenn es nötig ist – auch mal über Nacht.

Auf diese Weise bekomme ich einen sehr tiefen Einblick in das Leben, die Verhaltens- und Umgangsweisen in den einzelnen Familien. Ich erfahre von den Sorgen und Nöten der Menschen, ihren Träumen, ihren Wünschen, ihren oft jahrelangen Diät-Karrieren. Ich sehe die Unsicherheiten im Umgang mit Lebensmitteln, die eingefahrenen Routinen, die unbewussten Fehler, die 1000 ml-Tube Mayonnaise im Kühlschrank und die fix-Tütchen im Küchen-Oberschrank.

So habe ich im Laufe der Jahre gelernt, dass erfolgreiches Ernährungscoaching ein sehr individuelles Vorgehen erfordert. Natürlich versuche ich, allen meinen Kunden das gleiche theoretische Wissen in Sachen gesunde Ernährung zu vermitteln. Also die Basics, über die Sie auf den vorangegangenen Seiten dieses Buches schon viel gelesen haben und über die Sie auf den folgenden Seiten noch mehr erfahren werden. Doch Wissen alleine reicht nicht. Meiner Erfahrung nach ist Übergewicht in den seltensten Fällen ein reines Essproblem. Oft steckt mehr dahinter. Und dieses »mehr« gilt es aufzuspüren.

Was steckt dahinter?

Was ich damit sagen möchte, ist: wenn Sie erfolgreich abnehmen möchten, dann müssen Sie zunächst einmal gnadenlos ehrlich mit sich selbst sein. Warum essen Sie mehr oder häufiger als Sie müssten? Warum fahren Sie so sehr auf Süßigkeiten ab oder halten keinen Fernsehabend ohne eine Tüte Chips durch? Wenn Sie Essanfälle haben – warum? Wenn Sie an keiner Bäckerei vorbeigehen können ohne ein Teilchen zu kaufen – warum? Stress, Unsicherheit, Wut, Langeweile, Trauer, Einsamkeit – in welchen Situationen essen Sie viel, unkontrolliert, unüberlegt? Was steckt dahinter?

Vor einigen Jahren hat mich eine Familie mit einem übergewichtigen 11-jährigen Sohn um Hilfe gebeten. Der Vater hatte
auch einen leichten Bauch, die Mutter dagegen war normalge-
wichtig. In der Familie wurde halbwegs gesund gekocht, trotzdem nahm der Junge immer weiter zu, und die Eltern wussten
sich nicht mehr zu helfen. Auch ich war am Anfang nicht sicher,
wo ich den Hebel ansetzen sollte. Bis mir auffiel, dass der Junge
bei jedem meiner Besuche sehr in sich gekehrt war und irgendwie traurig wirkte. Ganz anders als man es von einem 11-Jährigen
erwarten würde. Im Verlauf vieler Gespräche, zu denen ich
schlussendlich auch eine Psychologin hinzugezogen habe, zeigte
sich, dass der Junge tatsächlich trauerte. Und zwar um seinen
Opa, der ihm sehr nahe gewesen war und der kürzlich verstorben
war.

Für die Eltern war die Situation nicht ganz so offensichtlich,
wie sie jetzt hier erscheint, denn sie waren beruflich selbstständig und hatten zudem alle Hände voll mit dem anderen Großel-
ternpaar zu tun, welches pflegebedürftig war. Außerdem war ihr
Sohn gut in der Schule, hatte Freunde und ansonsten keine Probleme. Doch der Junge war einsam, traurig und verzweifelt. Vor
allem aber wusste er nicht wohin mit seinen Gefühlen. Er zeigte
sie nicht, denn er wollte seinen Eltern nicht zusätzlich zur Last
fallen. In dieser Situation waren die nachmittäglichen Süßig-
keiten-Orgien seine Tröster und Vertrauten, und die Mutter hatte
keinerlei Chance mit vernünftigem Essen dagegen anzusteu-
ern.

Erst nach etlichen Gesprächen und nachdem wir zusammen
klare Mama- bzw. Papa-Nachmittage für das Kind organisiert hatten, änderte sich die Situation. Durch die Aufmerksamkeit und
Zuwendung, die der Junge jetzt von seinen Eltern erfuhr, war er

plötzlich in der Lage, das von seiner Mutter mit viel Engagement zubereitete gesunde Essen anzunehmen. Er wurde neugierig und offener. Seine Eltern gaben seiner Trauer Raum, in dem sie in der Wohnung viele Erinnerungsinseln für den Opa schufen. Nach wenigen Wochen waren die Süßigkeiten kein Thema mehr und die Pfunde purzelten.

Nachvollziehbarerweise waren die Eltern sehr erschüttert, dass sie das Problem nicht selbst erkannt hatten. Doch so ist das Leben: Wenn man drin steckt, kann man naheliegende Dinge oft selbst nicht sehen.

Und genau hier hilft ein Coach. Er löst ihr Problem nicht für Sie. Aber er (oder sie) kann Ihnen helfen, es überhaupt erst einmal zu erkennen und dann einen Lösungsweg vorschlagen. Gehen müssen Sie diesen Weg alleine. Doch ein guter Coach wird Sie begleiten, motivieren und an Ihrer Seite sein, wenn es mal nicht so gut läuft. Er wird Sie mit Ihren Schwächen vertraut machen – das tut anfangs weh. Doch nur, wenn Sie Ihre eigenen Schwachstellen kennen und ehrlich benennen können, können Sie erfolgreich daran arbeiten. Das gilt fürs Abnehmen, wie für alle anderen Bereiche des Lebens auch. Sollten Sie also nach der Lektüre dieses Buches trotz aller Bemühungen keine Erfolge verbuchen, so denken Sie mal über ein Coaching nach. Möglicherweise haben Sie den eigentlich Grund für Ihr Übergewicht noch nicht erkannt. Auf der Webseite des Verbands der Oecotrophologen finden Sie gut ausgebildete Kolleginnen und Kollegen von mir, von denen hoffentlich auch eine bzw. einer bei Ihnen in der Nähe arbeitet: www.vdoe.de/expertenpool.html.

Die schnelle Küche

Doch man braucht gar nicht immer so kompliziert zu denken. Manchmal scheitern die Pläne für gesunde Ernährung und Abnehmen auch an sehr profanen Dingen. Ich habe während meiner Arbeit in Küchen gestanden, in denen es keine Schneidebretter gab, keine Küchenhandtücher und auch kein Küchenmesser, das stabil genug gewesen wäre, um eine rohe Möhre klein zu schneiden.

Ja, es stimmt: man kann heute alles in der Packung kaufen, fertig zerkleinert, gewürzt, vorgegart und quasi servierfertig. Man muss sich die Finger in der Küche also eigentlich nicht mehr schmutzig machen. Muss man nicht...? Doch, muss man! Zumindest, wenn man sich gesund ernähren möchte.

Meine Meinung über Fertigprodukte kennen Sie ja bereits. Und ich bin wirklich immer wieder aufs Neue erschüttert, wenn ich sehe, in wie vielen Haushalten überwiegend aus der Tüte gekocht wird. Fix-Tütchen bestimmen den Geschmack fast jeder Mahlzeit. Haben Sie einmal auf die Zutatenliste dieser Produkte geschaut, wie viel Fett und Salz da drin ist? Wollen Sie es tatsächlich der Industrie überlassen, was in Ihrem Essen drin ist? Einer Industrie, der es ums Geldverdienen geht und ganz sicher nicht um Ihre Gesundheit!?

Ich jedenfalls möchte das nicht. Deshalb koche ich so viel und so oft es geht frisch (aber keine Bange: natürlich befindet sich auch in meiner Tiefkühltruhe für Notfälle eine TK-Pizza). Doch wie bringt man nun die frische Küche in einen Haushalt, in dem bis dato nur aus der Packung gelebt wurde?

»Ich kann nicht kochen«, »Ich weiß nicht, wie man würzt«, »Ich habe keine Zeit« – das sind die Ausreden, die mir an dieser

Stelle gewöhnlich entgegengebracht werden. Und ich sage ganz bewusst »Ausreden«, denn: Kochen kann man lernen, würzen auch und Zeit ist relativ.

Wenn Sie also den Entschluss gefasst haben, sich besser ernähren zu wollen und Ihre Schwäche Ihre Kochkünste sind, dann fangen Sie langsam an. Kaufen Sie sich ein gutes Kochbuch für Anfänger und dann: keep it simple. Machen Sie es nicht so kompliziert! Einen Nudelauflauf aus Vollkornnudeln mit frischen Champignons, Frühlingszwiebeln und Schinkenwürfeln kriegt jeder hin. Und diese einfachen Gerichte aus wenigen Zutaten sind um ein Vielfaches gesünder als jedes Fertigessen.

Mit dem Würzen verhält es sich ähnlich: ausprobieren und die eigenen Fertigkeiten nach und nach ausbauen. Investieren Sie das Geld, das sie ansonsten im Monat für fix-Produkte ausgeben würden, lieber einmal in einen schön gefüllten Gewürzständer. Und dann los! Experimentieren Sie. Richtig ist, was schmeckt, und die Möglichkeiten beim Umgang mit Gewürzen sind fast unendlich.

Faktor Zeit

Warum nur darf die Essenszubereitung bei so vielen Leuten keine Zeit kosten? Ist es so schlimm, Zeit dafür aufzuwenden, sich selbst etwas Gutes zu tun? Denn genau das ist Essenkochen: eine Investition in die eigene Gesundheit und das eigene Wohlergehen.

Trotzdem möchte natürlich niemand für Alltagsmahlzeiten regelmäßig zwei Stunden am Herd stehen. Ich auch nicht. Aber mit ein bisschen Übung lässt sich in einer halben bis dreiviertel Stunde locker ein wunderbares Essen kochen. Denken Sie dabei praktisch:

- Manche Gemüsesorten lassen sich schneller verarbeiten als andere, weil man sie nicht schälen oder nur wenig putzen muss. Dazu gehören zum Beispiel: Zucchini, Möhren, Kohlrabi, Brokkoli und Blumenkohl.
- Vollkornnudeln sind gesund und machen weniger Arbeit als Kartoffeln.
- Die Tomaten für die Sauce dürfen aus der Dose kommen.
- Fleisch ist sowieso ohne Panade am gesündesten.
- Salatdressing können Sie in dreifacher Menge herstellen und im Kühlschrank vorrätig halten.
- Genauso wie Sie auch viele andere Gerichte in doppelter Menge kochen und einfrieren können.

Wo ein Wille ist, ist auch ein Weg! Doch sich gesund ernähren zu WOLLEN, das ist die Entscheidung, die Sie für sich ganz persönlich treffen müssen. Es ist die Basis Ihres Abnehm-Erfolges. Ohne diese Basis wird Ihnen nachhaltiger Erfolg versagt bleiben.

Sind die Gene schuld?

Nun gibt es viele Familien, in denen nicht nur ein Mitglied übergewichtig ist, sondern gleich mehrere. Wenn Mama und Papa beide moppelig sind, dann ist die Wahrscheinlichkeit groß, dass auch der Nachwuchs früher oder später zu viel auf die Waage bringt. »Das liegt bei uns in der Familie in den Genen!« bekomme ich dann stets zu hören.

Tatsächlich ist es richtig, dass Übergewicht und Adipositas (Fettleibigkeit) eine genetische Komponente haben. Und die ist auch gar nicht so klein. Zu 50 bis 80 Prozent beeinflussen unsere Gene die Varianz unseres Gewichts – so kann man es in wissenschaftlichen Studien nachlesen. Doch was genau heißt das?

Es heißt, dass es Genabschnitte gibt, die – wenn sie ungünstig verändert sind – dazu führen, dass man leichter zunimmt, als Personen, die diese Genveränderungen nicht in sich tragen. Allerdings gibt es nur einige ganz wenige und seltene Syndrome, bei denen bereits die Veränderung eines einzelnen Genabschnitts dazu führt, dass man unabhängig von seiner Ernährungsweise extrem zunimmt.

Ansonsten müssen schon Veränderungen an diversen Genorten vorliegen, damit es zu einer nennenswerten Gewichtszunahme kommt. Derzeit sind 32 sogenannte adipositas-verknüpfte Genorte bekannt. Die Effektstärken dieser Varianten sind allerdings sehr klein, sie bedingen gerade mal eine durchschnittliche Erhöhung des Körpergewichts um 500 Gramm.

Mit den Genen ist es also so eine Sache. Lassen wir mal die wirklich krankhaften Veränderungen beiseite, so kann man das Ganze auf eine Beobachtung reduzieren, die Sie wahrscheinlich kennen: Manche Menschen nehmen schneller zu als andere. Während der Eine sieben Tage lang nachmittags ein Stück Kuchen essen kann, ohne dass sich sein Körpergewicht nennenswert verändert, hat der Andere bereits am dritten Tag ein Kilo mehr auf den Rippen. Genau das ist der Gen-Effekt: der eine Körper toleriert eine kurzfristige Überernährung, während der andere die zusätzlichen Kalorien sofort als Reserven bunkert. Was übrigens bedeutet, dass Letzterer in einer echten Hungersnot klar im Vorteil wäre. Doch in unserem zivilisierten Schlaraffenland ist der Effekt natürlich alles andere als angenehm.

Machen Sie sich bezüglich Ihrer Genausstattung also Folgendes klar: Es mag sein, dass Sie von der Natur (bezogen auf die gewichts-assoziierten Gene) ein bisschen »benachteiligt« wurden. Doch diese Benachteiligung bedeutet nicht, dass Sie auf jeden Fall dick werden bzw. keine Chance haben abzunehmen.

Dick wird, wer langfristig mehr isst, als er verbraucht. Wenn Sie übergewichtig sind, dann MUSS die Gleichung »Energieaufnahme = Energieverbrauch« auch bei Ihnen irgendwann ins Ungleichgewicht geraten sein. Entweder haben Sie zu viel gegessen oder Sie haben sich zu wenig bewegt. Und daran waren nicht Ihre Gene schuld. Diese haben unter Umständen nur dafür gesorgt, dass Ihr Körper sehr schnell bereit war, die zusätzliche Energie in Fettpolster umzuwandeln.

Auch an dieser Stelle also wieder mein Appell: Seien Sie ehrlich mit sich und suchen Sie nicht nach irgendwelchen (genetischen) Ausreden. Natürlich vererben dicke Eltern einige ungünstige Genmutationen an ihre Kinder – vor allem aber »vererben« Sie ihren Lebensstil! Und der ist leider häufig auch ungünstig. In sämtlichen übergewichtigen Familien, in denen ich gearbeitet habe, habe ich eine Menge ungesunder Verhaltensweisen gefunden. Und dabei meine ich gar nicht nur die Ernährung, sondern auch das Bewegungs- und Freizeitverhalten, den Fernsehkonsum, die PC-Gewohnheiten, die Getränkeauswahl(!), das Stressverhalten, die Abendrituale. All dies hat Einfluss auf unser Gewicht, und all dies sind Stellen, an denen man den (Abnehm-)Hebel erfolgreich ansetzen kann.

Ich hab's ja mit der Schilddrüse

In einer meiner Sendungen habe ich eine Mutter mit einer sehr übergewichtigen 11-jährigen Tochter betreut. Manuela (Name geändert) litt unter den vielen Kilos, da sie sich zunehmend in ihrer Bewegungsfähigkeit eingeschränkt fühlte und beim Sport nie lange durchhielt. Auch der Mutter ging es nicht gut, denn sie fühlte sich für die Situation verantwortlich. Gleich bei unserem ersten Gespräch erklärte mir Manuela entschuldigend, dass sie es ja an der Schilddrüse habe. Ihre Mutter präzisierte, dass das Kind an einer Schilddrüsen-Unterfunktion leide und seit Jahren Tabletten nehmen müsse. Aha.

Dazu muss man wissen, dass die Schilddrüse ein enorm wichtiges Organ ist. Sie ist quasi unser Hormon-Herz. Denn die Hormone, die von der Schilddrüse produziert werden, beeinflussen fast alle Stoffwechselvorgänge unseres Körpers. So führt eine Überfunktion der Schilddrüse dazu, dass der Stoffwechsel auf Hochtouren läuft. Die Betroffenen sind aufgekratzt, nervös, zittrig und meist sehr schlank. Im Gegensatz dazu die Schilddrüsen-Unterfunktion: Hier werden die Betroffenen träge und antriebslos und legen häufig deutlich an Gewicht zu. Insofern ist der Verdacht, dass ein sehr übergewichtiger Mensch möglicherweise an einer Unterfunktion der Schilddrüse leidet, durchaus naheliegend.

Im Falle der oben erwähnten Familie hatte ein Bluttest beim Arzt diesen Verdacht vermeintlich bestätigt. Der sogenannte TSH-Wert war bei Manuela erhöht. TSH ist die Abkürzung für Thyreoidea-stimulierendes Hormon (Schilddrüse = Glandula Thyreoidea), und ein hoher TSH-Blutspiegel gilt beim ansonsten gesun-

den Menschen als sicheres Zeichen einer Schilddrüsen-Unterfunktion.

Doch Manuela war nicht gesund – sie war adipös. Und auch
wenn Adipositas (noch) nicht offiziell als Krankheit anerkannt
ist, so ist unbestritten, dass Fettleibigkeit den Stoffwechsel verändert. Fettzellen sind kein ruhendes Depot! Fettgewebe (vor allem
das tiefliegende Bauchfett) verhält sich wie ein Organ und produziert unter anderem hormonähnliche Stoffe, die am Ende eines
längeren Stoffwechselweges den TSH-Wert in die Höhe treiben
können. Das heißt: Bei einem sehr übergewichtigen Menschen
(und insbesondere bei übergewichtigen Kindern!) ist eine TSH-
Erhöhung unter Umständen nicht die Ursache, sondern die
Folge der Fettleibigkeit. Studien belegen, dass nur sehr wenige
überwichtige Kinder tatsächlich eine manifeste Schilddrüsen-
Unterfunktion haben. Wenn diese Kinder ihr Gewicht reduzieren, normalisieren sich die TSH-Werte in der Regel wieder.

Tipp!
Wenn Sie oder eines Ihrer Kinder stark übergewichtig sind
und wegen einer Schilddüsen-Unterfunktion Tabletten nehmen
sollen, so lassen Sie diesen Befund unbedingt von einem Spezi-
alisten überprüfen, der sich mit Schilddrüsenerkrankungen
UND Adipositas auskennt.

Auch Manuela hatte keine wirkliche Schilddrüsen-Unterfunktion. Die Überprüfung ihrer Blutwerte am Adipositas-Zentrum
einer Kinderklinik ergab, dass die Erhöhung des TSH-Wertes im
tolerablen Bereich lag. Unter ärztlicher Aufsicht wurden die Medikamente langsam abgesetzt. Als Manuela die ersten Kilos verloren hatte, ging der TSH-Wert runter. Das arme Mädchen hatte

also drei Jahre lang völlig umsonst Schilddrüsen-Medikamente geschluckt. Und war dadurch vom Regen in die Traufe gekommen. Denn diese Tabletten können eine sogenannte paradoxe Nebenwirkung haben, die bei Manuela sehr deutlich zu beobachten war: Sie erhöhen den Hunger auf Kohlenhydrate und Süßes. Und so ist es erklärbar, dass ein Medikament, das ja eigentlich den Stoffwechsel ankurbelt, trotzdem dazu führt, dass die Betroffenen häufig nicht abnehmen bzw. zum Teil sogar weiter zunehmen.

Als ich Manuela kennenlernte, sah ich sie ständig mit Lolli im Mund oder Bonbons in der Hand. Nachdem sie keine Tabletten mehr schlucken musste, blieben häufig sogar die Süßigkeiten, die ich ihr pro Tag erlaubt hatte, einfach liegen. Ihr Heißhunger auf Süßes war verschwunden, und wenn das Zeug nicht direkt in ihrem Blickfeld herumlag, dachte sie einfach gar nicht mehr dran. Heute ist Manuela 10 Kilo leichter, als zu dem Zeitpunkt, zu dem ich sie kennengelernt habe.

🍎 *Wichtig!*

Wenn Sie eine *echte* Schilddrüsen-Unterfunktion haben, dann müssen Sie Tabletten nehmen. Daran führt leider kein Weg vorbei. Bitte setzen Sie diese Medikamente auf keinen Fall selbstständig ab, sondern holen Sie im Zweifelsfall lieber eine zweite ärztliche Meinung ein.

Perinatale Programmierung

Eine Sache, die mir sehr am Herzen liegt, ist Übergewicht im Kindesalter. Ich bin ausgebildete Adipositastrainerin für Kinder und Jugendliche und sehe mit Erschrecken, wie die Zahl der übergewichtigen Kinder in den letzten Jahren immer weiter ansteigt. Deshalb möchte ich hier kurz auf eine relativ neue wissenschaftliche Erkenntnis hinweisen, die leider noch viel zu wenig bekannt ist – die sogenannte perinatale Programmierung. Man könnte auch sagen: Fehl-Programmierung.

Was bedeutet das? Es bedeutet, dass die Grundlagen für Übergewicht unter Umständen bereits im Mutterleib gelegt werden. Nämlich dann, wenn die werdende Mutter entscheidende »Fehler« während empfindlicher Entwicklungsphasen des Embryos macht. Zu Deutsch: Wie sich Mama während der Schwangerschaft ernährt, was sie isst und wie viel sie wiegt, beeinflusst den kindlichen Stoffwechsel.

Studien belegen, dass Kinder von übergewichtigen Müttern, die möglicherweise auch noch rauchen und in der Schwangerschaft viel an Gewicht zulegen, ein deutlich erhöhtes Risiko haben, im späteren Leben ebenfalls übergewichtig zu werden.

Warum ist das so? Weil das heranwachsende Baby bereits im Bauch von der Mutter lernt. Und zwar lernt es, wie sein Stoffwechsel funktionieren soll – das Geschehen übernimmt es über die Plazenta und die Nabelschnur. Nur: Wenn die Mutter überernährt ist und möglicherweise bereits einen (durch das Übergewicht) gestörten Glukosestoffwechsel hat, dann lernt der Körper des Babys das Falsche. Der Stoffwechsel wird bereits vor der Geburt fehlprogrammiert. Bestimmte »Soll-Werte« (zum Beispiel für die Insulin-Ausschüttung) werden zu hoch eingestellt, was dazu führt, dass das Kind im späteren Leben stets zu viel Insulin ausschüttet. Und damit ständig Hunger hat, übermäßig Gewicht zunimmt und Gefahr läuft einen Diabetes (Zuckerkrankheit) zu entwickeln. Ein Risiko, welches vielen werdenden Müttern und Frauen mit Kinderwunsch, meiner Beobachtung nach, gar nicht bewusst ist.

Deshalb mein Appell an alle Schwangeren und alle Frauen, die schwanger werden möchten: Achten Sie auf Ihre Ernährung! Natürlich sind krasse Gewichtsabnahmen während der Schwangerschaft völlig unangebracht – aber bitte versuchen Sie, sich ausgewogen, frisch und abwechslungsreich zu ernähren und essen Sie nicht »für zwei«. Sie legen in diesen Monaten den Grundstein für die »Gewichtskarriere« Ihres Kindes.

Der Begriff »perinatal« beschreibt allerdings nicht nur den Zeitraum vor der Geburt, sondern bezieht sich auch auf das Neugeborene. Es gilt heute als unbestritten, dass Stillen die beste Ernährung für Säuglinge ist. Allerdings denken die meisten Menschen in diesem Zusammenhang an Schutzstoffe und immunologisch wirksame Substanzen in der Muttermilch. Weniger bekannt ist, dass gestillte Kinder ein geringeres Risiko für Übergewicht im späteren Leben haben. Der Effekt ist umso ausgeprägter, je länger gestillt wird (bis etwa zum 8. Monat). Der Grund für das geringe Übergewichtsrisiko gestillter Babys könnte darin liegen, dass Stillbabys weniger Energie aufnehmen als Flaschenkinder, da Trinken aus der Mutterbrust für das Baby anstrengender ist als Trinken aus der Flasche. Neuere Untersuchungen zeigen jedoch zudem, dass Muttermilch weniger Eiweiß enthält als Säuglingsmilchpulver. Möglicherweise spielt dies auch eine Rolle. Auf jeden Fall resultiert aus diesen Erkenntnissen das eindringliche Plädoyer fürs Stillen, das ich an dieser Stelle noch einmal unterstreichen möchte.

Sie sehen: Übergewicht ist ein extrem komplexes Geschehen, das bereits in sehr frühen Phasen des Lebens beginnen kann und oftmals in späteren Phasen befeuert und ausgebaut wird. Schauen Sie deshalb genau hin! Auf Ihr Leben sowie auf das Ihrer Familie. Machen Sie Schluss mit faulen Ausreden und entscheiden Sie sich für Ihre Gesundheit. Meine »Iwan-Bausteine« können Ihnen dabei helfen.

Warum essen wir? Eine Antwort auf diese Frage scheint einfach: Aus Hunger und Vergnügen. Tatsächlich aber konsumieren wir in erster Linie Nahrung, um die komplexen Vorgänge in unserem Körper aufrechtzuerhalten, ihn mit lebensnotwendigen Bausteinen zu versorgen – mit Eiweißen, Kohlenhydraten, Fetten, Vitaminen, Mineralstoffen und Spurenelementen (vgl. S. 128). Sie dienen dem Aufbau von Muskeln, Haut und Organen, sind Energielieferanten für die Bewegung und den Wärmehaushalt, unterstützen Stoffwechselprozesse und vieles mehr.

Ein Mangel an bestimmten der oben genannten Bausteine verursacht bei uns das Hungergefühl, beispielsweise wenn die Blutzuckerkonzentration niedrig ist und wir Appetit auf etwas Süßes bekommen (vgl. S. 140). Zum anderen essen wir aus Lust, wenn eine Nahrung schmackhaft aussieht und riecht, sodass uns sprichwörtlich das Wasser im Mund zusammenläuft. Dann ist es schwer, einer frisch gebackenen Pizza mit goldenem Käse zu widerstehen, und sie wird häufig auch dann verschlungen, wenn wir keinen oder nur geringen Hunger verspüren.

Nahrung ist mehr

Nahrung ist aber viel mehr. Davon haben Sie schon einiges erfahren. Sie ist Lebenselixier und Medizin in einem. Aus unserer Nahrung entsteht unser Körper – eine Feststellung, so einfach wie genial. Bildlich gesprochen wird zum Beispiel aus einem Apfel ein Stück Haut oder aus einem Steak ein Teil der Muskeln. Fazit: Je hochwertiger die verspeiste Nahrung, desto leistungsfähiger unser Körper.

Denken Sie bitte daran, wenn Sie das nächste Mal eine labbrige Currywurst verdrücken oder sich eine Dosensuppe aufwärmen. Diese Nahrungsmittel haben Ihrem Körper nichts zu bieten, im Gegenteil, sie schwächen ihn sogar! Ausgewogenheit und Frische sind das A und O einer richtigen Ernährung. Und trotzdem haben viele Menschen Schwierigkeiten zu entscheiden, welches Essen für sie gesund und vollwertig ist. Woran liegt das?

Im Gegensatz zu Tieren scheinen wir während des Heranwachsens unseren natürlichen Essinstinkt verloren zu haben, der uns vor unpassender, minderwertiger oder verdorbener Nahrung warnen könnte. Als Erwachsene müssen wir dann erst wieder lernen, mehr auf die Bedürfnisse unseres Körpers zu hören und falsche Angewohnheiten aufzugeben.

Zwei für mich wichtige Ernährungsprinzipien habe ich im vorigen Abschnitt bereits angesprochen: Unser Essen sollte frisch sein, frisch von den Zutaten her und schonend zubereitet. Und es sollte immer ausgewogen sein. Ausgewogen bedeutet aber nicht nur, dass die Nahrung genügend Vitamine und Ballaststoffe enthält, sondern auch, dass alles in einem guten Verhältnis vorhanden ist.

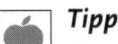 **Tipp!**
Wer richtig isst, braucht oft keine Medizin. Andersherum nützt bei falscher Ernährung oft auch keine Medizin.

Oft wählen wir leider die falschen Nahrungsmittel aus: Fertigprodukte für die Mikrowelle, Fastfood und Alkohol gehören hier fraglos zu den Top Ten der Ernährungssünden. Ludwig Feuerbach hat einmal gesagt: »Der Mensch ist, was er isst.« Seien Sie jemand, dessen Körper lebendige Frische und Vitalität ausstrahlt!

Wie Sie das ganz konkret erreichen können, darum geht es in diesem Kapitel. Ich möchte Ihnen hier viel über meine Gewohnheiten und Vorlieben erzählen. Und Ihnen erklären, was meine Philosophie im Alltag bedeutet, was das Umsetzen in die Praxis heißt.

Essen sollte Freude bereiten und alle fünf Sinne befriedigen: Sehen, Riechen, Fühlen, Hören und Schmecken. Es soll delikat und köstlich aussehen, wie zum Beispiel buntes Gemüse, das nicht zerkocht ist. Es sollte so typisch duften wie Basmati – der asiatische Duftreis – und ein angenehmes Geräusch im Mund erzeugen, wie ein knackiger Apfel, von dem man abbeißt. Auch sollte man es in ungekochtem Zustand gerne anfassen und zubereiten wollen. Und natürlich sollte das Essen die Geschmacksnerven befriedigen und rundum hervorragend schmecken.

Die optimale Ernährung kennt keinen Stress

Nehmen Sie sich daher Zeit für Ihre Mahlzeit, sowohl für die Zubereitung als auch fürs Essen selbst. Das geht auch, wenn es im Alltag mal hektisch wird. Essen Sie in entspannter Atmosphäre und genießen Sie jeden Bissen bewusst und in vollen Zügen. Ganz wichtig: Sobald sich bei Ihnen ein angenehmes Gefühl der Sättigung einstellt, legen Sie die Gabel beiseite und lassen Sie den Rest der Mahlzeit stehen. Zügelloses Schlemmen hat nichts mit dem Prinzip der Freude gemein. Nach fetten, üppigen Speisen fühlt man sich müde, bekommt Verdauungsprobleme wie Blähungen oder Sodbrennen und vor allem ein schlechtes Gewissen, das sich negativ auf die Gemütsverfassung auswirkt. Das kann nicht das Ziel von Ernährung sein.

Bevor Sie nun seufzend vom täglichen Braten und Käsekuchen Abschied nehmen, sei Ihnen nochmals deutlich gesagt: Ausnahmen sind kein Problem, solange sie nicht zur Regel werden. Ich versuche auch die Zubereitung des Essens immer so stressfrei wie möglich zu halten. Alfred Biolek hat ja mal gesagt: »Küchenwein muss sein.« Es muss ja nicht immer Alkohol sein, aber eine nette Atmosphäre ist wichtig. Die kann man sich bereits dadurch schaffen, indem man bei der Essensherstellung mit Bedacht vorgeht, eventuell die Kinder, die Familie mit einbezieht. So geht alles nicht nur viel schneller, sondern macht obendrein auch mehr Spaß.

Auf Atmosphäre kann man beim Essen erst recht nicht verzichten. Dazu gehört auch, finde ich, sich mit der Familie gemeinsam an den Tisch zu setzen und diesen mit Sorgfalt zu decken. Auch im Alltag. So viel Zeit muss sein. Es sollte auch nicht alles in zweieinhalb Minuten verschlungen, sondern mit Genuss verzehrt werden. Denn man darf sich sicher sein: Das Produkt, das ich jetzt auf meinem Teller habe, ist etwas, was wirklich gut für mich ist.

Vorfreude ist die schönste Freude

Machen Sie sich noch einmal klar: Es geht nicht darum, möglichst schnell möglichst schlank zu werden, sondern Ihrem Körper Gutes zu tun, und das jeden Tag aufs Neue. Die große Linie sollte stimmen, nicht jeder einzelne Happen muss bewertet werden. Denn Essen ist lecker, Essen ist sinnlich, Essen ist gesellig. Essen ist erlaubt, ja sogar erwünscht. Essen ist etwas Gutes und gehört zum Leben.

Der Weg ist das Ziel – es geht nicht von heute auf morgen, haben Sie Geduld mit sich selbst. Eine neues Lebens- bzw. Körpergefühl braucht Zeit, bis es sich einstellt.

Kleine Schritte führen zu den großen Erfolgen – zum Beispiel erst mal nur das Frühstück umzustellen und sonst alles beim Alten zu belassen. Oder erst mal nur jeden Tag zwei Stücke Obst mehr essen als vorher und schauen, wie sich Ihr Körpergefühl verändert. Mir persönlich sind Menschen, die sklavisch nach irgendwelchen Vorgaben leben, eher unsympathisch. Geistige Flexibilität und Sinnenfreude sind mir wesentlich näher. Ein Mensch ist eben ein Mensch mit all seinen Besonderheiten und muss es auch bleiben, wenn er sich einfach nur gesund ernähren will.

Wissenschaftliche Studien haben zudem belegt, dass Menschen, die in der Lage sind, ihr Essverhalten flexibel den unterschiedlichen Situationen eines Tages anzupassen, sehr viel seltener starke Gewichtsprobleme haben als Menschen, die sich beim Essen rigide kontrollieren und zwanghaft nach irgendwelchen Plänen leben.

Meine zehn entscheidenden Punkte für eine stressfreie, gelassene Ernährung

1. Essen ist schön und gut – es gibt keinen besseren Weg als über die Nahrung, um sich fit und gesund zu halten.

2. Regelmäßiges Essen ist erwünscht – nur so lässt sich plötzlichen Heißhunger-Attacken vorbeugen.

3. Kalorienzählen ist vorbei – bewerten Sie Lebensmittel ausschließlich nach ihren Inhaltsstoffen.

4. Wählen Sie für sich selbst nur das Beste aus – oder anders ausgedrückt: Wenn Sie schlank bleiben/werden möchten, werden Sie Feinschmecker.

5. Tägliches Wiegen ist nicht notwendig – vertrauen Sie auf Ihr Gefühl.

6. Sünden gehören dazu – wer sich 85 Prozent der Zeit gesund ernährt, dem können kleine Ausrutscher nichts anhaben.

7. Nicht jeder Tag läuft optimal – auch das ist normal, deshalb: Die Wochenbilanz zählt, nicht jeder einzelne Tag.

8. Es gibt kein allgemein gültiges Idealgewicht – vergessen Sie alle Berechnungen, um die Traummaße zu ermitteln. Jeder Mensch ist anders, es gibt nur Ihr individuelles Wohlfühlgewicht.

9. Nur kleine Schritte führen sicher und langfristig zum Ziel – wenn Sie alles auf einmal ändern, werden Sie mit Sicherheit scheitern.

10. Kein Lebensmittel ist unersetzlich – auch wenn Brokkoli und Co. noch so gesund sind. Sollten Sie das ein oder andere Gemüse nicht mögen, gibt es genügend Alternativen.

Schluss mit dem Kalorienzählen

Die beste Methode, sich selbst die Freude am Essen zu nehmen, ist ständiges Kalorienzählen. Glauben Sie mir. Ich habe schon einige Zeitgenossen kennen gelernt, die extrem darunter leiden. Dabei fällt mir auch das Patentrezept eines bekannten Ernährungswissenschaftlers ein: Ein Kilogramm Körperfett liefert 7 000 Kilokalorien, so sagt er. Wer 7 000 Kilokalorien mehr verbraucht, als er isst, nimmt also ein Kilogramm ab. Wer also jeden Tag 500 Kilokalorien weniger isst, als er verbraucht, verliert in 14 Tagen ein Kilogramm.

Möchte man mit solchen Rechnungen seinen Tag verbringen? Nein, sicher nicht. Machen Sie sich stattdessen mit den wirklich wichtigen Inhaltsstoffen der Lebensmittel vertraut: Denn Kalorien sind nicht gleich Kalorien. Klar, Olivenöl enthält viele Kalorien, weil es zu nahezu 100 Prozent aus Fett besteht – aber ein gesünderes Fett gibt es fast nicht. Und das ist nur ein Beispiel von vielen.

Bloß nicht hungern!

Jeder, der schon mal eine Diät gemacht hat, kennt das Gefühl und möchte es nie wieder haben. Man wacht morgens auf, gleich der erste Gedanke gilt dem Essen und auf was man alles verzichten muss. Grauenvoll! Eine Bekannte, die eine Diät gemacht hat, erzählte mir sogar, dass sie am Wochenende versuche, immer ganz viel zu schlafen, damit der Tag kürzer sei und sie nicht so viel ans Essen denken müsse. Die Ärmste!

Mein Rat lautet genau andersherum: Denken Sie bitte ans Essen, und zwar möglichst oft: Malen Sie sich morgens im Badezimmer schon aus, wie appetitlich die Schüssel mit Knuspermüsli, frischen Blaubeeren und Jogurt gleich vor Ihnen stehen wird. Streichen Sie das Wort »Diät« einfach aus Ihrem Kopf. Sie sind nicht auf Diät, sondern auf dem Weg zu einem gesunden Leben.

Bloß nicht hungern! Niemand soll mit knurrendem Magen durch die Gegend laufen müssen: Bananen, Äpfel, Kiwis, Weintrauben, Möhren, Gurken, Kohlrabi, Paprika etc. – all das können Sie essen, so viel Sie möchten. Man muss diese Dinge nur auch im Haus haben.

Auch Vollkorngrissini, Knäckebrot und Jogurt sind gute Snacks. Genauso wie ein Vollkornbutterbrot. All diese Sachen haben noch niemanden dick gemacht. Deshalb dürfen Sie sie auch ganz selbstverständlich und immer, wenn Sie Hunger verspüren, zu sich nehmen.

Die optimale Ernährung kennt eben keinen Zwang. Immer schön locker bleiben. Wenn Sie Ihre Gewohnheiten ändern wollen, müssen Sie zunächst die Anspannung, den ganzen Druck aus Ihrem Leben verbannen. Nur so können Sie den fatalen Teufelskreis von Frust, Kasteien und Rückschlägen verlassen. Vielleicht gehen Sie sogar so weit und setzen sich im ersten Schritt überhaupt kein Ziel. Erst wenn Sie merken, dass sich etwas ändert, Ihnen die neue Ernährungsform Kraft gibt, gehen Sie die erreichbaren Vorhaben an.

Tipp: Viel schlafen!

Es klingt absurd, ist aber eigentlich eine tolle Nachricht: Kanadische Wissenschaftler haben in einer Studie herausgefunden, dass Kinder, die wenig schlafen, häufiger übergewichtig sind als Altersgenossen, die länger schlummern. Kann es tatsächlich sein, dass ausgerechnet viel bewegungsloses Schlafen schlank hält? Eine mögliche Ursache für diesen Umstand könnte im Hormonhaushalt liegen. Der Grund: Im Schlaf wird das Sättigungshormon Leptin gebildet. Wer zu wenig schläft, produziert kaum was davon und hat folglich tagsüber mehr Hunger. Natürlich ist dabei klar, dass zu wenig Schlaf niemals die einzige Ursache für bestehendes Übergewicht ist. Aber diese Forschungsergebnisse zeigen einmal mehr, dass eine gesunde Figur leichter zu erreichen bzw. erhalten ist, wenn man im Großen und Ganzen auf eine gesunde Lebensführung achtet. Also merken wir uns: Schlafen macht nicht nur schön, Ausschlafen hält außerdem schlank! Die Untergrenze liegt für erwachsene Frauen übrigens bei sieben Stunden Schlaf pro Nacht, alles darunter ist zu wenig.

Und damit es ab morgen besser klappt, hier mein Spezial-Schlummer-Shake. Vielleicht kennen Sie das: 22.30 Uhr, der Tag geht zu Ende, Sie sind schon fast auf dem Weg ins Bett, als plötzlich doch noch so ein kleines Hungergefühl in Ihnen hochkommt. Ist es wirklich Hunger oder nur Appetit? Ganz egal – fangen Sie jetzt bloß nicht an, die Pralinenschachtel zu plündern. Machen Sie sich in so einer Situation lieber einen eiweißreichen Schlummer-Shake. Zum Beispiel Buttermilch gemischt mit Ananas- oder Orangensaft. Oder eine Erdbeermilch (frische Erdbeeren und fettarme Milch in ein hohes Gefäß geben, Pürierstab reinhalten, fertig). Oder Kefir mit Mango püriert. Auf diese Weise schlagen Sie zwei Fliegen mit einer Klappe: Ihr Magen kriegt Futter gegen den Hunger und das Eiweiß fördert die Fettverbrennung im Schlaf. Damit Letzteres funktioniert, dürfen Sie allerdings keinen extra Zucker oder Honig dazugeben! Und auch Bananen sind abends tabu, denn die sind von Natur aus sehr kohlenhydratreich.

Ein neues Leben mit den Iwan-Bausteinen

Es geht mir nicht darum, Ihnen bestimmte Lebensmittel zu verbieten, denn grundsätzlich ist alles erlaubt. Wirklich alles. Aber Sie sollten überlegen, in welchen Mengen Sie die Dinge zu sich nehmen. Einmal im Monat eine Mahlzeit im Fastfood-Restaurant hat noch keinen umgebracht und macht auch nicht wirklich dick. Einmal in der Woche Fastfood dagegen werden Sie merken, und zwar sowohl auf den Hüften als auch an Ihrer Leistungsfähigkeit.

Untersuchungen an Jugendlichen haben gezeigt: Wer jeden Tag eine Dose Limonade oder Cola trinkt (0,33 Liter), nimmt im Monat ein Pfund zu. Das macht sechs Kilo im Jahr. Erinnern Sie sich noch an die amerikanische Filmdokumentation »Supersize Me«, in der der Regisseur Morgan Spurlock anhand eines Selbstversuchs aufzeigte, was Fastfood innerhalb kürzester Zeit aus ihm machte? Vier Wochen Burger und Co. reichten aus, um den vormals körperlich gesunden Mann bedrohlich krank zu machen. Gewicht sowie Cholesterin- und Leberwerte stiegen drastisch.

Deshalb rate ich Ihnen, von bestimmten Lebensmittelgruppen ganz viel zu essen. Denn wenn Sie sich zu 85 Prozent von den so genannten guten Dingen ernähren, dann kann Ihnen weder der Schokoriegel zwischendurch noch ab und an eine Portion Pommes etwas anhaben.

Und noch ein guter Nebeneffekt: Wer sich den überwiegenden Teil der Zeit gut ernährt, hat weniger Heißhungerattacken und wird mit der Zeit auch immer mehr Lust auf gesunde Sachen entwickeln. Sie werden sehen, Ihr Körper wird danach verlangen.

Ja, auch wenn Sie es sich jetzt vielleicht nicht vorstellen können: Ihr Körper entwickelt dann von ganz allein Appetit auf Gesundes, weil er merkt, wie gut es ihm tut. Diese Erfahrung müssen Sie ihn nur erst mal eine Zeit lang machen lassen. Dann werden Sie merken: Gesunde Ernährung kann man sich angewöhnen! Wenn Sie vier Wochen lang jeden Nachmittag einen Apfel essen, wird Ihnen mit hoher Wahrscheinlichkeit etwas fehlen, wenn Sie den Apfel plötzlich nicht mehr bekommen. Vitalstoffhunger nenne ich das. Und schon sind wir beim richtigen Stichwort.

Beurteilung von Lebensmitteln

Ob ein Lebensmittel günstig, weniger günstig oder ungünstig für unsere Gesundheit ist, hängt nicht vom Kalorien-, sondern von seinem Nährstoffgehalt ab. Man braucht sich nur drei grundsätzliche Dinge zu merken:

- Grün: Alles, was die Natur uns schenkt – vom Baum, vom Strauch, vom Acker – ist günstig. ☺☺☺
- Gelb: Tierische Lebensmittel sind weniger gut als pflanzliche – Fisch ist dabei besser als Fleisch. ☺

- Rot: Je mehr ein Lebensmittel verarbeitet wurde, desto mehr Vorsicht ist geboten. Das bedeutet: Manche Abteilungen im Supermarkt werden Sie bald gar nicht mehr aufsuchen wollen. ☹

Und jetzt nehmen Sie einfach ganz viele grüne Lebensmittel in Ihre Mahlzeit, geben die ein oder andere gelbe Zutat dazu und mit den roten seien Sie in Zukunft extrem geizig. Die Nährstoffampel zeigt Ihnen zuverlässig, wie Sie sich entscheiden müssen.

Tipp: Zutatenliste lesen!

Bei abgepackten Lebensmitteln finden Sie auf den Verpackungen eine Zutatenliste – das ist Vorschrift. Hier sind alle Zutaten und Zusatzstoffe, aus denen das Produkt hergestellt wurde, aufgelistet. Und zwar in der Reihenfolge, in der sie mengenmäßig enthalten sind. Steht also zum Beispiel Zucker an erster Stelle, dann ist Zucker die Hauptzutat. Oder wenn auf einer Packung Vollkorntoast in der Zutatenliste an erster Stelle »Weizenmehl« und erst danach »Weizenvollkornmehl« steht, wissen Sie, dass Sie keinen echten Vollkorntoast in der Hand haben, sondern ein Produkt, das mit viel hellem Mehl gestreckt wurde.

Die Iwan-Nährstoffampel

GRÜN ☺☺☺

Sämtliche Gemüsearten und Kräuter	Alle Obstsorten	Kartoffeln Naturreis Getreide Vollkornbrot	Gute pflanzliche Öle
Fettarme Milchprodukte und Käse	Hülsenfrüchte Nüsse	(See-)Fisch Schalentiere	

GELB ☺

Fleisch Schinken	Eier	Butter Sahne Vollfettkäse

ROT ☹

Wurst Tierische Fette (Schmalz, Talg)	Süßigkeiten Zucker	Produkte aus weißem Mehl	Fastfood Fertiggerichte

Gesund oder nicht gesund im Überblick

Beispielhaft gesund:

- Obst – besonders Beerenobst und Steinfrüchte
  (Äpfel, Birnen, Pfirsiche)
- Gemüse – am besten in Rot, Orange, Grün
  (zum Beispiel Paprika, Möhren, Salat) jeden Tag
- Hülsenfrüchte (Erbsen, Bohnen, Linsen, Soja)
- Kartoffeln
- Fettarme Milch und Milchprodukte
- Fisch – insbesondere fettreicher Seefisch
  (Lachs, Tunfisch, Makrelen)
- mageres Fleisch
- Vollkornbrot, Haferflocken, Naturreis
- frische Obstsäfte

Beispielhaft ungesund:

- Weißbrot
- Limonaden und Softdrinks
- Zucker und Traubenzucker
- Süßigkeiten
- Fertiggebäck und Torten
- Fertiggerichte und Fertigsaucen
- Pommes frites
- Kartoffelchips
- fette Wurst (Mettwurst, Teewurst)
- frittierte Gerichte

Sie haben richtig gelesen. Auch Zucker – wenn auch in Maßen – kommt vor. Schließlich braucht unser Gehirn zum Denken ausreichend davon. Mein Tipp: Finger weg von künstlichen Süßstoffen. Jogurt, Limonade, Marmelade, Kaugummi, Bonbons, Pudding, Kompott, Eis, Fruchtgummis, Säfte oder Quarkspeisen – das alles können Sie heutzutage in der leichten Variante, d. h. mit Süßstoff gesüßt, kaufen.

Ist doch prima, könnte man jetzt denken, das spart Zucker und damit Kalorien, hilft also beim Schlankbleiben. Leider falsch gedacht. Mal abgesehen davon, dass längst nicht alle Wissenschaftler der Meinung sind, dass künstliche Süßstoffe gesundheitlich so unbedenklich sind, wie uns die Industrie glauben machen möchte, sind sie ganz sicher alles andere als Schlankmacher. Der Süßstoff betrügt sozusagen unseren Körper. Die Zunge schmeckt »süß«, der Körper erwartet jetzt Zucker, also schüttet die Bauchspeicheldrüse reflexartig eine erste Ladung Insulin aus. Nun kommt aber tatsächlich gar kein Zucker im Blut an, den das Insulin abbauen könnte. Was macht das Hormon Insulin also? Es vergreift sich stattdessen am regulären Blutzucker, was zur Folge hat, dass dieser absinkt. Ein sinkender Blutzuckerspiegel ist für unseren Körper jedoch ein Alarmsignal – die Reaktion darauf: Hunger! Tja, und wie es dann weitergeht, können Sie sich sicher denken …

Fette unterscheiden lernen

Auch was Fett anbelangt, sollten Sie unterscheiden lernen. Eins ist von vornherein klar: Fett benötigen Sie, fragt sich nur, welches (vgl. S. 132 ff.). Über »Fatburner« – diese wundersamen Stoffe, die angeblich die Fettverbrennung derart anheizen, dass die Kilos wie von selbst schmelzen – ist in jüngster Zeit viel zu lesen. Ob Carnitin und Co. allerdings tatsächlich ein derartiges Eigenleben entfalten, dass man sich damit quasi schlank essen kann, darf bezweifelt werden und ist unter Fachleuten auch umstritten. Denn wenn man genau hinschaut, funktionieren auch die entsprechenden Diäten nur über eine fettarme, gemüsereiche Ernährung, kombiniert mit magerem Fleisch, Fisch und Milchprodukten. Trotzdem möchte ich in diesem Zusammenhang Ihr Augenmerk auf einen Stoff lenken, der erwiesenermaßen im Fettstoffwechsel eine große Rolle spielt: Magnesium nämlich – ein ganz besonderes Mineral. Für den Abbau von Fett benötigt unser Körper ausreichend davon, da es ein wichtiger Baustein verschiedener Enzyme ist. Zwar bringt eine Extraportion dieses Minerals (in Form von Tabletten o. Ä.) keinen Extraanschub für die Fettverbrennung, achten Sie aber trotzdem darauf, sich so zu ernähren, dass Ihr Magnesiumbedarf vollständig gedeckt ist.

Ein perfekter Lieferant für Magnesium ist das ganze Getreidekorn – sprich ein Vollkornprodukt. In weißem Mehl geht das Magnesium hingegen zu 80 Prozent verloren. Dieses befindet sich in den Randschichten des Korns, die bei der Herstellung von Auszugsmehlen abgetrennt werden. Ein Grund mehr also, warum Weißbrot und Kuchen Dickmacher sind. Auch Hülsenfrüchte wie Erbsen, Bohnen, Linsen enthalten übrigens beachtliche Mengen Magnesium. Essen Sie viel davon. Und darüber hinaus können Sie noch mehr tun: Magnesiumreiches Mineralwasser kaufen. Es muss mehr als 100 Milligramm Magnesium pro Liter enthalten. Diese Angaben finden Sie auf dem Etikett. Mit einem Liter am Tag haben Sie auf diese Weise bereits ein Drittel Ihres Tagesbedarfs an Magnesium locker gedeckt. Einfacher geht's wirklich nicht.

Also: Wer sehr aufs Abnehmen bedacht ist, der sollte auch bei den pflanzlichen Lebensmitteln ein bisschen auf den Fettgehalt achten und zum Beispiel in Öl eingelegte Oliven oder Erdnüsse nur in geringen Mengen essen. Ansonsten können Sie Rezepte aus jedem normalen Kochbuch verwenden – schauen Sie sich einfach die Zutaten genau an. Sind viele grüne Bausteine dabei? Wunderbar. Sind viel so genannte gelbe oder rote Ampelkomponenten darin? Dann überlegen Sie: Kann man die vielleicht zum Teil weglassen oder die Mengen reduzieren?

Betrachten Sie also jedes Gericht mit der Frage: Was bringt mir dieses Essen an guten Nährstoffen? Schweinshaxe mit Knödeln und Sauerkraut zum Beispiel sind sicher lecker, vom Nährstoffgehalt her allerdings eher dürftig. Deshalb ist eine Portion Schweinshaxe natürlich trotzdem okay – zum Beispiel nach einem langen Tag auf der Skipiste. Nach einem Tag im Büro vor dem PC würde ich davon jedoch tunlichst die Finger lassen.

Vielleicht müssen Sie am Anfang – beim Beachten der Ampel – etwas über Ihren Schatten springen, aber ich verspreche Ihnen, nach einer Weile werden Sie das Gefühl, sich mit dem Essen etwas wirklich Gutes getan zu haben, genießen. Und Sie werden es immer wieder haben wollen, weil aus dem anfänglichen Gefühl irgendwann ein körperliches Wohlbefinden wird. Endlich geraten Sie in einen positiven Kreislauf: Ich esse gut, also fühle ich mich gut, also geht es mir gut – und das wird Ihr angestrebtes Ergebnis sein.

Zauberwort »Nährstoffdichte«

Wie beurteilt man den Nährwert eines Lebensmittels? Schauen
Sie sich dazu die Formel im nachfolgenden Kasten an. Auf diese
Weise werden Lebensmittel vergleichbar und man kann zeigen,
wie wertvoll sie wirklich sind. Wer also nur Kalorien zählt, ris-
kiert eine Unterversorgung. Und: Je frischer und naturbelassener
die Zubereitung ist, desto besser, denn dann bleiben auch die
Nährstoffe erhalten.

Wer viele Nahrungsmittel mit hoher Nährstoffdichte zu sich
nimmt, ernährt sich gesund, ohne an Gewicht zuzulegen. Grundsätzlich gilt: Stark fett- und zuckerhaltige Lebensmittel sowie Alkohol weisen immer eine geringe Nährstoffdichte auf.

Nährstoffdichte – Was ist das?

Eine hohe Nährstoffdichte heißt: Dieses Lebensmittel ist von er-
nährungsphysiologisch ausgezeichneter Qualität. Denn die Nährstoffdichte zeigt die Menge der Nährstoffe in einem Lebensmittel
im Verhältnis zum Energiegehalt des Produktes an. So definiert es
die DGE, die Deutsche Gesellschaft für Ernährung. Wendet man
folgende Formel an, so kann man die Nährstoffdichte eines jeden
Lebensmittels ermitteln:

$$\text{Nährstoffdichte} = \frac{\text{Nährstoffgehalt in g, mg oder } \mu\text{g/100 g}}{\text{Brennwert (Kalorien/100 g)}}$$

Ein Beispiel: Vollmilch enthält 120 mg Kalzium pro 100 ml und hat 64 kcal. Magerquark enthält 92 mg Kalzium pro 100 g und hat 72 kcal.

Ungefähre Nährstoffdichte Vollmilch: 120/64 = 1,875

Ungefähre Nährstoffdichte Magerquark: 92/72 = 1,278

In Bezug auf Kalzium ist Vollmilch also das höherwertige Lebensmittel.

Kleines Nährstofflexikon – von Ballaststoffe bis Vitamine

Für die Umstellung auf eine gesunde Ernährung ist es deshalb vonnöten, sich die einzelnen Fähigkeiten der Lebensmittel bewusst zu machen. Nur wer weiß, was das, was er isst, bewirkt, kann Energie und Vitamine wirklich schätzen lernen. Auf der anderen Seite hilft vielleicht auch das Wissen um die unmittelbaren Auswirkungen einer fettlastigen Ernährung, die Entscheidung für Burger und Fritten in Zukunft zu überdenken.

Wer sich bereits aufgeklärt genug fühlt, den will ich nicht weiter mit Abhandlungen über die versteckten Schätze unserer Lebensmittel aufhalten. (Lesen Sie bitte weiter auf S. 160.) Für diejenigen unter Ihnen, die zwar mal davon gehört haben, dass Vitamin C gesund und Kohlenhydrate Energielieferanten sein sollen, sonst aber eher wenig Wissen über die Inhaltsstoffe von Lebensmitteln haben, folgt hier ein kurzer Überblick.

Die Bestandteile der Nahrung lassen sich nach ihren Funktionen einteilen. Kohlenhydrate, Eiweiße und Fette dienen als

Energielieferanten, während Vitamine, Mineralstoffe, Spurenelemente und sekundäre Pflanzenstoffe für den Stoffwechsel zuständig sind.

Definition essentieller Nährstoffe

Als essentiell bezeichnet man die Nährstoffe, die unser Körper nicht eigenständig produzieren kann und die er daher über die Nahrung beziehen muss.

Ballaststoffe

An was denken Sie, wenn Sie das Wort »Ballast« hören? An nicht nur Überflüssiges, sondern gar Unerwünschtes? Unter Ballast verstehen wir gemeinhin eher die Kilos zu viel und wollen die Flucht ergreifen, wenn uns weitere Ballaststoffe angeboten werden. Doch ich möchte Sie dazu bringen zuzugreifen. Denn diese – ausschließlich in pflanzlicher Nahrung vorkommenden Kohlenhydrate – sind wahre Wundermittel gegen Figurprobleme und für eine gesunde Ernährung.

Hierbei ist der Name irreführend, denn um Ballast handelt es sich keinesfalls. Vielmehr rührt der Name daher, dass Ballaststoffe nicht – wie andere Nahrungsbestandteile – im Dünndarm in ihre (verwertbaren) Inhaltsstoffe zerlegt werden, sondern beinahe in ihrer ursprünglichen Form in den Dickdarm gelangen. Ballaststoffe sind dort in der Lage, Wasser zu binden, was eine Vergrößerung des Darminhalts zur Folge hat und letztlich verdauungsfördernd wirkt.

Am effektivsten wirken hierbei Getreideballaststoffe, wie man sie zum Beispiel in Körnerbrot findet, sowie das Apfelpektin. Die glückliche Folge: Ballaststoffe füllen: Sie fühlen sich länger satt und verspüren weniger Hunger.

Ein weiterer Effekt, den wir zu unserem Vorteil nutzen können, liegt in der Konsistenz ballaststoffreicher Nahrung: Ein Vollkornbrot will lange gekaut werden, was dazu führt, dass Sie eher merken, wann Sie satt sind und so automatisch weniger essen.

Doch Ballaststoffe helfen Ihnen nicht nur überschüssige Pfunde loszuwerden, sie unterstützen auch aktiv Ihre Gesundheit. Denn wer sich ballaststoffreich ernährt, ernährt sich auch gleichzeitig gesund: Ballaststoffe finden sich vielfach in vitamin- und mineralstoffreichen Lebensmitteln.

Wen das noch nicht überzeugt: Die Faserstoffe erweisen sich auch als hilfreich im Kampf gegen Krankheiten. Positive Wirkungen haben Ballaststoffe auf Obstipation (im Volksmund als »Verstopfung« bekannt), den Cholesterinspiegel und Diabeteserkrankungen.

Träger dieses Inhaltsstoffs sind ausschließlich pflanzliche Lebensmittel: Getreideprodukte, Gemüse, Obst, Nüsse, Trockenobst, Vollkornprodukte (Toast, Nudeln, Reis), Hülsenfrüchte. Doch – Vorsicht! – zu viel des Guten darf es auch hier nicht sein. Testen Sie Ihre Verträglichkeit erst nach und nach. Auch ein hoher Wasserkonsum ist in Verbindung mit ballaststoffreicher Nahrung wichtig, viel Trinken schützt vor einem Darmpfropf.

Tipp!

Schon das Frühstücksmüsli hilft bei einem ballaststoffreichen Start in den Tag (vgl. Rezepte S. 209).

Energielieferanten

Die Hauptbestandteile unserer Nahrung bilden Eiweiße, Fette und Kohlenhydrate. Hierbei besitzen Fette den höchsten Energieanteil, Eiweiß und Kohlenhydrate sind etwa gleichwertig im Kaloriengehalt.

Eiweiß

Was im Volksmund als Eiweiß bekannt ist, nennt der Fachmann Protein. Proteine sind die Grundbausteine aller unserer Zellen. Sie verleihen den Zellen ihre jeweilige Struktur und bilden gleichzeitig die innerzellulären Kraftmaschinen – das sind die Zellbestandteile, die Signalstoffe erkennen und den Zellstoffwechsel aufrechterhalten. Auch Enzyme, einige Hormone und Antikörper bestehen aus Proteinen. Ebenso wichtige Substanzen wie Hämoglobin (bindet Sauerstoff im Blut) und Transferrin (transportiert Eisen im Blut).

Alle Proteine bestehen aus vielen aneinandergereihten Aminosäuren – wie die Perlen in einer Perlenkette bilden sie lange Molekülketten.

Proteine sind maßgeblich am Aufbau der Muskulatur und Organe im Körper beteiligt. Zudem unterstützen sie eine Vielzahl wichtiger Körperfunktionen. Da Eiweiß sehr rasch verbraucht wird, ist eine kontinuierliche Versorgung des Körpers mit diesem Nährstoff wichtig. Erhält der Körper zu wenig Energie, nutzt er Eiweiß außerdem – neben Kohlenhydraten und Fetten – als zusätzlichen Brennstoff. Diese Versorgung ist aber nicht erwünscht, denn dann baut der Körper Muskeln ab. Ein erwachsener Mensch benötigt etwa ein Gramm Eiweiß pro Kilogramm Körpergewicht. Das bedeutet, dass 10–15 Prozent unserer Energiezufuhr aus Proteinen stammen sollten.

Eiweißlieferanten finden sich sowohl in tierischer als auch pflanzlicher Nahrung. Tierisches Eiweiß enthalten Fleisch, Fisch, Milch sowie Milchprodukte und Eier. Reich an pflanzlichem Eiweiß sind Getreideerzeugnisse, Nüsse, Kartoffeln und Gemüse (speziell Hülsenfrüchte). Idealerweise sollte der Anteil beider Eiweißlieferanten in der täglichen Nahrung gleich sein. In Deutschland kommt es nur äußerst selten zu Eiweißmangel. In der Regel enthält unsere Nahrung mehr als genug Eiweiß!

Aminosäuren

Man kennt heute knapp 300 verschiedene Aminosäuren – aus 20 von ihnen werden sämtliche im Körper vorkommenden Proteine gebaut. Dabei gibt es zwei Arten von Aminosäuren: die essentiellen und die nicht-essentiellen. Letztere kann sich unser Körper im Notfall selber bauen. Essentielle Aminosäuren dagegen sind lebenswichtig, das heißt, sie müssen immer mit der Nahrung zugeführt werden, ein Mangel kann nicht ausgeglichen werden.

Es gibt zehn essentielle Aminosäuren (Arginin, Histidin, Isoleucin, Leucin, Lysin, Methionin, Phenylalanin, Threonin, Tryptophan und Valin). Sie sind überwiegend in tierischem Eiweiß (Fisch, Fleisch, Milchprodukten und Eiern) vorhanden. Aber auch pflanzliche Nahrung liefert Aminosäuren. Nüsse, Hülsenfrüchte, Soja und Weizenkeime können so für Vegetarier als Ersatz dienen.

Zu beachten ist, dass pflanzliche Nahrung nicht alle essentiellen Aminosäuren auf einmal enthält. Dem Körper müssen zum Aufbau von Eiweißen aber alle verschiedenen Formen zur Verfügung stehen. Eine ausgewogene Ernährung verhindert solche Probleme.

Fette

Grundsätzlich unterscheidet man tierische Fette (in Fleisch, Eiern, Milch) und pflanzliche Fette (Öl). Alle Fette bestehen aus jeweils drei Fettsäuren. Die Länge sowie der Aufbau dieser Fettsäuren entscheiden darüber, ob ein Fett als gesund oder eher ungesund eingestuft wird.

Fett wird für die Verwertbarkeit fettlöslicher Vitamine (A,D, E,K) und anderer fettlöslicher Stoffe benötigt und ist für die Versorgung mit essentiellen Fettsäuren zuständig. Nicht zu unterschätzen ist auch die Leistung von Fetten in der Zellmembran. Sie dienen zum Schutz von Organen und Nervensystem. Und auch wenn heutzutage Mäntel und Jacken das Winterfell ersetzen, Fett schützt unseren Körper immer noch vor Kälte.

Obwohl selbst geschmacksneutral, animieren uns Fette im Essen doch immer wieder zum Verzehr von Speisen, denn sie sind Geschmacksträger und verstärken den Eigengeschmack von Lebensmitteln. Die Funktion der Fette im Körper besteht jedoch nicht (nur) darin, uns Appetit zu machen und so jede Diät zu zerstören. In erster Linie sind sie der größte Energielieferant unseres Körpers: Mit neun Kalorien pro Gramm Fett liegt ihr Brennwert doppelt so hoch wie der von Kohlenhydraten. Die vom Körper nicht sofort benötigte Energie wird automatisch als Depot für schlechtere Zeiten angelegt.

Führen wir unserem Körper auf diese Art häufig mehr Energie als nötig zu, endet das zwangsläufig in zu vielen Pfunden. Ernsthafte Krankheiten (Diabetes, Bluthochdruck, Stoffwechselstörungen, Herz-Kreislauf-Erkrankungen oder Krebs) können schlimme Folgen eines zu hohen Fettanteils im Körper und im Blut sein. Die DGE empfiehlt: 30 Prozent Fettanteil in der täglichen Energiezufuhr sollten nicht überschritten werden.

Gute Fette, böse Fette

Magere Kost allein ist keine Garantie für gute Gesundheit – das zeigt jetzt eine aufsehenerregende Studie aus den USA. Die Forscher hatten die Ernährungsgewohnheiten von fast 50 000 Familien acht Jahre lang beobachtet. Nach ihren Erkenntnissen reduzierte sich das Risiko, an Herzinfarkt und Schlaganfall zu erkranken, nicht automatisch durch Umstellung auf die fettarme Diät, obwohl das Gewicht der Probandinnen, die auf weniger Fett in der Nahrung achteten, um durchschnittlich zwei Kilo sank.

Was für die Gesundheit zählt, ist die Art der Fette. Empfehlenswert sind ungesättigte Fettsäuren aus pflanzlichen Ölen (zum Beispiel Oliven- oder Rapsöl) sowie aus Fisch. Nur bei Frauen, die gezielt die Menge der gesättigten Fettsäuren verringerten und viel Gemüse aßen, sank das Risiko für Herz- und Kreislauf-Erkrankungen deutlich.

- **Cholesterin**

Auch Cholesterin ist ein Nahrungsfett und gleichzeitig ein lebenswichtiger Stoff. In der Leber gebildet, ist es für den Aufbau von Zellmembran und Gewebe zuständig. Zudem unterstützt es den Körper bei der Bildung von Hormonen und Gallensäure. Da Cholesterin in ausreichender Menge von unserem Körper produziert wird, ist eine Zusatzversorgung über die Nahrung eigentlich nicht nötig. Da aber auch einige Nahrungsmittel Cholesterin enthalten, kann es bei empfindlichen Menschen zu einer Überversorgung kommen, was auf lange Sicht ungesund ist und zu Herz-Kreislauf-Krankheiten führen kann – wohlgemerkt: nicht muss!

Wenn von Cholesterin die Rede ist, ist meist die Gesamtcholesterinmenge im Blut gemeint. Diese setzt sich jedoch aus zwei Fraktionen zusammen: dem »bösen« LDL-Cholesterin und dem »guten« HDL-Cholesterin. Cholesterin ist ja ein Fett, Blut ist jedoch eine wässrige Lösung – das heißt: Das Cholesterin würde sich im Blut eigentlich gar nicht lösen. Damit es nun aber trotzdem mit dem Blut in alle Körperregionen gelangt, gibt es so genannte Trägersubstanzen, die wie kleine Taxen das Cholesterin herumkutschieren. Ein Taxi ist dabei für den Transport des frischen Cholesterins zu den Organen/Geweben zuständig: Das ist das LDL-Taxi. Das HDL-Taxi dagegen fährt eine andere Strecke. Es bringt das Cholesterin zur Leber, wo es abgebaut und entsorgt wird.

Jetzt ist klar, warum ein hoher HDL-Wert erwünscht ist. Ein hoher LDL-Wert dagegen wird als kritisch angesehen, denn LDL-Cholesterin neigt auf seinem Weg zu den Organen dazu, sich an den Wänden der Blutgefäße abzulagern. Diese so genannten »Plaques« führen zu Arteriosklerose, was im schlimmsten Fall zu Herzinfarkt und Schlaganfall führen kann.

Deshalb müssen Sie zwar nicht auf Ihr Frühstücksei am Wochenende verzichten – vermeiden Sie aber sehr fettes Fleisch, regelmäßigen Verzehr von Innereien und große Mengen an

Schalentieren. Und achten Sie darauf, vitaminreiches Obst und Gemüse zu essen, das schützt die Gefäße.

• Gesättigte Fettsäuren

Gesättigte Fettsäuren haben im Stoffwechsel wenig Interesse, mit anderen Stoffen eine Verbindung einzugehen. Ihr Molekül ist komplett beladen, also gesättigt.

Gesättigte Fettsäuren sind allesamt nicht-essentiell und werden meist mit der Nahrung aufgenommen. Dem Körper dienen sie insbesondere als Energielieferanten. Sie finden sich überwiegend in tierischen Produkten wie zum Beispiel fettem Fleisch, Wurst, Butter oder in Schmalz. Pflanzliche Quelle der gesättigten Fettsäuren ist zum Beispiel Kokosfett. Seien Sie vorsichtig mit gesättigten Fettsäuren: Ein zu hoher Konsum erhöht den Spiegel an schlechtem LDL-Cholesterin im Blut.

• Ungesättigte Fettsäuren

Ungesättigte Fettsäuren unterscheiden sich von den gesättigten in ihrer Molekülstruktur und dadurch in der Art und Weise, wie sie mit anderen Stoffen reagieren. Ungesättigte Fettsäuren haben eine (einfach ungesättigte) oder mehrere (mehrfach ungesättigte) Sollbruchstellen, an denen andere Substanzen andocken können. Ungesättigte Fettsäuren sind – im Gegensatz zu den gesättigten Fettsäuren – hochreaktive Mitstreiter im Stoffwechselgeschehen. Die meisten von ihnen sind essentiell und müssen deshalb in ausreichender Menge über die Nahrung aufgenommen werden.

• Einfach ungesättigte Fettsäuren

Die bekannteste einfach ungesättigte Fettsäure ist die Ölsäure. Sie findet sich in größeren Mengen vor allem in Oliven-, Mandel-

und Rapsöl. Diese Öle sind deshalb so gesund, weil die Ölsäure offenbar in der Lage ist, das gute HDL-Cholesterin im Blut zu erhöhen und damit den Gesamtcholesterinspiegel positiv zu beeinflussen.

• Mehrfach ungesättigte Fettsäuren

Prominenteste Vertreter sind die Omega-3-Fettsäuren und Omega-6-Fettsäuren. Diese helfen dem Körper in vielerlei Hinsicht gesund zu bleiben: Mehrfach ungesättigte Fettsäuren können zu einem Absinken des Cholesterinspiegels führen. Omega-3-Fettsäuren beugen zudem Ablagerungen in den Blutgefäßen vor, indem sie die Fließeigenschaften des Blutes verbessern. Auch Entzündungen werden bekämpft und das Immunsystem gestärkt. Greifen Sie hier also gerne zu. Fettreicher Fisch und Pflanzenöle sind Träger dieser Fettsäuren.

• Transfettsäuren

Vorsicht vor Transfettsäuren. Diese Fettsäuren gibt es in der Natur nicht. Sie entstehen vor allem bei der industriellen Verarbeitung von Lebensmitteln. Härtung oder Erhitzung, wie sie zum Beispiel bei der Haltbarmachung von Lebensmitteln üblich ist, helfen den Herstellern zwar reichlich Kosten zu sparen und dem Konsumenten den ein oder anderen Gang zum Supermarkt, doch unserer Gesundheit schaden sie.

Transfettsäuren werden vom Körper nicht als Schadstoffe erkannt und deshalb wie normale Fettsäuren in die Zellen eingebaut – mit fatalen Folgen. So erhöht sich das Risiko für Herzinfarkt und Schlaganfall, da Transfettsäuren zu krankhaften Veränderungen der Gefäße führen. Verzichten Sie also nach Möglichkeit ganz auf Fertigbackwaren, Frittiertes, Kartoffelchips oder Margarine mit der Auszeichnung »pflanzliches Fett gehärtet«.

Übrigens können auch beim Erhitzen von Pflanzenölen, die viel gesunde ungesättigte Linolsäure enthalten (Distelöl, Sonnenblumenöl, Sojaöl) Transfettsäuren entstehen. Mit diesen Ölen also möglichst nicht braten.

Tipp!

 Wie viele ungesättigte Fettsäuren in Fetten enthalten sind, erkennen Sie an deren Konsistenz. Während flüssige Speiseöle (beispielsweise Rapsöl) sehr viele ungesättigte Fettsäuren enthalten, weisen harte Fette (wie zum Beispiel Kokosfett) viel mehr gesättigte Fettsäuren auf.

Kohlenhydrate

Kohlenhydrate sind unsere Hauptenergiequelle. Um alle Körperfunktionen aufrechterhalten und richtig arbeiten zu können, muss unser Körper ständig Energie verbrennen – ähnlich wie ein Auto, das beim Fahren ständig Benzin verbrennt. Kohlenhydrate liefern diese Power in jede Körperzelle: 1 g Kohlenhydrate bringt rund 4,2 kcal Energie. Alle Kohlenhydrate sind Zucker. Man unterscheidet zwischen süßen Kohlenhydraten (Traubenzucker, Fruchtzucker, Rohrzucker, Milchzucker etc.) und nicht-süßen Kohlenhydraten (pflanzliche Stärke). Auch Ballaststoffe sind im Prinzip Kohlenhydrate – da der Körper sie bei der Verdauung aber nicht aufspaltet und somit nicht verwerten kann, spielen sie für die Energiegewinnung keine Rolle.

Alle zuckersüßen Kohlenhydrate bestehen aus nur einem oder zwei Zucker-Molekülen. Deshalb gelangt zum Beispiel Traubenzucker (= Glucose) so schnell ins Blut: Dieser Zucker besteht aus einem einzigen Molekül, während der Verdauung im Darm muss nichts aufgespalten werden, der Traubenzucker flutscht quasi direkt durch. Ähnlich sieht es bei unserem weißen Haushaltszucker (Rübenzucker = Saccharose) aus: Der besteht zwar immerhin aus zwei Molekülen, muss also zur körperlichen Verwertung einmal in der Mitte durchgetrennt werden, aber das ist für unsere Verdauungsenzyme ein Klacks. Auch Haushaltszucker geht somit schnell ins Blut, gibt einen schnellen Energie-Kick, der aber genauso schnell wieder verpufft ist.

»Ohne Kristallzucker« – eine clevere Werbung

So manch einer denkt bei dem Aufdruck »ohne Kristallzucker«: Prima, da ist ja kein Zucker drin. Leider falsch gedacht. »Ohne Kristallzucker« bedeutet lediglich, dass kein weißer rieseliger Haushaltszucker (Saccharose) in dem Produkt enthalten ist bzw. zugesetzt wurde. Alle Arten von vermeintlich natürlichen Zuckern wie Traubenzucker (Glucose), Fruchtzucker (Fructose) oder Milchzucker (Lactose) können trotzdem enthalten sein und dürfen auch zugesetzt werden. Genauso wie die ganzen industriell hergestellten Zuckerarten, die sich hinter Namen wie Glucosesirup, HFCS oder Isoglucose verstecken. Ein Blick auf die Zutatenliste lohnt also. Faustregel: Alle Zutaten, die hinten auf -ose enden, sind Zuckerformen.

Ganz anders sieht es bei der Verdauung von Stärke aus. Das Stärkemolekül ist eine sehr lange Kette von einzelnen Traubenzucker-Molekülen. Um die alle auseinanderzubrechen, haben die Enzyme im Mund und im Darm einiges zu tun. Das heißt: Die Verdauung von Stärke braucht Zeit. Die einzelnen Traubenzucker-Bausteine gelangen dabei langsam und kontinuierlich ins Blut. Die Folge ist, dass auch der Blutzuckerspiegel nur langsam ansteigt, eine gewisse Zeit auf dem höheren Niveau bleibt (so lange, bis die Stärke verdaut ist) und dann sachte wieder abfällt. Ein sehr erwünschter Effekt, denn so fühlt man sich satt und bekommt keine Heißhungeranfälle.

Besonders unsere Gehirnzellen, aber zum Beispiel auch die roten Blutkörperchen, sind auf die ständige Zufuhr von Glucose angewiesen. Dabei ist es zunächst einmal egal, ob diese Glucose tatsächlich aus Zucker kommt oder aus Stärke – wichtig ist nur, dass immer etwas da ist. Deshalb sollte unsere Nahrung sehr kohlenhydratreich sein. Die DGE empfiehlt mindestens die Hälfte des täglichen Energiebedarfs durch Kohlenhydrate zu decken.

Das gesündeste Kohlenhydrat ist logischerweise die Stärke. Sie findet sich in Kartoffeln, sämtlichen Gemüsesorten, Getreide, Vollkornbrot, Naturreis und Hülsenfrüchten. Schöner Nebeneffekt: Diese Lebensmittel liefern gleichzeitig Vitamine und Mineralstoffe in Hülle und Fülle sowie verdauungsfördernde Ballaststoffe. Natürlich kann der Körper seine Energie auch aus Süßigkeiten, Limonade oder Weißbrot beziehen – das Problem ist nur, dass er damit zu viel Brennstoff auf einmal bekommt. Und da unser schlauer Körper keine wertvolle Energie ungenutzt wieder ausscheidet, bunkert er den Überschuss fleißig in seinen Fettzellen für schlechte Zeiten (die ja aber in der Regel nicht eintreten ...).

Abgesehen davon sinkt der Blutzucker nach einer zuckersüßen Mahlzeit rasch wieder ab, sodass das Gehirn das Signal »Ich brauche Nachschub, und zwar schnell!« aussendet – und wenn man dann wegen des Heißhungergefühls eine weitere Ladung Kekse hinterherschiebt, kommt der fatale Kreislauf in Gang.

Wichtig ist deshalb die regelmäßige Aufnahme stärkehaltiger Lebensmittel. Drei Hauptmahlzeiten und zwei gesunde Zwischenmahlzeiten sind ideal und beugen übermäßigem Süßhunger vor.

Achtung!

Sollten Sie den Sport für sich entdeckt haben und zum Abnehmen nutzen wollen, machen Sie nicht den Fehler, auf Kohlenhydrate zu verzichten, um möglichst schnell Fettreserven zu verbrennen. Sobald Ihr Körper durch die sportliche Anstrengung seine Kohlenhydratspeicher völlig aufgebraucht hat, bricht die Leistung schlagartig ein – das ist der so genannte Hungerast. Und auf den folgt in der Regel unkontrolliertes Essen. Deshalb: ein bis zwei Stunden vor dem Sport stärkehaltige und/oder fruchtzuckerhaltige Lebensmittel essen (zum Beispiel Vollkornnudeln, Naturreis, Bananen, Trockenfrüchte) – dadurch steigt der Blutzucker moderat an, die Insulinausschüttung hält sich in Grenzen und der Fettverbrennung steht nichts im Wege.

Mineralstoffe

Zur Regulierung des Stoffwechsels und zum Aufbau von Körpersubstanzen benötigt der menschliche Körper Mineralstoffe, die über die Nahrung zugeführt werden müssen. Die Stoffe unterscheidet man, nach ihrem mengenmäßigen Auftreten im Körper, in Mengenelemente und Spurenelemente. Auch wenn Letztere nur in sehr geringen Mengen in Ihrem Körper vorkommen, ändert das nichts an der Wichtigkeit ihrer Funktionen. Eine ausreichende Versorgung sollte deshalb immer gewährleistet sein. Ein (entscheidender) Grund mehr, sich für eine gesunde und vor allem ausgewogene Ernährung zu entscheiden.

Mineralstoffe werden – im Gegensatz zu den meisten Vitaminen – nicht durch Hitze oder Luftsauerstoff zerstört. Das macht sie relativ unempfindlich beim Kochen. Allerdings werden Mineralstoffe häufig durch langes Waschen und Garen klein geschnittener Gemüseteile in viel Wasser ausgewaschen.

Freund oder Feind?

Wenn Sie Mineraltabletten nehmen, achten Sie darauf, welche Stoffe Sie kombinieren. Unter den Mikronährstoffen herrscht ein ausgeklügeltes Zusammenspiel: Einige helfen sich gegenseitig, andere behindern sich in Aufnahme und Wirkung. So fördert Vitamin D die Aufnahme von Kalzium – zu viel Magnesium dagegen blockiert sie. Bei Kalzium-Magnesium-Präparaten deshalb darauf achten, dass die beiden Mineralstoffe im Verhältnis 2:1 enthalten sind. Zink und Vitamin C sind eine ideale Kombination. Zu viel Zink blockiert allerdings die Kupferaufnahme und kann zu Eisenmangel führen.

Die Mengenelemente

Unter Mengenelementen versteht man die Gruppe der Mineralstoffe, von denen unser Körper mehr als 50 Milligramm pro Tag benötigt. Im Stoffwechsel übernehmen sie wichtige Funktionen:

• Kalzium

Kalzium stärkt Ihre Knochen und Zähne, ist unverzichtbar für die Blutgerinnung (bei Verletzungen) und zudem wichtig für das richtige Funktionieren von Muskeln und Nerven. Schmerzhafte Muskelkrämpfe können auf einen Mangel hindeuten. Als weit schlimmere Folge einer Unterversorgung kann jedoch Osteoporose (Knochenschwund/Knochenerweichung) auftreten. Vor allem wir Frauen sind davon betroffen, da unsere Knochenmasse von Natur aus geringer ist als die männliche. In Schwangerschaft und Stillzeit benötigen wir besonders viel Kalzium. Ihren Kalziumvorrat können Sie sehr leicht durch Milchtrinken und kalziumreiches Mineralwasser auffüllen. Aber auch viele Nahrungsmittel (Jogurt, Käse, Fenchel, Grünkohl) enthalten den »Knochenstärker« Kalzium.

Achtung, Kinder!

Bei Kindern sollten Sie stets die Kalziumversorgung im Auge behalten – insbesondere dann, wenn sie gerade einen Wachstumsschub durchmachen. Der Knochenaufbau ist erst zwischen dem 25. und 30. Lebensjahr abgeschlossen. Eine Unterversorgung mit Kalzium in jungen Jahren begünstigt eine spätere Osteoporose. Kinder bis zehn Jahre sollten täglich ein großes Glas fettarme Milch trinken und mindestens eine Scheibe Käse essen. Für Jugendliche empfiehlt sich ein halber Liter Milch plus Jogurt und Käse.

• Kalium

Kalium ist wichtig für die Herz- und Muskelfunktion. Der Mineralstoff regelt zudem den Säure-Basen- und Flüssigkeitshaushalt in unserem Körper. Muskelschwächen und sogar Herzrhythmusstörungen können durch Kaliummangel verursacht werden. Besonders reich an Kalium sind Trockenobst, Pilze, Avocados, Bananen, Kartoffeln, Kohl- und Blattgemüse. Eine reichliche Kaliumaufnahme wirkt blutdrucksenkend.

Vorsicht beim Gebrauch von Abführmitteln: Durch den hohen Wasserverlust wird viel Kalium mit ausgeschieden, welches schnell ersetzt werden muss.

• Magnesium

Schmerzhafte Muskelkrämpfe sind vor allem Sportlern bestens bekannt. Häufig ist die Ursache Magnesiummangel. Der Mineralstoff ist für die reibungslose Übertragung von Nervenimpulsen zuständig. Der Knochenaufbau wird ebenso von Magnesium vorangetrieben wie die Aktivierung zahlreicher Enzyme.

Nehmen Sie Vollgetreide, Beerenobst, Seefisch, Sonnenblumenkerne, Sesam, Haferflocken, Vollkornreis bzw. magnesiumreiches Wasser in Ihre Nahrung auf, und Sie sind ausreichend dagegen geschützt.

Spurenelemente

Mineralstoffe, deren Anteil an unserer täglichen Nahrung fast verschwindend gering ist, heißen Spurenelemente. Sie treten tatsächlich nur in »Spuren« in unserem Organismus auf, sind aber von entscheidender Bedeutung für unsere Gesundheit. Die wichtigsten Spurenelemente sind: Eisen, Jod, Fluorid, Selen, Zink und Kupfer.

● Eisen

Unter Eisenmangel leiden insbesondere Frauen, besonders während der Periode. Deutlich wird hier der enge Zusammenhang zwischen einer ausreichenden Eisenversorgung und der intakten Funktion unseres Blutkreislaufs. Zwei Drittel des Eisens in unserem Körper befinden sich im roten Blutfarbstoff (Hämoglobin). So ist es logisch, dass bei einem Blutverlust wie der Menstruation auch viel Eisen verloren geht. Eisen ist sowohl für die Blutbildung als auch für den Sauerstofftransport im Blut verantwortlich. Chronischer Eisenmangel äußert sich in Form einer Anämie (Blutarmut). Die Eisenmangelanämie gehört weltweit zu den häufigsten Mangelerscheinungen. Erste Symptome hiervon sind Müdigkeit, Konzentrationsschwächen oder eingerissene Mundwinkel. Besonders Frauen vor der Menopause sind deshalb häufig gut beraten, auf eisenhaltige Nahrung zu achten. Lieferanten sind: Fleisch (insbesondere dunkles), Eigelb, Hafer, Hirse, Fenchel, Mangold, Spinat, Trockenfrüchte und Rosinen. Leider kann der Körper das Eisen aus pflanzlichen Lebensmitteln nicht so gut verwerten wie das aus tierischen Lebensmitteln. Hier hilft ein Glas Vitamin-C-haltiger Saft zum Essen (zum Beispiel Orangensaftschorle), denn Vitamin C fördert die Eisenaufnahme.

Mein Tipp für Vegetarierinnen: Trinken Sie roten Traubensaft, dem Eisen zugesetzt wurde (gibt's in jedem Supermarkt).

• Fluorid

Fluorid stärkt Knochen und Zähne und führt bei mangelhafter Versorgung zu einem erhöhten Kariesrisiko. Da der Fluoridgehalt der meisten Lebensmittel sehr gering ist und auch das Trinkwasser in vielen Regionen keine ausreichende Konzentration an Fluorid aufweist, wird in etlichen Ländern das Leitungswasser fluoridiert (künstlich mit Fluorid angereichert). In Deutschland ist dies durch das bestehende Lebensmittelrecht verboten. Wenn daher das Leitungswasser in Ihrem Wohngebiet weniger als 0,7 mg/Liter Fluorid enthält (beim Gesundheitsamt erfragen), sollten Sie Speisesalz mit Fluoridzusatz oder fluoridreiches Mineralwasser verwenden.

Achtung!
Fluorid ist in höheren Konzentrationen giftig. Wenn in Ihrem Haushalt Babys oder Kleinkinder leben, die regelmäßig Fluoridtabletten zur Kariesprophylaxe bekommen, dürfen Sie deren Zähne nicht mit fluoridhaltiger Zahnpasta für Erwachsene putzen. Die Kleinen verschlucken zu viel Zahnpasta, was eine Fluoridüberdosierung zur Folge haben kann.

• Jod

Jod ist für die Funktion der Schilddrüse unverzichtbar. Häufige Mangelerscheinung ist der Jodmangelkropf. Durch eine falsche Versorgung kann es zu einer Schilddrüsenüber- oder -unterfunktion kommen. Zudem steigt bei mangelnder Einnahme während der Schwangerschaft das Risiko einer Fehlgeburt. Deshalb ist die gewissenhafte Versorgung des Körpers mit Jod in dieser Zeit besonders wichtig. Bester Jodlieferant ist der Seefisch. Aber auch Milch, Eier und natürlich Jodsalz sind Nährstoffquellen.

In Deutschland verzeichnet man ein Nord-Süd-Gefälle, was die Jodversorgung angeht. So sind Schleswig-Holsteiner durch die jodhaltige Meeresluft in der Regel besser versorgt als Menschen, die in Bayern leben. Per Gesetz sind heute sämtliche Jodzusätze in verpackten Fertiggerichten kennzeichnungspflichtig. Das gilt jedoch nicht für loses Brot und Brötchen beim Bäcker oder Wurstwaren vom Metzger – eine Situation, die vor allem für Jodallergiker und Menschen mit bestimmten Autoimmun-Erkrankungen der Schilddrüse problematisch ist. Auch durch die Jodierung des Tierfutters gelangt heute mehr Jod in unsere Nahrungsmittel (Milch, Eier, Fleisch) als früher. Nicht zu unterschätzen ist zum Beispiel auch die Wirkung einer Wattwanderung auf den Jodhaushalt.

• Kupfer

Kupfer ist zentraler Baustein einer ganzen Reihe von Enzymen. Einige von ihnen sind dafür zuständig, schädliche freie Radikale aus dem Körper zu schleusen. Außerdem spielt Kupfer eine wichtige Rolle beim Eisentransport im Blut. Chronischer Kupfermangel führt zu einer bestimmten Form von Anämie (Blutarmut), da das Eisen im Blut ohne Kupfer nicht gebunden werden kann. Weitere Mangelsymptome sind Pigmentstörungen der Haut. Nüsse, Krusten- und Schalentiere, Fische und nicht zuletzt Schokolade, Kakao und Tee stehen zur Wahl, um sich mit Kupfer zu versorgen.

Vorsicht ist geboten, wenn man isoliertes Kupfer (Tabletten) in Verbindung mit Zink und Eisen einnimmt. Ein hoher Anteil dieser beiden Stoffe verringert die Kupferaufnahme.

• Selen

Selen hilft bei der Entgiftung unseres Körpers. Des Weiteren bietet der Mineralstoff – gleich antioxidativen Vitaminen – Schutz vor freien Radikalen und hilft somit bei der Vorbeugung von Herzinfarkt, Krebs und Störungen des Immunsystems. Nach Meinungen der meisten Experten ist die Selenversorgung in Deutschland gerade so ausreichend. Da unsere Böden relativ selenarm sind, erfolgt die Aufnahme hauptsächlich über Fleisch, Fisch und Eier. Auch Vollgetreide, Kokosnüsse und Steinpilze sind gute Lieferanten. Vor einer zusätzlichen Selen-Einnahme in Tablettenform sollte unbedingt ein Arzt zu Rate gezogen werden, da eine erhöhte Selenzufuhr unter Umständen den Schilddrüsenstoffwechsel durcheinanderbringen kann.

• Zink

Zink hat entscheidenden Einfluss auf das Funktionieren unseres gesamten Immunsystems. Als Folge eines Zinkmangels kann es zu Infekten kommen, da Zink entscheidend an der Bildung von Antikörpern beteiligt ist. Deshalb erhöht sich im Krankheitsfall auch der Zinkbedarf. Auch für das Funktionieren verschiedener Hormone (Insulin, Wachstumshormone, Sexualhormone) wird Zink benötigt. Weitere typische Anzeichen einer Unterversorgung: Appetitlosigkeit, Haarausfall, brüchige Nägel, Hautentzündungen, Durchfall oder schlechte Wundheilung. Austern, Weizenkeime, Haferflocken, Edamer und Emmentaler Käse, Hülsenfrüchte, Sojabohnen sowie Eier und Rindfleisch schützen vor diesen Symptomen.

Vitamine

Durchweg positive Assoziationen verbinden wir mit Vitaminen: Sommerfrische Orangen, knackig grüner Salat oder leuchtendrote Tomaten stehen für Gesundheit und Fitness. Doch Vitamine sind längst nicht nur in Obst und Gemüse zu finden und ihre Funktionen sind weit gefächert.

Dreizehn Vitamine braucht der Mensch, denen allen gemein ist, dass sie essentiell sind – also dem Körper immer wieder zugeführt werden müssen, da er sie nicht selber produzieren kann. Einzige Ausnahme ist Vitamin D.

Viele Vitamine dienen dem Schutz vor Krankheiten, wie zum Beispiel Arteriosklerose und Krebs, und stärken außerdem unser Immunsystem. Und doch können Vitamine noch viel mehr. Sie sind kleine wichtige Helfer bei fast allen Körpervorgängen: beim Sehvorgang, bei der Bildung von Haut und Knochen, bei der Energiegewinnung und beim Zusammenspiel von Muskeln und Nerven.

Jedes einzelne Vitamin erfüllt dabei ganz bestimmte Aufgaben. Generell unterscheidet man fettlösliche und wasserlösliche Vitamine. Während unser Körper fettlösliche Vitamine (eine Weile) speichern kann, muss die Versorgung mit wasserlöslichen Vitaminen jeden Tag aufs Neue stattfinden.

Wo kommen die Vitamine her?

Ähnlich wie Menschen benötigen auch Pflanzen Schutz vor negativen Umwelteinflüssen (UV-Strahlung, Schadstoffe, Insekten). Die Natur weiß sich hier zu helfen: Pflanzen bilden in ihren Blättern, Keimlingen und Früchten u.a. Vitamine als Teil ihres

Abwehrsystems. Diese nehmen wir beim Verzehr pflanzlicher Nahrung auf. Doch auch tierische Lebensmittel (Milch, Fleisch) enthalten Vitamine, insbesondere B-Vitamine. Diese werden im Darm von Mikroorganismen gebildet und von den Tieren aufgenommen.

Mangelerscheinungen

Generell sind Krankheiten aufgrund von Vitaminmangel in unseren Breiten kaum noch zu finden. Auch wenn die tägliche Versorgung nicht immer ideal ausfällt, sind wir im Großen und Ganzen doch gut versorgt. So besteht unser Interesse an Vitaminen auch mehr in der Stärkung unseres Immunsystems und der Vermeidung von Krankheiten.

• Fettlösliche Vitamine

Fettlösliche Vitamine werden in den fetthaltigen Strukturen unseres Körpers benötigt (zum Beispiel in Zellmembranen). Im dort ansässigen Fett sind sie löslich und können ihre Wirkung entfalten. Es gibt vier fettlösliche Vitamine: A (Retinol), D (Calciferol), E (Tocopherol) und K (Phyllochinon). All diese Vitamine können nur verdaut werden, wenn eine kleine Menge Fett mitgegessen wird. Das ist der Grund, warum fettlösliche Vitamine natürlicherweise überwiegend in fetthaltigen Lebensmitteln zu finden sind. Das ist aber gleichzeitig auch der Grund, warum von einer extrem fettarmen Ernährung abzuraten ist. Praktischerweise kann unser Körper die fettlöslichen Vitamine eine Weile speichern, so dass wir den einen oder anderen Tag auf die Zufuhr verzichten können. Sind die Speicher allerdings voll, besteht hier auch die Gefahr einer Überdosierung, die vor allem bei Vitamin A gefährlich ist.

● Vitamin A (Retinol)

Nicht nur wer gut sehen möchte, sollte dafür sorgen, dass seinem Stoffwechsel ausreichend Vitamin A zur Verfügung steht. Retinol sorgt nämlich nicht nur für einen scharfen Blick, sondern beugt auch unschönen Hautkrankheiten wie Akne vor. Reines Vitamin A findet sich vor allem in tierischer Leber und Leberwurst.

Daneben gibt es jedoch eine ganze Reihe pflanzlicher Lebensmittel, die eine Vorstufe von Vitamin A enthalten: das sogenannte Betacarotin. Dieses wird im Körper zu Vitamin A umgewandelt, allerdings nur bei Bedarf, so dass eine Überdosierung ausgeschlossen ist. Zusätzlich zu den Vitaminfunktionen hat Betacarotin noch weitere gute Eigenschaften: Es schützt vor den zellschädigenden Angriffen freier Radikale. So wird angenommen, dass Betacarotin das Risiko verringert, an Lungen-, Speiseröhren- und Magenkrebs zu erkranken. Gute Quellen sind: dunkelgrüne Gemüsesorten (Grünkohl, Brokkoli, Mangold, Feldsalat) sowie alle rot-orangen Obst- und Gemüsearten (Aprikosen, Honigmelone, Kürbis, Möhren).

Achtung!
Vorsicht mit hohen Dosen Vitamin A (gilt nicht für Betacarotin) in der Schwangerschaft: Missbildungen und Fehlgeburten können die Folge sein. Innereien und konzentrierte Vitamin-A-Präparate mit Baby im Bauch besser meiden.

- Vitamin D (Calciferol)

Calciferol stärkt unsere Knochen und Zähne sowie unser gesamtes Immunsystem. Wichtig wird Vitamin D insbesondere im Kampf gegen Osteoporose (Knochenbrüchigkeit) im Alter und Osteomalazie (Knochenerweichung).

Kinder, die unter extremem Vitamin-D-Mangel leiden, bekommen Rachitis. Muttermilch enthält nicht genug Vitamin D, weshalb gestillte Säuglinge unbedingt zusätzlich ein entsprechendes Präparat bekommen sollten.

Gegenüber anderen Vitaminen zeichnet sich Vitamin D dadurch aus, dass der Körper es eigenständig produzieren kann. Dies geschieht in der Haut durch den Einfluss von UV-Licht. Ein Grund mehr, warum wir uns täglich mindestens eine halbe Stunde bei Tageslicht draußen im Freien aufhalten sollten.

Eier und Butter sind genauso Träger dieses Vitamins wie Fisch (Heringe, Forellen, Lachs, Sardinen), Leber und Pilze.

- Vitamin E (Tocopherol)

Vitamin E ist einer der wichtigsten Zellschutzstoffe für unseren Körper. Insofern verringert eine ausreichende Versorgung mit Vitamin E das Herzinfarkt- und Schlaganfallrisiko. Mangelt es hingegen an diesem Vitamin, können die unschönen Folgen Nerven- oder Muskelschäden sein, was aber äußerst selten vorkommt.

Davor schützen können Sie sich durch den Verzehr von Nüssen und Kernen und insbesondere durch die Verwendung von Pflanzenölen in Ihrer Küche. Auch getrocknete Weizen- und Roggenkeime sind reich an Vitamin E. Der Verzehr von mehrfach ungesättigten Fettsäuren (vgl. S. 136) führt zu einem erhöhten Bedarf an Tocopherol – was in der Praxis aber kein Problem darstellt, da Lebensmittel mit hohem Gehalt an mehrfach ungesättigten Fettsäuren in aller Regel auch viel Vitamin E enthalten. Die höchsten Werte hat Weizenkeimöl.

• Vitamin K (Phyllochinon)

Die gute Nachricht zuerst: Bei gesunden Erwachsenen wurde bislang noch kein ernährungsbedingter Vitamin-K-Mangel beobachtet. Allerdings können einige Medikamente, wenn sie längerfristig eingenommen werden (Antibiotika, Antiepileptika), den Bedarf erhöhen. Vitamin K ist sowohl für den Knochenaufbau zuständig als auch für die Blutgerinnung nach Verletzungen. Menschen, die thrombosegefährdet sind, bekommen deshalb so genannte Vitamin-K-Antagonisten (Gegenspieler des Vitamins), die das Blut künstlich flüssig halten. Auch ein echter Vitamin-K-Mangel äußert sich darin, dass das Blut nicht mehr richtig gerinnt. Ausreichend Vitamin K findet sich in allen grünen Blatt- und Kohlgemüsen. Auch in unserem Darm bilden einige Bakterien beträchtliche Mengen des Vitamins – ob wir diese verwerten können, ist allerdings noch unklar.

Wichtig für Neugeborene!

Da Vitamin K nur unzureichend von der Mutter durch die Plazenta zum ungeborenen Kind transportiert wird, können bei Neugeborenen und jungen Säuglingen gefährliche Blutungen (auch im Gehirn) auftreten.

In deutschen Kliniken bekommen Neugeborene deshalb direkt nach der Geburt zwei Milligramm Vitamin K oral verabreicht. Achten Sie als Mutter darauf, dass diese Prophylaxe innerhalb des ersten Lebensmonats (bis zur Vorsorgeuntersuchung U3) noch zweimal wiederholt wird.

- **Wasserlösliche Vitamine**
Im Gegensatz zu fettlöslichen Vitaminen kann der Körper diese Gruppe der Vitamine nicht speichern. Wir müssen uns also täglich neu damit versorgen. Überschüsse sind dabei nicht tragisch, sie werden einfach mit dem Urin ausgeschieden.

- Vitamin B_1 (Thiamin)
Das wasserlösliche Vitamin B_1 hilft Ihrem Stoffwechsel bei der Energiegewinnung und regt Gehirn und Nervenzellen an. Je höher Ihr Energieumsatz ist (zum Beispiel bei schwerer körperlicher Arbeit), desto mehr Thiamin benötigen Sie.

Sollten Sie an unerklärlicher Appetitlosigkeit, Konzentrationsschwäche oder Stimmungsschwankungen leiden, kann ein Thiaminmangel die Ursache sein. Besonders gefährdet sind Menschen, die regelmäßig viel Alkohol trinken.

Allein durch die Umstellung Ihrer Ernährung können Sie den unangenehmen Mangelsymptomen vorbeugen oder sie bekämpfen. Hülsenfrüchte, Haferflocken, Vollkorngetreide und -reis sowie Nüsse, Samen und insbesondere mageres Schweinefleisch (Filet, Muskelfleisch) liefern Ihrem Körper ausreichend Vitamin B_1.

- Vitamin B_2 (Riboflavin)
Das Vitamin ist ein Hans-Dampf-in-allen-Gassen, es wird an enorm vielen Stellen im Stoffwechsel benötigt. Gesundes Wachstum, schöne Haut und Haare, scharfes Sehen sind nur mit ausreichendem Vitamin B_2 möglich. Insbesondere in der Schwangerschaft, aber auch während schwerer Krankheiten und nach Operationen ist der Bedarf erhöht. Doch auch sonst führt ein Mangel zu Hautproblemen oder Entzündungen an Mund und

Zahnfleisch. Häufig haben Jugendliche einen latenten Vitamin-B_2-Mangel, dem durch regelmäßigen Verzehr von Milch und Milchprodukten, Fleisch, grünem Gemüse, wie Spinat und Erbsen, und Pilzen vorgebeugt werden kann.

Vollkornbrot, Milchprodukte, Hefe, Getreide, Nüsse, Pilze, Samen sowie Leber, Geflügel und Fisch (Seelachs, Makrelen) sind Wunderwaffen dagegen.

• Niacin (Nicotinsäure und Nicotinsäureamid) (Vitamin B_3)
Niacin gehört auch zur Gruppe der B-Vitamine (früher Vitamin B_3 genannt). Genau genommen ist Niacin der Oberbegriff für zwei Stoffe: Nicotinsäure und Nicotinsäureamid. Beide sind extrem wichtig bei der Verstoffwechselung von Fett, Kohlenhydraten und Eiweiß. Niacin stärkt außerdem Nerven und Herz und macht eine schöne Haut. Starker Niacinmangel löst »Pellegra« aus, eine gefährliche Krankheit, die mit schlimmen Hautveränderungen einhergeht – die allerdings hauptsächlich in Ländern auftritt, in denen die Menschen unter einer eiweißarmen Mangelernährung leiden.

Wer genug Eiweiß isst, braucht sich um seine Niacin-Versorgung keine Sorgen zu machen, denn der Körper kann dieses Vitamin aus einer Aminosäure selbst bilden. Ansonsten liefern Hühnchen, Seefische, Kartoffeln, Vollgetreide, Pilze und Röstkaffee den täglichen Niacin-Kick.

Achtung!
In zu hohen Mengen wirkt Niacin gesundheitsschädigend. Beruhigenderweise erreicht man diese Dosen jedoch nicht ausschließlich über die Nahrung. Seien Sie nur vorsichtig mit niacinhaltigen Vitaminpräparaten.

- Pantothensäure (Vitamin B$_5$)

Der Name ist Programm: »panthos« ist das griechische Wort für »überall«. Pantothensäure kommt praktisch überall in unserem Körper vor und ist dementsprechend von zentraler Bedeutung im Stoffwechsel. Glücklicherweise ist dieses Vitamin aber auch in fast allen Lebensmitteln enthalten, so dass eine Unterversorgung bei abwechslungsreicher Ernährung nicht auftritt. Eine Vorstufe der Pantothensäure, das Panthenol (auch Dexpanthenol genannt), wird häufig Hautcremes und Salben zugefügt. Panthenol wird in der Haut in Pantothensäure umgewandelt, diese beruhigt die Haut, wirkt heilend und sorgt für eine bessere Hautfeuchte.

- Vitamin B$_6$ (Pyridoxin)

Pyridoxin ist ein klassisches B-Vitamin mit vielen guten Wirkungen auf Nerven und Psyche. Bei häufiger Niedergeschlagenheit, negativen Gedanken oder depressiven Verstimmungen lohnt sich der Versuch, verstärkt pyridoxinhaltige Lebensmittel zu essen. Auch steigt der Bedarf bei hohem Eiweißkonsum. Sportler, die Eiweißpräparate nutzen, sollten gleichzeitig auch Fleisch, Fisch, Kartoffeln, Avocados, Bananen und Weizenkeime in ihren Speiseplan einbauen. Ebenso Schwangere und Kinder im Wachstum.

- Folsäure (Vitamin B$_9$)

Folsäure ist ein sehr empfindliches Vitamin – sicher auch ein Grund, warum latenter Folsäuremangel durchaus häufiger vorkommt. Vor allem Frauen mit Kinderwunsch und Schwangere sollten zusätzlich ein Folsäurepräparat einnehmen, da es bei einer Unterversorgung zu Missbildungen am Fötus kommen kann. Folsäure wird für die Zellbildung und Zellteilung gebraucht, zur

Blutbildung und für alle Wachstums- und Entwicklungsprozesse. Ein Folsäuremangel führt in erster Linie zu Blutarmut, die besonders schwer ist, wenn gleichzeitig auch ein Eisenmangel vorliegt. Eine weitere sehr wichtige und erst in den letzten Jahren entdeckte Aufgabe von Folsäure ist die Bekämpfung von Homocystein im Blut (vgl. unten). Versorgen Sie sich mit Folsäure, in dem Sie viel dunkelgrünes Gemüse essen (schonend gegart!), außerdem Jogurt, Quark, Käse, Eier, Hühnchen, Weizenkeime, Vollgetreide, Nüsse, Erdbeeren, Orangen, Weintrauben und Kirschen.

Achtung!
Homocystein ist eine gefährliche Aminosäure. Ein hoher Homocystein-Wert im Blut gilt als erheblicher Risikofaktor für Arteriosklerose, Herz-Kreislauf-Krankheiten und Herzinfarkt. Folsäure und Vitamin B_{12} als Gegenspieler sind in der Lage, dieses Zellgift unschädlich zu machen.

• Vitamin B_{12} (Cobalamin)
Cobalamin ist das einzige wasserlösliche Vitamin, das im Körper gespeichert werden kann. Es wird von Mikroorganismen hergestellt, deshalb findet es sich hauptsächlich in tierischen Lebensmitteln (Camembert, Hering, Muscheln, Eier, Fleisch). In pflanzlichen Produkten kommt es nur vor, wenn diese eine Bakteriengärung durchgemacht haben, wie zum Beispiel Sauerkraut. Strenge Veganer können daher in einen Mangel rutschen. Auch wer zu Magengeschwüren neigt sowie ältere Menschen mit chronischen Magenschleimhautveränderungen sind gefährdet, da für die Aufnahme von Cobalamin ein bestimmter Stoff gebraucht wird, der in der Schleimhaut des Magens gebildet wird. An Vita-

min B$_{12}$ kann man sehen, wie sehr Vitamine im Stoffwechsel miteinander vernetzt sind: Vitamin B$_{12}$ aktiviert die Folsäure, sodass beide bei der Blutbildung und dem Abbau von Homocystein quasi Hand in Hand arbeiten.

• Vitamin C (Ascorbinäure)

Von der Ascorbinsäure – der wohl prominentesten Vertreterin der Vitamine – hat wohl jeder schon mal gehört. Fast scheint sie ein Synonym für Gesundheit zu sein. Wer greift bei aufkommenden Erkältungen nicht gern mal zum Glas Orangensaft oder lässt eine heiße Zitrone Wunder wirken? Und tatsächlich stärkt Vitamin C unser Immunsystem, sorgt für eine schöne, gesunde Haut und dient – wie alle antioxidativen Vitamine – auch dem Zellschutz. Bei einem Mangel geht dieser Schutz verloren, und wir werden anfälliger für Infekte, sind ständig müde, Wunden heilen nur langsam. Wer dies vermeiden möchte, ist also gut beraten, nicht nur ab und an zu Vitamin-C-reichem Obst (Zitrusfrüchte, Beeren) oder Gemüse (Paprika, Brokkoli, Rosenkohl, Kohlrabi) zu greifen. Speziell für Raucher ist die Versorgung mit Vitamin C wichtig, da der natürliche Bedarf unter Nikotineinfluss noch steigt.

Freie Radikale: Was ist das eigentlich?

Freie Radikale sind sehr reaktionsfreudige Verbindungen, die permanent unsere Zellen schädigen. Antioxidative Vitamine bekämpfen diese freien Radikale im Körper.

• Biotin

Sie wissen schon: Biotinmangel ist äußerst selten. Nur wenn Sie über einen längeren Zeitraum mehrere rohe Eier am Tag essen (aber wer tut das schon!?), kommen Sie in die Gefahr einer Unterversorgung, da ein im Eiklar enthaltener Stoff das Biotin bindet, sodass der Körper es nicht aufnehmen kann. Außerdem gibt es Menschen, denen ein bestimmtes biotinspaltendes Enzym fehlt. Dieser Mangel äußert sich direkt im Neugeborenenalter mit Entwicklungsstörungen und schuppigen Hautausschlägen und kann nur mit einer lebenslangen Biotinzufuhr in Tablettenform behoben werden. Gute natürliche Lieferanten sind Hülsenfrüchte, Pilze, Eier und Haferflocken. Biotin wirkt als Schönheitsvitamin, sorgt für feste Fingernägel, gesunde Haut und Haare.

• **Sekundäre Pflanzenstoffe**

Neben den Vitaminen und Mineralstoffen in Pflanzen (= primäre Pflanzenstoffe) erregt eine weitere Gruppe von Inhaltsstoffen seit einigen Jahren immer mehr das Interesse der Wissenschaft: die so genannten sekundären Pflanzenstoffe. Man kennt heute einige tausend verschiedene sekundäre Pflanzenstoffe – u. a. Carotinoide, Flavonoide, Saponine, Phytoöstrogene, Glucosinolate –, wahrscheinlich gibt es insgesamt aber erheblich mehr. Diese Substanzen dienen den Pflanzen als Farbstoffe, Schutzstoffe gegen Fressfeinde und UV-Licht sowie zur Wachstumsregulierung. Und sie kommen auch uns Menschen zugute: Experten gehen inzwischen davon aus, dass sekundäre Pflanzenstoffe vor Tumorerkrankungen und Herz-Kreislauf-Problemen schützen.

So wirken Flavone und Flavonole aus Äpfeln und schwarzem bzw. grünem Tee vorbeugend gegen Brustkrebs, auch Glucosinolate in Kohlgemüse aktivieren offenbar Anti-Krebs-Enzyme, ebenso wie die Sulfide in Zwiebeln oder Knoblauch. Phytosterine in Nüssen hemmen die Aufnahme von Cholesterin im Darm, und Flavonoide scheinen zudem eine Wirkung auf unsere Blutgefäße zu haben, indem sie sie entspannen (Blutdrucksenkung) und Ablagerungen an den Gefäßwänden entgegenwirken.

Um in den Genuss dieser segensreichen Eigenschaften der sekundären Pflanzenstoffe zu kommen, ist allerdings ein Verzehr von mindestens 3 bis 5 Portionen Obst und Gemüse täglich nötig. Und: Sekundäre Pflanzenstoffe scheinen nur im Verbund mit allen anderen Inhaltsstoffen der Pflanze zu wirken.

Das heißt, künstliche Nahrungsergänzungsmittel bringen nichts – wer in den Genuss der guten Wirkungen der sekundären Pflanzenstoffe kommen will, muss echte Äpfel oder Tomaten essen.

Was esse ich?

Ich probiere in der Küche gern und viel aus – ganz klar – , aber im Laufe der Zeit haben sich bei mir so ein paar Basis-Lebensmittel herauskristallisiert, die ich immer wieder einsetze, weil ich sie für besonders wertvoll halte. Von diesen Lebensmitteln möchte ich Ihnen hier ein bisschen vorschwärmen. Sie schmecken mir besonders gut, da ich weiß, wie viele gesundheitliche Pluspunkte sie mir bieten und die Kombinationsmöglichkeiten mit allen möglichen anderen Lebensmitteln sind unerschöpflich – so entstehen immer neue Gerichte.

Meine Top-13-Liste der wichtigsten Lebensmittel mit besonders hoher Nährstoffdichte

So, nach diesem Ausflug in die graue Theorie – die nicht unwichtig ist – kann es wieder praktisch werden: Darf ich Ihnen meine Lieblingslebensmittel vorstellen? Die Dinge, von denen ich nie genug kriegen kann, weil sie echte Kraftpakete darstellen und von allem das Beste haben? Hier meine persönliche Top-13-Liste.

1. Haferflocken
2. Weizenkeime
3. Quinoa
4. Kartoffeln
5. Brokkoli
6. Tomaten
7. Sprossen
8. Aprikosen
9. Beeren
10. Naturjogurt
11. Rapsöl
12. Seefisch
13. Algen

Tipp!
Heften Sie sich diese Liste an Ihren Kühlschrank, damit Sie sie ständig vor Augen haben und zum Verzehr verführt werden.

1. Haferflocken

Schon unsere Urahnen wussten Hafer zu schätzen. Man kochte ihn und hatte damit eine ausgezeichnete Ernährungsgrundlage. Heute werden aus Hafer unter anderem Haferflocken gewonnen: Gereinigte Haferkörner werden gedämpft und in einem so genannten Quetschstuhl zu Flocken gedrückt. Es entstehen Energiespender, die prallvoll mit gesunden Stoffen sind: hochwertiges Eiweiß (mehr und besseres Eiweiß als in anderem Getreide), ungesättigte Fettsäuren sowie Vitamine (B_1, B_6 und E). Außerdem enthalten Haferflocken den Schleimstoff Lichenin (gut bei Magen-Darm-Erkrankungen) sowie Eisen, Kalzium und Magnesium und reichlich Ballaststoffe. Letztere helfen mit, Ihre Verdauung anzuregen und Ihren Cholesterinspiegel zu senken.

Haferflocken sind in der Regel Vollkornprodukte. Im Müsli unterstützen sie Sie bei Ihrem gesunden und vor allem kraftvollen Start in den Tag. Aber auch als gekochter Brei (Haferflocken mit Milch, Hafer- oder Sojamilch aufkochen und ausquellen lassen), den Sie mit Obst garnieren können (Beeren zum Beispiel), sind sie sehr schmackhaft.

Im Handel finden Sie Großblatt- und Kleinblattflocken sowie Instantflocken. Während man Erstere meist nur fürs Müsli verwendet, bieten sich Kleinblatthaferflocken und Instantflocken auch zum Binden von Suppen, Saucen und Eintöpfen an. Aber auch beim Backen von Brot oder Gebäck gelangen sie zur Verwendung. Instantflocken werden aus Hafermehl hergestellt und lassen sich zudem zum Panieren von Gemüse, Fleisch oder Fisch einsetzen.

2. Weizenkeime

Der Weizenkeim ist sozusagen der Embryo eines Weizenkorns. Aus ihm würde der Keimling wachsen, wenn man das Korn in die Erde legen würde. Bei der Herstellung von weißem Auszugsmehl wird der fetthaltige Weizenkeim vom stärkehaltigen Mehlkörper des Korns abgetrennt. Die Weizenkeime werden getrocknet und zerkleinert und gelangen als kleine Flocken in den Handel.

Wenn Sie den Abschnitt über Vitamine und Mineralstoffe aufmerksam gelesen haben, ist Ihnen vielleicht aufgefallen, dass Weizenkeime dort außerordentlich häufig genannt werden. In der Tat sind Weizenkeime Vitalstoffbomben. Sie steigern die Abwehrkraft, spenden Energie und erhöhen die Ausdauer. Spitzensportler wissen diesen Effekt schon lange zu nutzen.

Seit ich jeden Morgen mein Müsli mit zwei Esslöffeln Weizenkeimen – die Flocken schmecken neutral – esse, habe ich viel seltener Erkältungen und bin viel vitaler. Sie bekommen Weizenkeime in Naturkostläden und Reformhäusern. Übrigens: In Weizenvollkornprodukten ist der Keim samt seiner guten Inhaltsstoffe mit enthalten.

Tipp!
Zwei Teelöffel Weizenkeimöl decken den Tagesbedarf eines Erwachsenen an Vitamin E. Dieses Vitamin schützt vor einer Schädigung durch freie Radikale.

3. Quinoa

Quinoa ist wie Amaranth eine Pseudozerealie. Das heißt, die Pflanze bildet stärkehaltige Samen, sie zählt aber nicht zum Getreide. Sie wächst in den Hochtälern der Anden. Einzigartig an Quinoa ist, dass die Körner alle lebenswichtigen Aminosäuren enthalten und einen hohen Lysingehalt (Lysin ist ansonsten häufig Mangelware) aufweisen. Von den großen Mengen an Vitaminen, Mineralstoffen und Spurenelementen und Omega-3-Fettsäuren, die sonst nur in Fisch vorkommen, gar nicht zu reden. Zu Recht wird sie »Gold der Inkas« genannt. Hätten Sie nichts anderes, könnten Sie mit diesem Wunderkorn alles bekommen, was ihr Körper braucht.

Quinoa wird wie Reis gekocht und ist rasch gar. Sie ist als Beilage, Zugabe zu Suppen oder Eintöpfen bzw. zur Herstellung von süßen und herzhaften Aufläufen geeignet (vgl. S. 238). Quinoa kann aber auch zu Mehl gemahlen, gepoppt und gekeimt werden. Vor dem Kochen gut waschen, um die Bitterstoffe zu entfernen. Wegen der Bitterstoffe ist Quinoa nicht für Säuglinge und Kleinkinder geeignet.

4. Kartoffeln

Die Karriere der Kartoffel verlief wellenförmig. Nachdem sie zeitweise als Omagemüse verschrien war und ihr fälschlicherweise sogar viele Kalorien zugeschrieben wurden, ist sie mittlerweile wieder hoch im Kurs. Auch bei mir. Kartoffeln liebe ich in jeder Zubereitungsform, wobei ich natürlich den gesünderen den Vorzug gebe – in der Regel. Stärke, Ballaststoffe, hochwertiges Eiweiß, so gut wie kein Fett, Vitamine B und C sowie Mineralstoffe wie Kalium und sekundäre Pflanzenstoffe zeichnen diesen Energieträger aus. Mit einer Portion Kartoffeln können Sie fast Ihren ganzen Bedarf an essentiellen Aminosäuren decken. Tun Sie noch ein Ei dazu, ist die Versorgung komplett. Kartoffeln enthalten 80 Prozent Wasser – zerstören Sie diesen Vorteil nicht, indem Sie zu viel Fett für die Zubereitung verwenden. Es gibt eine Menge Möglichkeiten. Meine Lieblingsrezepte stelle ich Ihnen vor (vgl. S. 208 ff.).

5. Brokkoli

Dieses grüne Kohlgemüse steckt voller gesundheitsfördernder Substanzen. Manche sagen sogar Brokkoli sei eine Heilpflanze. Auf jeden Fall rangiert er ganz oben auf der Liste der Gemüsesorten, die vor Krebs schützen. Die Vitamine C und E sowie das Provitamin A helfen gegen freie Radikale, Sulforaphan wirkt gegen krebserregende Stoffe und auch gegen Kater ist Brokkoli eine Wunderwaffe. Andere Kohlgemüse enthalten ähnliche Stoffe, so dass Kohl grundsätzlich sehr zu empfehlen ist. Falls er in Ihrer Küche mittlerweile ein stiefmütterliches Dasein fristet, holen Sie ihn zurück und probieren Sie neue leichtere Rezepte damit aus (vgl. S. 218, 224, 229). Kohl ist kalorienarm und ballaststoffreich, er lässt sich schnell zubereiten und braucht – entgegen den Empfehlungen Ihrer Mutter – garantiert keinen Speck, um richtig lecker zu schmecken.

Tipp!
Reichlich Eisen macht Brokkoli gerade für Frauen zu einem Gemüse, das Sie oft genießen sollten. Auch bei Periodenbeschwerden soll er helfen.

Tipp!
Brokkoli und Tomate bilden ein unschlagbares Team, gerade was ihre vorbeugende Wirkung gegen Krebs anbelangt. Zusammen sind sie mindestens doppelt so stark.

6. Tomaten

Die Tomate ist der Deutschen liebstes Gemüse – gut so! Tomaten enthalten eine Fülle gesunder Inhaltsstoffe und viel Wasser, was sie zu einer sehr kalorienarmen Frucht macht. Hauptaugenmerk liegt derzeit auf dem Lycopin in Tomaten, einem sekundären Pflanzenstoff, der möglicherweise unser Erbgut vor oxidativen Schäden schützt und damit krebsvorbeugend wirkt. Je reifer eine Tomate, desto mehr Lycopin enthält sie. Erhitzen und Verarbeiten fördert zudem für uns die Verwertbarkeit des Lycopins. Das liegt daran, dass der Pflanzenstoff relativ fest in den Zellen der

Tomate eingebaut ist und diese erst durch Wärme oder Pürieren aufgebrochen werden, so dass das Lycopin verfügbar ist.

 Achtung!
Die Tomate ist eine Ausnahme: In diesem Fall ist gekocht ausnahmsweise besser als roh.

Weil die Tomaten so gut schmecken und echte kleine Kraftwerke sind, habe ich immer welche im Haus. Im Sommer munden sie am besten – ohne Zweifel. Aber auch mit Dosenprodukten lässt sich Hervorragendes zaubern. Fastfood im besten Sinne. Meine Tomatensauce zeigt Ihnen, wie schnell ein tolles Gericht zubereitet werden kann (vgl. S. 232).

7. Sprossen
Sprossen sind gekeimte Pflanzensamen, die Ihnen eine Ladung Gesundheit liefern, wie Sie sie geballter nicht bekommen können. Denn in den Samen schlummert Leben. Wenn Sie Wasser, Sauerstoff, Licht und Wärme an die Samen lassen, lässt die Natur das Beste entstehen, was sie zu bieten hat: Keimlinge. In diesen Keimlingen wird alles gebildet, was die Pflanze zum Wachsen braucht – Aminosäuren, Glucose, Provitamin A, Vitamin-B-Komplex, Vitamin C, Vitamin E, Enzyme – und die Mengen dieser Inhaltsstoffe werden von Tag zu Tag größer. Außerdem enthalten Sprossen wichtige Mineralstoffe wie Kalzium, Magnesium, Eisen und Zink.

Sprossen sind somit eine exzellente Vitalkost und den meisten Gemüsen in der Nährstoffdichte weit überlegen. Sie bekommen die Samen in kleinen Tütchen in Reformhäusern oder Bioläden. Hier eine kleine Auswahl, was sich alles keimen lässt: Mungo-

bohnen, Alfalfa, Linsen, Sojabohnen, Kresse, Rettich, Bockshornklee, Leinsamen, Senf, Quinoa, Buchweizen. Achten Sie darauf,
dass die Samen nicht chemisch vorbehandelt sind.

8. Aprikosen

Aprikosen haben's in sich. Kein anderes Obst liefert so viel
Betacarotin. Außerdem enthalten Aprikosen den sekundären
Pflanzenstoff Quercetin, ein potenter Fänger von freien Radikalen, der auch das Dickdarmkrebsrisiko senken soll. Ebenfalls
in messbaren Mengen in Aprikosen vorhanden: Salicylsäuren,
die antibakteriell wirken und somit Krankheitskeime abtöten
können. Durch Niacin werden die Nerven gestärkt, Folsäure regt
die Blutbildung und Zellerneuerung an. Haut und Haar werden
kräftiger.

Und wenn Sie diese Argumente nicht überzeugen, dann vielleicht ihr wunderbares Aroma? Leider gibt es die frischen Aprikosen nicht zu jeder Jahreszeit. Greifen Sie deshalb oft zu den
getrockneten, die enthalten alle Inhaltsstoffe in konzentrierter
Form. Sie haben auch dreimal so viele Ballaststoffe wie die frischen. Außerdem machen sie satt und fördern die Verdauung.
Am besten haben Sie immer eine Tüte in Ihrer Süßigkeitenschub-
lade. Die ideale Alternative zur Schokolade und ein wunderbarer
Snack.

9. Beeren

Mir macht es im Sommer besondere Freude, über den Markt zu
gehen, die Farben wahrzunehmen und die Düfte einzuatmen,
auszuwählen und zu probieren. Zu den besonders verlockenden Angeboten zählen die Beeren, seien es Blaubeeren, Himbeeren oder natürlich Erdbeeren. Ich kombiniere sie mit Salat, mixe

Sprossen: Vitalität von der Fensterbank

Ein Weckglas reicht, ein spezielles Keimgerät ist nicht unbedingt nötig. Probieren Sie es beim ersten Mal mit Alfalfa-Samen, das klappt garantiert. Zwei gehäufte Esslöffel Samen in einer Schale einen halben Tag einweichen (große Samen wie Linsen oder Bohnen über Nacht). Die eingeweichten Samen in einem Sieb waschen und ins Glas geben. Dieses mit einem dünnen Mulltuch verschließen, auf den Kopf stellen (so dass überschüssiges Wasser ablaufen kann) und einen Tag im Dunkeln lagern. Ab dem zweiten Tag das Weckglas wieder dem Licht, aber nicht der direkten Sonne aussetzen. Die Keime täglich zweimal gründlich spülen, damit sich kein Schimmel bildet und die Samen Sauerstoff bekommen. Bei 21 °C brauchen die Sprossen fünf bis sieben Tage. Dann können Sie sie ernten.

Für den Einsatz von Sprossen gibt es 1001 Möglichkeiten. Über Salat, im Müsli, auf Brot, als Füllung, über Suppen, in Quark und Dips – ich bin sicher, Sie finden noch viel mehr Variationen. Denken Sie daran: Bei warmen Gerichten die Sprossen erst am Schluss über die Speisen geben. Und heben Sie sie nie lange auf – nicht mehr als zwei Tage, und zwar im Kühlschrank.

sie mit Milch zu Shakes oder gebe sie übers Müsli. Ich genieße sie auch einzeln: abwechselnd verschiedene Sorten, wie Köstlichkeiten aus einer Schachtel Pralinen.

Ihr aromatischer Geschmack ist aber nur die eine Sache. Ich weiß, dass sie mir guttun, weil sie so viele gesundheitsfördernde Stoffe enthalten: Anthocyane, die Farbpigmente der blauen und roten Früchte, sind gut für das Herz-Kreislauf-System, die Gelenke, die Augen, die Haut und auch für die Funktion der Nieren. Sie haben die Fähigkeit, freie Radikale im Körper zu binden. Pektin bindet Giftstoffe und hilft dem Magen, und der hohe Gehalt an Vitamin C macht Beeren zu wahren Abwehrexperten.

10. Naturjogurt

Das Angebot an Jogurt ist riesig. Jeder Supermarkt führt unzählig viele Sorten. Dabei ist der Einfachste der Beste: Naturjogurt ohne irgendwelche Zusätze. Geben Sie frisches Obst, Fruchtpüree oder Honig dazu, und Sie haben einen superleckeren Gesundheitsspender.

Zur Herstellung von Jogurt wird Milch mit Milchsäurebakterien »geimpft«. Diese wandeln den Milchzucker in Milchsäure um. Dadurch wird die Milch dick, und der entstandene Jogurt schmeckt leicht säuerlich. Die Milchsäurebakterien stärken unsere Darmflora und damit unser ganzes Immunsystem. Auch der Entstehung von Krebszellen im Darm wird vorgebeugt.

Was ist von dem Werbewort »probiotisch« zu halten?

Probiotische Jogurts gelten als die »besseren« Jogurts. Die Hersteller fügen zusätzliche Bakterien hinzu, die die Jogurts noch gesünder machen sollen. Ob das »mehr« an Bakterien tatsächlich ein zusätzliches Plus für das Immunsystem ist, konnte bisher noch nicht eindeutig bewiesen werden. Viele Wissenschaftler erachten herkömmliche Naturjogurts als genauso gut.

Jogurt enthält außerdem viel Kalzium. Wichtig für uns Frauen – aber auch für Männer –, weil Osteoporose ab einem bestimmten Alter zum Problem werden kann. Wer keine Milch mag oder verträgt, für den ist Jogurt die perfekte Alternative. Lactobazillen und Bifidobakterien sind in allen milchsauer vergorenen Lebensmitteln enthalten: in Sauerkraut, Roter Beete, Salzgurken, Dickmilch, Kefir. Sie sollen sogar helfen, die Folgen eines feucht-fröhlichen Abends abzumildern.

11. Rapsöl

Kalt gepresst muss es sein, dann besitzt Rapsöl all die Stoffe, die es so wertvoll machen: Omega-3-Fettsäuren, wie zum Beispiel die Alpha-Linolensäure (mehr als in Olivenöl), Omega-6-Fettsäuren, Vitamin E und Carotinoide. Durch das günstige Verhältnis der Fettsäuren ist Rapsöl ein Segen für das Herz-Kreislauf-System und die Gefäße. Natives (naturbelassenes) Rapsöl hat eine kräftige, goldgelbe Farbe und schmeckt nussig. Je heller das Rapsöl in der Flasche ist, desto weniger Eigengeschmack hat es und desto mehr ist es chemisch bearbeitet. Kaltgepresstes Rapsöl bekommen Sie in Bioläden und gut sortierten Supermärkten.

Olivenöl kontra Rapsöl

»Jedem das Seine« könnte man hier sagen. Olivenöl enthält größere Mengen der mehrfach ungesättigten Fettsäure »Ölsäure«, die in der Lage ist, gezielt den schlechten LDL-Cholesterinspiegel zu senken. Rapsöl dagegen weist hohe Gehalte an mehrfach ungesättigten Omega-3- und Omega-6-Fettsäuren auf. Stehen diese im Verhältnis 1:2, wie es im Rapsöl der Fall ist, bieten sie einen perfekten Gefäßschutz. Lassen Sie also Ihren Geschmack entscheiden: Beide Öle sind uneingeschränkt zu empfehlen.

---

12. Seefisch

Die allgemeine Regel lautet: zwei Fischmahlzeiten pro Woche. Doch sollten es unbedingt Seefische sein, die Sie dabei in die Pfanne hauen (oder in den Topf tun). Kabeljau, Seelachs, Schellfisch und Co. sind nämlich unsere wichtigsten natürlichen Jodquellen.

Keine Angst auch vor den fetten Vertretern der Zunft: Hering, Makrele und Tunfisch bieten nämlich noch ein weiteres Plus für unsere Gesundheit. Sie enthalten viele Omega-3-Fettsäuren, die das Blut dünnflüssig halten und so vor Verklumpungen der Blutplättchen und somit vor Herzinfarkt schützen.

Achtung!

150 Gramm fetter Seefisch wie Hering haben schon einen nachweisbaren gefäßschützenden Effekt. Jod nehmen wir zu einem großen Teil aus Fisch auf. Essen Sie wenig Fisch, greifen Sie zu jodiertem Speisesalz, um einen Ausgleich zu schaffen.

13. Algen

Algen sind gesundheitsfördernde Multitalente: Sie enthalten viele verschiedene Nährstoffe in großen Mengen und übertrumpfen damit die meisten anderen Lebensmittel. Fast die ganze Palette an Vitaminen findet sich in Algen, außerdem jede Menge Mineralstoffe und hochwertiges Eiweiß. Algen enthalten sogar mehr Betacarotin als Möhren, und die Glutaminsäuren in den Meeresfrüchten regen die Gehirntätigkeit an. Darüber hinaus sind Algen die Jodquelle schlechthin. Achten Sie jedoch auf die Höchstverzehrmengen, die auf den Packungen angegeben sind.

Besonders geschätzt werden Algen in der asiatischen Küche, weil man dort seit Jahrhunderten um ihren hohen Nährwert weiß. Und auch Sie sollten es mal damit probieren. Denn so reich an Nährstoffen Algen sind, so arm an Fett und Kalorien sind sie auch. Zudem dämpfen Makroalgen durch Alginat (entspricht der Zellulose in Landpflanzen), welches in unserem Magen ein Gel entstehen lässt, Hungergefühle.

Insbesondere für Vegetarier eignen sich Algen zur nahrungsergänzenden Nährstoffversorgung. Wer Algen ausprobieren möchte, sollte zu Arame-Algen greifen. Sie schmecken mild und brauchen nicht lange gekocht zu werden. Wer den salzigen Meergeschmack von Braunalgen nicht mag, kann Süßwasseralgen verwenden. Spirulina und Chlorella sind die bekanntesten, es sind jodfreie Mikroalgen, das heißt, man kauft sie als Pulver und kann sie zum Beispiel in Brot- oder Nudelteig einarbeiten.

Nori-Algen sind den meisten von ihrem Besuch im Sushi-Restaurant ein Begriff. Insgesamt gibt es jedoch zirka 160 verschiedene Algenarten und unzählige Möglichkeiten, sie in den Speiseplan zu integrieren. Sie lassen sich als Würzmittel, als Beigabe in Suppen und Saucen sowie zu Nudeln oder in Salaten genießen.

Kaufen können Sie Algen in Asien- oder Bioläden, meist in getrockneter Form. Vor dem Kochen gründlich waschen und eine Viertelstunde in kaltem Wasser einweichen.

Abends eher Eiweiß

Traditionell besteht »Abendbrot« hierzulande aus Brot sowie Wurst und Käse. Die Kombination mit Brot ist jedoch, wenn sie abends verzehrt wird, zum Schlankbleiben nicht wirklich gut geeignet. Ein Vorurteil, das es an dieser Stelle zu widerlegen gilt, besagt: Warme Mahlzeiten am Abend sind Dickmacher.

Mein Rat für Sie: Nehmen Sie abends verstärkt eiweißreiche Mahlzeiten (Fisch, Fleisch, Käse plus Gemüse, Salat) zu sich. Dadurch kreist nachts kein Insulin mehr im Körper, und der Stoffwechsel stellt auf Fettabbau um. Das Resultat werden Sie merken: Obwohl man am Vorabend ausgiebig gegessen hat, erwacht man am nächsten Morgen mit flacherem Bauch und Hunger.

Mein Rat lautet also: »Abends eher Eiweiß.« Denn ich bin grundsätzlich vorsichtig mit Formulierungen wie »immer« oder »machen Sie es stets so«. Abends kalt – das ist in vielen Familien Tradition, auch bei meinen Eltern gab es früher immer kaltes Abendbrot. Aber ich verlagerte das Kochen, aus organisatorischen Gründen, immer häufiger auf den Abend. Das ergab sich automatisch so in unserem Familienleben, denn abends sind alle da. Auch wenn viele Leute heute noch immer aufschreien: »Ach nein, abends, das macht ja immer so dick, wenn man abends warm isst.« Ein echtes Vorurteil. Eine schlanke Linie hat überhaupt nichts damit zu tun, ob man warm oder kalt isst, und in dem Fall ist es sogar eher umgekehrt: Abends kochen macht schlank.

Also, wenn Sie abends eiweißlastig essen wollen, dann greifen Sie eher zu warmen Sachen wie einem Stück Fisch mit Salat. Sie können den Käse ja schließlich nicht pur essen, das wäre zumindest ein bisschen gewöhnungsbedürftig. Da ist es dann wohl eher ein Stück Fleisch mit Salat und Gemüse oder eine leckere Hühnchenpfanne mit Brokkoli und Nüssen zum Beispiel. Verfechter der Insulintheorie folgen diesen Grundsätzen natürlich sehr extrem, indem sie sagen »gar keine Kohlenhydrate«. Solch ein radikales Vorgehen halte ich persönlich aber auch wieder für übertrieben.

In unserer Familie essen wir zum Beispiel sehr gern abends gegrillten Fisch, zu dem ich immer einen großen Salat mache, und dazu serviere ich in der Regel ein Baguette. Man muss ja nicht gleich sieben Scheiben davon essen. Die Regel lautet einfach: Weniger vom Baguette, mehr vom Fisch. Und wenn Sie das tun, davon bin ich überzeugt, spüren Sie den Effekt auch bald.

Man merkt, wie der Körper morgens die Verdauung abgeschlossen hat. Keine beschwerenden Altlasten vom Tag zuvor sind mehr vorhanden. Man fängt wieder bei Null an, das Spiel kann von Neuem beginnen. Falls Sie Interesse an einem kleinen Merksatz zu diesem Thema haben, würde ich es folgendermaßen formulieren: »Achten Sie darauf, abends verstärkt die eiweißreichen Mahlzeiten zu essen und die kohlenhydratreichen Nudeln eher zum Mittag zu sich zu nehmen.«

Aufs Insulin kommt es an

Dr. med. Detlef Pape hat gemeinsam mit Dr. med. Rudolf Schwarz, Helmut Gillessen und dem Sportwissenschaftler Elmar Trunz-Carlisi ein Ernährungsprinzip entwickelt und in dem Buch »Abnehmen im Schlaf« zusammengefasst. Ihr Credo: Solange Insulin in der Blutbahn kreist, kann der Körper kein Gramm Fett abbauen. Das heißt, Sie müssen Ihren Blutzuckerspiegel im Lot halten. Die einfache Formel:

- Morgens Kohlenhydrate, damit die »Stoffwechselmaschine« anspringt.

- Mittags dürfen Sie essen, worauf Sie gerade Lust haben.
- Abends ist hauptsächlich Eiweiß angesagt.

Die Autoren empfehlen: drei Hauptmahlzeiten in drei bzw. fünf-stündigem Abstand, dazwischen keine Snacks. Auf diese Weise haben Sie zwischen den Mahlzeiten und auch nachts einen niedrigen Insulinspiegel und können Fett abbauen. Langjährige Studien konnten zeigen, dass Übergewichtige auf diese Weise schlanker wurden, ohne dass sie hungern mussten.

So weit, so gut. Die Theorie stimmt, und die Autoren haben mit Sicherheit Erfolge mit der Methode. Mir persönlich sind allerdings drei Mahlzeiten am Tag zu wenig. Die Vorgabe, dass man dazwischen nichts essen darf, geht schon wieder sehr in Richtung Verzicht und Diätregeln.

Ich rate Ihnen daher unbedingt zu Zwischenmahlzeiten, aber zu solchen, die eben kein oder nur wenig Insulin locken. Das sind: sämtliche Gemüse und auch alle weniger süßen Obstsorten. Der fruchteigene Zucker, die Fructose, wird ohne Insulin verstoffwechselt. Reife Bananen sind natürlich tabu. Essen dürfen Sie jedoch Käse, Naturjogurt, Milch, Nüsse oder ein Ei. Das heißt nun aber nicht, dass Sie ständig etwas knabbern sollen, sondern den Tag zum Beispiel so gestalten könnten: Frühstück – 2,5 Stunden Essenspause – Snack – 2,5 Stunden Essenspause – Mittagessen – 2,5 Stunden Essenspause – Snack – 3 Stunden Essenspause – Abendessen.

Glukagon – der Gegenspieler des Insulins

Wollen Sie es genau wissen? Hier die wissenschaftliche Erklärung für den Effekt: Wenn der Insulinspiegel fällt, schüttet die Bauchspeicheldrüse das Hormon Glukagon aus. Glukagon hat die Aufgabe, den Blutzuckerspiegel anzuheben bzw. konstant zu halten und gleichzeitig Energie bereitzustellen. Für Ersteres baut das Glukagon die Zuckerspeicher in der Leber ab. Den zweiten Job erledigt das Hormon, indem es vermehrt Fettsäuren aus dem Fettgewebe freisetzt. Unterstützt wird Glukagon dabei besonders im Schlaf vom Wachstumshormon sowie den Schilddrüsenhormonen, die beide ebenfalls Fettgewebe zur Energiegewinnung abbauen.

---

20 kleine Tipps mit großer Wirkung für die Praxis

Probieren Sie von meinen Tipps immer mal einen aus. Sie müssen nicht alle auf einmal in die Tat umsetzen, sondern nutzen Sie nach und nach einfach immer mehr Ernährungsvorteile für sich:

1. Gewöhnen Sie sich an, jeden Morgen als Allererstes ein Stück Obst – noch vor dem Frühstück – zu essen, die Obstsorte spielt hierbei keine Rolle.

2. Suchen Sie sich zwei weitere Stücke Obst aus, die Sie im Laufe des Tages verzehren wollen.

3. Essen Sie jeden Tag mit dem Mittagessen eine Portion rohes Gemüse – entweder Salat oder Rohkost – und jeden Tag mit dem Abendessen eine Portion gekochtes Gemüse. Wahlweise auch umgekehrt: mittags etwas Gekochtes und abends etwas Rohes. Sollte es Pizza geben, stellen Sie sich zusätz-

---

lich etwas Gemüsiges bereit. Und natürlich erst den Salat essen und dann die Pizza, damit der Salat nicht zum Schluss stehen bleibt. So ist Ihr Magen schon mal mit den hochwertigen Lebensmitteln versorgt und danach können Sie schlemmen.

4. Verwenden Sie beim Kochen und Braten möglichst keine Butter oder Bratfett, sondern nur kaltgepresstes, natives Pflanzenöl. Achten Sie darauf, dass Sie das Fett nicht zu stark erhitzen. Es darf niemals anfangen zu qualmen.

5. Nehmen Sie aufs Brot lieber Butter statt Margarine. Letztere ist oft stark verarbeitet und enthält mitunter ungesunde Fettsäuren.

6. Kaufen Sie Vollkornbrot – das gibt es auch fein gemahlen, für alle, die keine Körner mögen oder vertragen.

7. Verwenden Sie Vollkornnudeln statt Eiernudeln. Und falls Sie die so gar nicht mögen, dann greifen Sie zu »Pasta semola«, zu hellen Nudeln aus Hartweizengrieß. Der ist weniger ausgemahlen als helles Mehl.

8. Ersetzen Sie beim Kuchenbacken die Hälfte des Mehls durch Vollkornmehl und nehmen Sie ein Viertel weniger Zucker, als im Rezept angegeben ist. Sie werden sehen: Der Kuchen schmeckt trotzdem, und keiner wird's merken.

9. Verwenden Sie Naturreis und Wildreis statt polierten weißen Reis.

10. Greifen Sie zum Salzen zu Jod- oder Meersalz.

11. Trinken Sie mindestens einmal in der Woche ein großes Glas selbst gepressten Saft (zum Beispiel aus Möhren, Orangen, Äpfeln oder Roter Beete).

12. Wenn Sie fertige Fruchtsäfte für Schorle kaufen, dann nur zu 100 Prozent reinen Saft nehmen, nie Konzentrat.

13. Softdrinks wie Limonade oder Cola sind keine Getränke, sondern Süßigkeiten! Deshalb nur auf Partys oder zu besonderen Anlässen genießen und auch dann nicht literweise.

14. Zu jedem Glas Alkohol ein Glas Wasser trinken. Dann steigt Ihnen der Alkohol nicht so schnell zu Kopf, und Sie sparen Kalorien.

15. Kaufen Sie Gemüse und Obst nicht in Dosen, sondern nehmen Sie Tiefkühlware, falls Sie einen Vorrat anlegen wollen.

16. Verwenden Sie Fertiggerichte wirklich nur im Notfall und wenn Sie überhaupt keine Zeit zum Kochen haben. Das sollte die absolute Ausnahme bleiben.

17. Wenn Sie verarbeitete Lebensmittel kaufen, lesen Sie die Zutatenliste genau und entscheiden Sie dann, ob Sie das wirklich alles essen möchten.

18. Ziehen Sie frische Kräuter und Sprossen auf der Fensterbank in der Küche und geben Sie davon reichlich ins Essen. Gesundheit und Genuss kommen dann zusammen.

19. Probieren Sie neue Lebensmittel aus: Quinoa (vgl. S. 163), Amaranth, Algen (vgl. S. 171), Sprossen (vgl. S. 166), Jogurt aus Schafsmilch, Pastinaken etc.

20. Essen Sie nie Reste Ihrer Kindern oder anderer Familienmitglieder! Den übrig gebliebenen Kartoffeln o. Ä. ist es völlig egal, ob sie im Mülleimer landen oder in Ihrem Bauch. Fühlen Sie sich dafür nicht zuständig.

Die Bausteine des Iwan-Prinzips, die ich Ihnen bis hierher vorgestellt habe, begleiten mich und meine Familie den ganzen Tag. Aber Sie werden feststellen, bald werden Sie so routiniert damit umgehen, dass Sie nicht weiter darüber nachdenken müssen. Pläne sind unnötig. Merken Sie sich einfach erst mal, von was Sie ganz viel brauchen und ebenso die Dinge, mit denen Sie geizig umgehen müssen oder mehr noch: extrem geizig.

So mache ich das auch, wenn ich mein Essen zusammenstelle. Dann gucke ich in meinen Kühlschrank und prüfe: Was kann man jetzt mit diesen drei Gemüsesorten machen? Passen da besser Nudeln zu oder Reis? Ich gehe also immer vom Grünzeug aus und kombiniere dann mit weiteren Bausteinen. Lassen Sie Ihrer Fantasie freien Lauf und diese auf keinen Fall von Fertiggerichten einschränken.

Warum Trinken so wichtig ist

Zur Basis einer gesunden Lebensweise gehört nicht nur eine ausgewogene Ernährung, sondern auch ein vernünftiges Trinkverhalten. Warum genau aber ist Trinken so enorm wichtig? Knapp gesagt, weil Trinken den Stoffwechsel ankurbelt und den Körper bei Entgiftung und Entschlackung unterstützt.

Es ist daher empfehlenswert, sich stets mit ausreichend Flüssigkeit zu versorgen. Denn wenn Sie bemerken, dass Ihre Lippen, Ihr Mund oder Rachen trocken sind, ist es meist schon zu spät. Dann herrscht in Ihrem Körper bereits Flüssigkeitsmangel. Die Folgen: Die Organe werden mit zu wenig Sauerstoff und anderen Nährstoffen versorgt, was zu Schwindel, Konzentrationsschwierigkeiten, Muskelkrämpfen, Kopfschmerzen oder gar Erbrechen führen kann. Lassen Sie also aus diesem Grund erst gar keinen Durst aufkommen, sondern trinken Sie vorbeugend und regelmäßig. Am besten haben Sie immer etwas in Ihrer Nähe.

Einer der besten Durstlöscher ist – wie nicht anders zu vermuten – Wasser. Unser Lebenselixier, wie ich es schon im ersten Kapitel nannte, versorgt uns mit vielen notwendigen Mineralien, spendet Energie, hält den Stoffwechsel in Gang und strafft bei regelmäßigem Konsum sogar die Haut! Ein wahrer Alleskönner! Deshalb sollte Wasser eine große Rolle in Ihrem Ernährungsplan spielen – nicht nur als Getränk, sondern auch in den Nahrungsmitteln.

Wasser löscht nicht nur den Durst

Wussten Sie eigentlich, dass Wasser nicht nur ein Mittel gegen einen trockenen Hals ist, sondern gleichzeitig auch Kalorien verbrennt?

Dr. Michael Boschmann vom Deutschen Institut für Ernährungsforschung hat bereits 2004 eine Studie veröffentlicht, in der das Wassertrinken als Kalorienkiller entdeckt wurde. Neben den bekannten Vorteilen – Wasser ist ein gesunder Durstlöscher und Magenfüller – steigert es ganz automatisch noch den Energieverbrauch im Körper.

Es gibt also einen Zusammenhang zwischen der Wasseraufnahme, dem Stoffwechsel und dem Energiehaushalt. Ein halber Liter Wasser soll laut Studie von Dr. Boschmann den Energieumsatz kurzzeitig um 20 Prozent steigern. Der stets gültige Ratschlag, dass das Trinken von Wasser so gesund sei, weil dieses

Getränk wenig Kalorien hat und ein schnelles Sättigungsgefühl erzeugt, wird nun erweitert um den Aspekt der Kalorienverbrennung. Ist das nicht eine günstige Neuigkeit? Nutzen Sie die Vorteile von Wasser als sinnvolle Ergänzung Ihres Ernährungsprogramms. Wichtig: Kaltes Wasser trinken!

Wenn es ums Trinken geht, ist also Unmäßigkeit erlaubt. Sie sollten aber schon über den Tag verteilt Ihre Ration Flüssigkeit zu sich nehmen und nicht erst abends auf dem Sofa, ansonsten können Sie die Segnungen nicht voll und ganz ausschöpfen.

Prüfen Sie den Status quo!

Überlegen Sie mal: Wie viel haben Sie heute schon getrunken? Wenn Sie einige Tage über Ihr Trinkverhalten (was und wie viel?) Buch führen, erkennen Sie entweder, dass Sie Ihren Körper ausgewogen mit Flüssigkeit versorgen oder dass Sie enormen Nachholbedarf haben. Dann sollten Sie schnellstens etwas ändern und neue Rituale in Ihren Alltag einbauen.

Keine Sorge: Ich möchte nicht mit erhobenem Zeigefinger auf Sie einreden – ich hoffe diesen Eindruck hatten Sie sowieso an keiner Stelle dieses Buches –, sondern Ihnen nur einige hilfreiche Tipps geben, die Ihnen bei der Kontrolle oder der Bestätigung Ihres Trinkverhaltens von Nutzen sein können. Die Tagesmenge sollte insgesamt bei ungefähr zwei Litern liegen, unter besonderen Umständen – wie nach dem Sport oder bei großer Hitze – darf es auch mehr sein.

Zehn Regeln, damit Sie mehr trinken

1. Beginnen Sie den Tag mit einem Glas Wasser. So kommt Ihr Darm in Schwung und die Flüssigkeitsverluste der Nacht werden ausgeglichen. Nach der ayurvedischen Regel sollte das Wasser lauwarm sein, dann wird der Darm besonders angeregt.

2. Stellen Sie sich Ihre Tagesration sichtbar ins Blickfeld, damit Sie stets daran erinnert werden, wie viel Flüssigkeit Sie noch zu sich nehmen wollen.

3. Wenn Sie mehrmals am Tag etwas trinken, kann Ihr Körper die Flüssigkeit besser nutzen, als wenn Sie einmal am Tag ganz viel trinken.

4. Nehmen Sie sich überall etwas zu trinken mit hin, sei es ins Büro, zum Shoppen, zum Sport oder für eine längere Auto- bzw. Bahnfahrt.

5. Wie bereits in den Kapiteln 1 und 2 erwähnt, dämpft ein Glas Wasser vor jeder Mahlzeit das Hungergefühl, und Sie sind schneller satt – Heißhungerattacken bleiben aus. Nicht jedes Hungergefühl muss mit fester Nahrung gestillt werden. Dem wirkt auch ein Glas Wasser entgegen. Trinken Sie also zunächst einen großen Schluck, warten Sie dann fünf Minuten, ehe Sie zu einem Snack greifen.

6. Trinken fällt leichter, wenn man eine gewisse Abwechslung ins Spiel bringt. Sie müssen nicht ausschließlich Wasser zu sich nehmen, auch Saftschorlen, Früchte- oder Kräutertees gleichen den Flüssigkeitshaushalt aus.

7. Ja, Sie dürfen auch Kaffee trinken – und am besten zu jeder Tasse ein Glas Wasser dazu.

---

8. Benutzen Sie große Gläser, die beispielsweise eine Füllmenge von 1/2 Liter haben. Wenn Sie eines davon geleert haben, wurde bereits ein Viertel des Tagesbedarfs gedeckt. Interessant: Aus großen Gläsern trinkt man automatisch mehr.

9. Beachten Sie, dass Sie weniger Flüssigkeit zu sich nehmen, wenn Sie weniger essen. Wer also Essen reduziert, der sollte entsprechend auch mehr trinken, damit der Flüssigkeitsbedarf ausgeglichen wird.

10. Wenn kein Rat nützt, stellen Sie sich einfach einen Wecker und erinnern Sie sich so ans Trinken. Sie werden sehen, nach einer Weile werden Sie den nicht mehr brauchen.

Diese Ratschläge werden Sie sicher zu einem gesunden Mehr an Flüssigkeit führen. Denn Trinken ist eine wichtige Nebensache. Sie werden bald merken, dass die zusätzliche Flüssigkeit Ihnen mehr Energie verschafft. Viel ist also gut. Was genau aber können Sie bedenkenlos trinken und was besser nur in Maßen?

• Stilles Mineralwasser oder Leitungswasser

Besitzt eine negative Kalorienzahl, denn jedes Glas Wasser verbrennt zusätzlich Energie. Es ist erfrischend und zu einem sehr niedrigen Preis zu erhalten. Leitungswasser enthält zwar weniger Mineralien als Mineralwasser – wie der Name schon sagt –, aber es ist in keinem Fall gesundheitsschädlich. Im Gegenteil: Die Qualität von Trinkwasser unterliegt viel strengeren Kontrollen als die von Mineralwasser. Zudem: Ohne Kohlensäure lässt sich Wasser leichter konsumieren.

- **Mineralwasser mit Kohlensäure**

Kann unbedenklich in großen Mengen getrunken werden, da die Vorzüge denen des stillen Wassers entsprechen. Allerdings verträgt nicht jeder Mensch die Kohlensäure darin.

- **Wasser mit Zitrone**

Eine ausgepresste Zitrone kommt auf einen Liter Wasser. Dieses Getränk können Sie warm oder kalt zu sich nehmen. Neben dem hohen Vitamin-C-Gehalt besitzt Zitrone keine Kalorien und zudem regt die Säure den Stoffwechsel an. Besonders im Sommer herrlich erfrischend, wenn Sie noch ein paar Blätter frische Minze hineingeben.

- **Wasser mit Frucht- oder Gemüsesäften**

Der Zuckeranteil von Obstsäften ist hoch. Durch die Zugabe von Wasser verringert sich dieser hingegen wieder. Am besten geeignet ist ein Mischverhältnis von eins zu zwei (ein Teil Saft, zwei Teile Wasser). Da solche Schorlen dank ihrer sehr verschiedenen Sorten eine hohe Geschmacksvielfalt aufweisen, können sie durchaus in Ihrem Trinkplan berücksichtigt werden. Schließlich soll auch Trinken Abwechslung bringen. Außerdem sind Säfte vitaminreich, vor allem wenn sie frisch gepresst sind.

- **Milch**

Dient dem Körper als wichtiger Eiweiß- und Kalziumlieferant. Doch auch fettreduzierte Milch enthält noch relativ viel Energie (Kalorien), ist als regelmäßiger Durstlöscher also ungeeignet. Milch ist eher den Lebensmitteln zuzuordnen. Beziehen Sie sie also ins Kochen mit ein und trinken Sie ab und zu ein Glas fettarme Milch. Zu empfehlen ist auch ein Glas Buttermilch, denn diese enthält weniger Fett, erfrischt und stillt den Durst – besonders im Sommer. Mit pürierten Erdbeeren etwa ein super Powerdrink.

• Kräutertees
Bieten ebenso wie Säfte viel Geschmacksspielraum, haben keine Kalorien und bringen noch ein weiteres großes Plus mit: Sie besitzen zum Teil heilende Wirkung. Beispielsweise hilft Salbeitee bei Magen- und Darmschwierigkeiten sowie Halsentzündungen, Thymiantee lockert festsitzenden Husten. Kräutertees sind also doppelt gesund. Aber bitte keinen Zucker reintun!

• Kaffee und schwarzer Tee
Haben beide eine anregende Wirkung und sollten deshalb nicht literweise getrunken werden – vor allem nicht, wenn Sie einen empfindlichen Magen haben. Das Gerücht, Kaffee und Tee entziehen dem Körper Flüssigkeit, ist inzwischen als solches enttarnt. Wer daran gewöhnt ist, darf Kaffee und Tee als Getränke mitzählen. Machen Sie es einfach wie Italiener oder Österreicher, denn in den Kaffeehäusern dort wird zum Kaffee immer ein Glas Wasser gereicht.

• Limonaden
Sind nichts anderes als viel Zucker in ein bisschen gefärbtem Wasser mit Kohlensäure aufgelöst. Leere Kalorien, die den Insulinspiegel hochjagen – Finger weg!

• Alkohol
Alkoholische Getränke sind Genussmittel, die zwar nicht den Durst löschen, aber für den Moment sehr entspannend wirken.

Ich genieße dieses angenehme Gefühl gern am Abend nach einem anstrengenden Tag in der Redaktion. Ein Gläschen Wein – gerade Rotwein – wirkt auch gesund auf die Herzfunktion und ist durchaus erlaubt.

Wissen sollten Sie allerdings, dass Alkohol erstens sehr kalorienreich ist (fast so wie Fett) und zweitens die Fettverbrennung unterbindet. Beides nicht unbedingt günstig, wenn man schlanker werden möchte.

Wo kaufe ich ein?

Meine Philosophie in Sachen »Richtig einkaufen« lautet ganz klar: Regional ist besser. Denn je länger Lebensmittel lagern, je länger sie transportiert werden, desto mehr Nährstoffe werden zerstört. Regional gekauft bedeutet: erstens frische Ware und zweitens Produkte der Saison. So kommen wir gar nicht in Versuchung, mitten im Winter Tomaten zu kaufen.

Schön ist es, wenn man einen Händler hat, zu dem man eine persönliche Beziehung aufbaut, in der ganz ehrlich über Qualität geredet werden kann. Ein Gemüsehändler muss wissen, worauf man Wert legt. Dann passiert es auch mal umgekehrt, dass er einem erzählt: »Wissen Sie, was heute gekommen ist, sehr frisch ...« Denn wenn er was gutes Neues hat, kann man sicher sein, dass er darauf hinweist. Eine solch gute Beratung macht einem die gute Ernährung leichter. Sie eröffnet Raum für Inspiration und bringt auch mal Variation in den Küchenplan.

Das bedeutet für mich: Ich brauche nicht unbedingt einen dezidierten Einkaufszettel. Für die Basics schon, aber alles andere sollte mich anlachen. Was sieht lecker aus? Wenn ich finde, dass die Sachen eben nicht erntefrisch wirken, dann kaufe ich sie nicht. Dann ändere ich lieber den Speiseplan und überlege, vom Angebot ausgehend, ganz schnell neu. Für mich ist Einkaufen dynamisch. Seitdem ich so einkaufe, habe ich dabei einfach weniger Stress. Ich konnte mich selbst entlasten.

Das Allerschlimmste waren für mich immer Großeinkäufe. Wenn man danach nach Hause kommt, ist man eine Dreiviertelstunde damit beschäftigt, das Zeug im Haus zu verstauen. Irgendwann habe ich für mich beschlossen: Die Strategie muss geändert werden. Seitdem gehe ich häppchenweise einkaufen. Auch wenn ich von Zeit zu Zeit nicht drum herumkomme, den Supermarkt aufzusuchen, verbinde ich Einkaufen in der Regel doch mit positiven Erlebnissen: mit kommunikativen und neuen Erfahrungen. Und nicht selten mit neuen Rezepten, die mir die Händler verraten.

Lassen Sie liefern

Sie sind berufstätig, haben Mann und Kinder, einen Haushalt und vielleicht noch einen Hund – auf jeden Fall genug um die Ohren – und das Einkaufen der benötigten Lebensmittel findet häufig im Schnellverfahren – nebenbei auf dem Heimweg kurz vor Ladenschluss – statt? Das kenne ich! Und ich fand's immer äußerst unbefriedigend und auch stressig. Deshalb lasse ich inzwischen einen Großteil unserer Lebensmittel liefern. Viele Bioläden und auch Bauernhöfe bieten ein so genanntes Gemüse-kisten-Abo an. Der Kunde gibt an, wie viele Personen in seinem Haushalt essen und bekommt jede Woche eine entsprechende Menge frisches Obst und Gemüse frei Haus. Je nach Saison variiert die Zusammenstellung natürlich. Bei den meisten Anbietern können Sie jedoch Sorten, die Sie überhaupt nicht mögen, ausschließen.

Auch Eier, Milch, Jogurt, Brot und Butter kommen inzwischen auf diese Weise ins Haus, was mich wirklich enorm entlastet. Und das mit gutem Gewissen: Denn der Lieferservice bedient auf einer Tour Dutzende von Haushalten. Wenn die alle einzeln mit dem Auto zum Laden fahren würden, wär's für die Umwelt viel belastender. Schauen Sie ins Internet. Dort finden Sie inzwischen auch viele Anbieter, die Ihnen Lebensmittel plus passende Rezepte ins Haus bringen.

Ihre besten Verbündeten: Kühlschrank und Vorratsschrank

Warum denn das, werden Sie jetzt vielleicht fragen. Ganz einfach: Was dort nicht drin ist, kann Sie auch nicht in Versuchung bringen. Als Hausfrau ist man ja ständig in einer Art Zwickmühle. Einerseits braucht man genügend Vorräte für unangemeldeten Besuch, plötzliche Hungerattacken der halbwüchsigen Söhne und andere Eventualitäten – wenn andererseits aber keiner dieser Notfälle eintritt, bleibt man sprichwörtlich auf dem ganzen Zeug sitzen. Was nicht weiter tragisch ist, wenn plötzlich ganz viele Möhren, Zucchini und Kartoffeln verbraucht werden müssen. Aber wenn Sahne weg muss, weil das Haltbarkeitsdatum erreicht ist oder einen im Schrank die Doppelpackung Schokokekse anlacht, die irgendwie niemand essen wollte, dann ist die Wahrscheinlichkeit groß, dass diese Dinge am Ende doch wieder nur auf den eigenen Hüften landen.

Deshalb mein Rat: Wenn Sie anfällig sind für süße und sahnige Verführungen, schauen Sie schon beim Einkaufen genau hin. Kaufen Sie nichts, nur damit irgendetwas im Haus ist. Falsche Ernährung fängt häufig mit falschem Einkaufen an. Mag sein, dass die Doppelpackung Schokokekse im Verhältnis preiswerter ist als eine einzelne Packung. Aber mit dieser Ersparnis kaufen Sie auch eine doppelt so große Versuchung.

Ist es das wert? Ich finde nicht. Natürlich gibt es in meinem Haushalt auch Schokokekse. Aber unser Süßigkeitenschrank ist nie prall gefüllt. Der Inhalt reicht zum Naschen, aber nicht zum Darüberherfallen. Sahne für den Vorrat friere ich übrigens ein – genauso wie Kuchen, Brot, Butter etc., so dass sich im Kühlschrank immer nur das befindet, was wir in den nächsten Tagen auch sicher verbrauchen werden. Und zur Not haben viele Supermärkte ja heutzutage glücklicherweise bis 22.00 Uhr geöffnet.

Abgesehen von diesen mengenmäßigen Überlegungen, gibt es aber auch ein paar Dinge, die bei mir gar nicht ins Haus kommen: Chips, Flips, Pommes frites, Fertigsaucen, Sahnedesserts, Sprühsahne, Cola und Limonade zum Beispiel. Kann man alles ab und an mal essen oder trinken – auf einer Party zum Beispiel –, aber eben nicht bei mir zu Hause. Okay, mein Mann bringt ab und zu eine Tüte Chips mit – aber wenn die leer ist, gibt's keinen Nachschub.

Also denken Sie daran: Sie selbst bestimmen nicht nur, was sich in Ihren Schränken an Essbarem befindet, sondern vor allem auch, was *nicht* vorhanden ist. Und Letzteres ist eine sehr einfache und effektive Art, sich selbst und die Familie vor schlechtem Essverhalten im Alltag zu schützen.

Lassen Sie sich nicht für dumm verkaufen!

Neulich stand ich im Supermarkt an der Kasse, hinter mir wartete
eine Frau mit ihrem Sohn. Der Junge hatte ein Glas Marmelade in
der Hand und sagte plötzlich zu seiner Mutter: »Guck mal, Mama,
da ist gar kein Fett drin.« Erstaunt drehte ich mich um, auch die
Mutter schaute etwas überrascht, woraufhin der Junge bekräftigte:
»Steht auf dem Etikett!« Und tatsächlich stand ein entsprechender
Werbespruch auf dem Etikett dieses Marmeladenglases. Nun
nehme ich an, die meisten von Ihnen wissen, dass Marmelade aus
Früchten und Zucker gemacht wird. Also wie, bitte schön, soll
dort Fett reinkommen? Marmelade enthält natürlich nie Fett, was
die Hersteller aber nicht davon abhält, diesen Umstand besonders
zu bewerben. Damit wir dummen Verbraucher glauben, eine besonders gesunde Marmelade gekauft zu haben.

Unverpackte Lebensmittel richtig aufbewahren

Die folgende Tabelle gibt Ihnen einen Überblick über die optimalen Lagerbedingungen verschiedener, unverpackter, frischer Lebensmittel.

Blattgemüse (Salat, Spinat)	wenige Tage im Kühlschrank, Obst- und Gemüsefach
Fruchtgemüse (Paprika, Tomate, Aubergine, Gurke), Samengemüse (Erbsen, Bohnen)	wenige Tage dunkel und kühl, nicht im Kühlschrank
Wurzelgemüse (Sellerie, Möhren, Kohlrabi)	8 Tage im Kühlschrank, Obst- und Gemüsefach, Ausnahme Bohnen (s. o.)

Beerenobst	2–3 Tage im Kühlschrank, Obst- und Gemüsefach
Südfrüchte, unreife Zitrusfrüchte	kühl, aber nicht im Kühlschrank
Äpfel und Birnen	Äpfel 3–5 Monate, Birnen 1–2 Monate bei Lagertemperaturen nicht über 5 °C, dunkel, luftig; Birnen sind extrem ethylenempfindlich – nicht gemeinsam mit Äpfeln lagern!
Brot, frisch	Weizenbrot: 1–2 Tage, Vollkornbrot: 5–6 Tage im Brotkasten oder Steintopf
Kartoffeln, kleine Mengen	wenige Wochen in der Korb- oder Holzkiste, trocken, kühl, luftig
Kartoffeln, große Mengen	6–8 Monate in der Kartoffelhorde (spezielle Kiste zur Kartoffellagerung), Lattenrost, dunkel, luftig, 5–10 °C, 80–90 % relative Luftfeuchte
Fisch, frisch	bis 1 Tag im Kühlschrank, kälteste Stelle 0–4 °C
Fleisch, roh	1–2 Tage im Kühlschrank, kälteste Stelle 0–4 °C

Hackfleisch, roh	max. 8 Stunden im Kühlschrank, kälteste Stelle 0–4 °C
Hähnchen, roh	1–2 Tage im Kühlschrank, kälteste Stelle 0–4 °C

(Quelle: Nestlé-Ernährungsstudio)

Übrigens: Äpfel, Birnen und auch reife Tomaten scheiden das Reifungsgas Ethylen aus. Dadurch werden zum Beispiel Bananen, die daneben liegen, schneller braun. Der Effekt lässt sich aber auch nutzen: Legen Sie unreife Früchte wie harte Kiwis oder Aprikosen zu reifen Äpfeln oder Birnen in die Obstschale.

Die gehören nicht in den Kühlschrank:

- Avocados
- Auberginen
- Gurken
- Grüne Bohnen
- Kartoffeln
- Kürbis
- Paprika
- Tomaten
- Zucchini
- Ananas
- Bananen
- Guaven
- Mangos
- Papayas
- Passionsfrüchte
- Zitrusfrüchte
- Melonen

Bio oder nicht?

Meine klare Antwort lautet: So viel Bio wie möglich. So einfach ist das. Ich weiß, viele wenden ein, das sei sehr teuer. Biologische Lebensmittel sind auch teurer, das ist keine Frage. Ich glaube aber, wer sich ernsthaft mit gesunder Ernährung beschäftigt, der kommt früher oder später an den Punkt, an dem er sich selbst fragt: Wie müssen qualitativ hochwertige Lebensmittel produziert werden? Die Anbauverbände, die in den Bioläden angeboten werden (wie Demeter, Bioland, Naturland) haben sehr strenge Auflagen, was Pflanzendünger und Futter für die Tiere angeht. Ich persönlich finde das gut und wichtig. Aber natürlich haben diese Produkte ihren Preis. Deshalb halte ich die Bio-Lebensmittel, die zurzeit in vielen Supermärkten und Discountern angeboten werden (Füllhorn, BioBio etc.) und die nach der nicht ganz so strengen EG-Bio-Verordnung hergestellt werden – trotz aller Einwände eingefleischter Ökos – für einen guten Einstieg.

Hier müssen »nur« 95 Prozent der Inhaltsstoffe aus biologischem Anbau kommen. Die Schwierigkeit dabei ist die Kontrolle, da die Überprüfung in Händen der Anbauländer liegt. Und wenn nun beispielsweise einzelne Zutaten aus Ungarn oder Rumänien kommen, wissen wir hier natürlich nicht: Wie wird da was kontrolliert? Aber ich halte Biolabels aus dem Supermarkt trotzdem für eine gute Möglichkeit, auf preiswertem Wege an ökologische Lebensmittel herangeführt zu werden. So lassen sich Qualitätsbewusstsein und Preiswürdigkeit unter einen Hut bringen. Außerdem: Der sehr viel intensivere Geschmack ist es allemal wert. Probieren Sie es aus!

Biologischer Anbau

Der biologische Anbau hat natürlich viel mehr Aspekte als nur gesundheitliche. Zum Beispiel kommt der Umweltschutz hinzu. Auch Genmanipulation ist in diesem Zusammenhang ein wichtiges Stichwort. Besonders die Umweltschutzorganisation Greenpeace engagiert sich in diesem Bereich sehr stark und bietet, wie ich finde, wertvolle Informationen für alle, die sich mit dem Thema intensiv beschäftigen wollen.

Eindeutig beantworten, was genmanipulierte Lebensmittel in unserem Körper auslösen, kann heute niemand. Vielleicht ist alles nicht so schlimm, wie wir es uns in unseren Alpträumen ausmalen, aber ich persönlich will kein Risiko eingehen. Eine Entscheidung, die jeder für sich selber fällen muss.

 Tipp!
www.greenpeace.de/themen/gentechnik/

Bio ganz einfach – Obst und Gemüse selber ziehen

Im Sommer, wenn es die herrlichen Beeren gibt, fröne ich dem Genuss. Die kleinen Kraftwerke der Natur bieten so viele Vitamine und Mineralien, dass ich sie wie Pralinen genieße und mir zu meinem Müsli auf der Zunge zergehen lasse. Seit meine Kinder auf der Welt sind, haben wir einen Himbeerstrauch im Garten. Jetzt züchten wir unsere Köstlichkeiten selbst und können ohne Einschränkung genießen. Sollten Sie die Möglichkeit haben, versuchen Sie's mal mit Selbstpflanzen – das geht auch auf dem Balkon. Oder nutzen Sie die Möglichkeit beim Bauern, sich die Früchte selbst zu pflücken.

Offen sein für Neues und Reiseerinnerungen konservieren

Urlaub und Reisen heißt für mich neue Erfahrungen mit fremden Speisen machen. Ein Stückchen davon möchte ich mir auch immer mit nach Hause nehmen. Andere Leute bringen Kaffeetassen als Souvenir mit, ich bringe immer irgendetwas Essbares mit. Es ist mir ein Bedürfnis, ein Stück Italien oder Griechenland in den Alltag zu retten. Mitgebrachte Lebensmittel sind immer etwas Besonderes. Man behandelt sie sehr liebevoll, weil man weiß, die Ressourcen sind begrenzt. Wenn diese Flasche Olivenöl leer ist, habe ich keine mehr davon. Deshalb schätze ich sie besonders wert.

Abgesehen davon nutze ich auch sonst jede Gelegenheit – zu Hause, auf Reisen, in Geschäften oder auf Märkten –, mir Lebensmittel anzuschauen, auch wenn ich nichts kaufen will. Ich bin immer offen für Neues und liebe die Bereicherung. Das ist für mich ein echtes Stück gelebte Esskultur.

Hunger ist ein schlechter Einkaufsführer

Sie kennen diese Warnung sicher schon: Ein leerer Magen verführt einen zu Unsinnigem. Bevor Sie also zum Einkaufen aufbrechen, essen Sie eine Banane, nehmen Sie eine kleine Müsli-Zwischenmahlzeit zu sich oder greifen Sie zu zwei Knäckebroten. Dann sehen Sie die Angebote mit anderen Augen!

Was koche ich?

Mir ist es wichtig, dass Sie so viel über Lebensmittel wissen, damit Sie mit meinen Bausteinen wie selbstverständlich umgehen. Bald werden Sie nicht mehr in dieses Buch schauen müssen. Vielleicht nur noch, um sich in dieser oder jener Frage zu vergewissern oder sich einfach wieder etwas ins Gedächtnis zu rufen. Vielleicht brauchen Sie aber am Anfang etwas mehr Hilfestellungen. Und so möchte ich Sie durch ein paar Rezepte überzeugen, die Sie vielleicht einfach mal ausprobieren können, um zu sehen, ob Sie Ihren Speiseplan dadurch bereichern können. Ich möchte Ihnen im Folgenden zeigen, wie ich es mache; Ihnen einen Einblick in meinen Alltag geben, meine Lieblingsrezepte vorstellen und Ihnen zeigen, wie ich meine Speisen zubereite. Dafür habe ich auch ein paar Geräte angeschafft, von deren Nutzen ich überzeugt bin. Ich werde Ihnen sagen, warum.

Ein typischer Tag im Leben der Alexa I.

Sie haben es ja bestimmt längst gemerkt, dass ich ein wahrer Obst- und Gemüsejunkie bin. Ohne kann ich nicht leben. Das bestimmt ernährungstechnisch gesehen meinen ganzen Tag. In den Wintermonaten habe ich immer eine Kiste Apfelsinen im Keller, und das Erste, was ich jeden Morgen tue, ist, für die ganze Familie frischen Saft pressen. Im Sommer fehlt mir dieser Morgenkick richtig, aber zum Glück gibt's dann ja eine reichlichere Auswahl an frischen Früchten wie Pfirsichen, Aprikosen, Pflaumen etc., so dass das Frühstück trotzdem saftig wird. Denn ich esse grundsätzlich Obst in meinem Frühstück und ich bin daran inzwischen so gewöhnt, dass ich ganz unleidig werde, wenn es zum Beispiel in Hotels auf dem Frühstücksbuffet gar kein Obst – oder nur Dosenobst – gibt. Da bekomme ich regelrecht Entzugserscheinungen!

Zu den Früchten esse ich Jogurt mit Müsli oder Vollkornflakes, im Winter mag ich auch gern warmes Frühstück, also Grießbrei oder Porridge (vgl. S. 208). Natürlich gibt es aber bei uns auch – wie in vielen Familien – am Wochenende morgens Brötchen oder sonntags auch mal selbst gebackenes Rosinenbrot, doch ich esse dazu immer mindestens eine Kiwi.

Tipp!
Obst in jeglicher Variation. Ein Obstteller sollte immer verfügbar sein – er ist zu jeder Tages- und Nachtzeit erlaubt. Damit das leicht geht und sich förmlich aufdrängt, mein kleiner Trick: Schneiden Sie das Obst vor, denn Apfelschnitze essen sich beispielsweise leichter als ein ganzer Apfel. Den Geschmacksvarianten und -mischungen sind keine Grenzen gesetzt. Aber: Geschnittenes Obst nicht zu lange herumstehen lassen, sonst gehen die Vitamine flöten.

Den Vormittag über sieht man mich meistens mit Teetasse in der Hand rumlaufen. Ich trinke furchtbar gern und viel Tee (vormittags grün, nachmittags Rotbusch), deshalb koche ich immer eine große Thermoskanne voll, mit der ich bis mittags versorgt bin. Wenn zwischendurch dann der kleine Hunger kommt, schmiere ich mir eine Scheibe Vollkornbrot (fein gemahlen) mit Käse oder esse ein paar Vollkornkekse.

Fürs Mittagessen geht mein erster Blick stets ins Gemüsefach des Kühlschranks. Was ist noch drin, was kann man daraus machen? Wenn ich zu Hause bin und mein Sohn oder meine Tochter mittags aus der Schule kommen, essen wir eher einfache Sachen wie: Kartoffeln mit Quark, Gemüsesuppe mit oder ohne Würstchen, Omelette mit Gemüse und Sprossen (vgl. S. 215), Gemüserisotto, Vollkornspagetti mit Pesto und Tomaten. Auf jeden Fall ist das Gemüse immer der Hauptbestandteil der Mahlzeit, alles andere gruppiert sich so drumrum.

Zum Glück sind meine beiden Kinder seit ihren Babytagen so sehr an den Geschmack von Möhren, Kohlrabi und Co. gewöhnt, dass für sie Gemüsemahlzeiten völlig normal und selbstverständlich sind. Nachtisch gibt's natürlich auch, in der Regel Fruchtjogurt oder Quark mit Fruchtsauce oder auch mal ein Eis (vgl. S. 252).

Nachmittags ist Naschzeit. Kaum, dass bei uns Kinder zum Spielen angekommen sind, steht die ganze Bande vor mir: »Alexa, können wir bitte einen Naschiteller haben?« Ich glaube, wenn es eine typische Handbewegung gibt, die mich charakterisieren soll, dann ist das: Apfelschnitze schneiden ... Naschiteller bestehen nämlich aus haufenweise Apfelstücken, Bananenscheiben, Weintrauben, Gurken, Kohlrabistiften, Käsewürfeln und Ähnlichem, garniert mit ein paar wenigen Gummibärchen, Schokoladenstücken oder Keksen.

Ich muss ehrlich sagen, seit ich Kinder habe, ist meine eigene Ernährung auch noch mal besser geworden. Wenn nämlich so ein Teller geschnittenes Obst auf dem Tisch steht, dann isst man automatisch davon. Viel eher, als man einen ganzen Apfel oder ein ganze Birne essen würde.

Gerne mache ich mir und den Kindern nachmittags auch eine Erdbeer- oder Bananenmilch oder unseren berühmten Powerdrink (vgl. S. 251). Also, sollten Sie berufstätig sein, nehmen Sie sich von all dem, was ich genannt habe, etwas mit. Sobald Sie der kleine Hunger überkommt, greifen Sie zu. Und sorgen Sie dafür, dass immer etwas Gesundes griffbereit ist, das Sie mögen, dann ist die Gefahr gering, dass Sie aus Heißhunger zum Falschen greifen!

Gegen größere Hungeranfälle ist bei uns immer frisches Vollkornbrot und Vollkornknäckebrot im Haus. Wenn meine Freundin ab und an nachmittags kommt, gibt's auch schon mal ein Stück Kuchen. Wobei wir beide Kuchen mit Mehrwert bevorzugen – also mit frischen Früchten oder mit Nüssen oder eben aus Vollkornmehl gebacken.

Auch mit Möhren und Zucchini kann man übrigens superleckeren Kuchen backen (vgl. S. 249). Das heißt jetzt aber nicht, dass wir wie Körnerfreaks nur Ökokuchen essen würden – natürlich gibt es zwischendurch auch mal ein gekauftes Puddingteilchen! Wenn ich es mir genau überlege, nasche ich eigentlich fast jeden Tag irgendetwas kleines Süßes. Und habe dabei null schlechtes Gewissen. Denn das Gift macht ja erst die Dosis. Und da ich weiß, dass ich jeden Tag darf, habe ich nie den Reflex, die ganze Packung leer essen zu müssen.

Das Abendessen ist in unserer Familie die eigentliche Hauptmahlzeit. Ich weiß, dass oft empfohlen wird, abends nur wenig und am besten nur bis 18 Uhr zu essen. Das mag im Einzelfall sinnvoll sein, die Gründe lesen Sie auf Seite 172. Aber sorry, das ist erstens völlig unvereinbar mit einem normalen Familienleben und zweitens führt es sowieso nur dazu, dass man um 22 Uhr wieder Hunger hat. Wir essen meistens so gegen halb acht, dann sind alle zu Hause, und wir können in Ruhe gemeinsam am Tisch sitzen und den Tag ausklingen lassen.

Da ich gerne koche, gibt es in der Regel ein warmes Abendessen. Wenn Sie die Rezepte (vgl. S. 208 ff.) in diesem Buch lesen, werden Sie aber sehen, dass ich dafür nicht stundenlang in der Küche stehe. Lecker soll es sein, gesund muss es sein – aber einigermaßen schnell gehen muss es auch. Und wenn gar keine Zeit zum Vorbereiten ist, gibt es ganz normales Abendbrot mit Käse und Aufschnitt, dazu aber immer einen Salat oder Mozzarella mit Tomaten oder ähnliches gemüsiges Beiwerk.

Normalerweise sind danach alle satt und zufrieden, so dass wir eher selten vor dem Fernseher weiteressen. Und wenn, dann Nüsse oder Salzstangen (ja, die gibt's auch schon aus Vollkornmehl, wunderbar). Mein Mann isst ab und zu noch ein bisschen Käse zum Rotwein, ich dagegen lieber Lakritz – nicht zum Rotwein natürlich – oder ein Eis und gerne auch die schon so viel gerühmten Luxusbeeren wie Himbeeren, Brombeeren etc.!

So weit mein normaler Familientag. Wenn ich dagegen beruflich unterwegs bin, versuche ich schon vorher abzuschätzen, wie hoch die Chancen sind, ein anständiges Essen zu bekommen. Bevor ich irgendwelches fettiges Fastfood vom Imbiss esse, muss schon wirklich viel passieren. Da nehme ich mir doch lieber ein Butterbrot mit. Ich bin ein großer Fan der guten alten Stulle. Zusammen mit einem Apfel oder einer Banane kann so ein Doppeldeckerbrot ohne Weiteres ein Mittag- oder Abendessen ersetzen. Und da ich sowieso immer eine große Tasche mit mir herumschleppe, habe ich auch Stauraum für eine Brotbox.

Im Sommer lege ich kleine Coolpacks aus der Tiefkühltruhe mit rein, dann schmilzt die Butter nicht so schnell und etwaige Gemüseeinlagen (Salat, Gurken) bleiben auch frisch. Ich gehöre übrigens zu den Leuten, die auch sonst immer etwas Essbares in der Tasche haben, meist einen Müsli- oder Früchteriegel, einen Apfel oder ein paar Kekse. Die waren schon oft meine Rettung, wenn ich es nicht rechtzeitig nach Hause geschafft habe – denn Hunger führt bei mir zu extrem schlechter Laune.

Und im Restaurant? Da schaue ich immer zuerst, wie das Essen aussieht, das an den Nachbartischen serviert wird. Ist der Salat frisch, ist das Gemüse okay, wie groß sind die Portionen, wie fettig sehen die Saucen aus? Meiner Erfahrung nach bringt es nämlich zum Beispiel gar nichts, in einem gutbürgerlichen Restaurant einen Salatteller zu bestellen. Da kriegt man in der Regel nur schlappen Kopfsalat, olle Tomaten und Mais aus der Dose mit irgendeiner Fertigsauce.

Hier hilft nur eine gesunde Portion Pragmatismus: Nehmen Sie Nudeln o. Ä. und machen Sie sich den Salat abends zu Hause – schön knackig – selber. Ansonsten gelten im Restaurant dieselben Grundsätze wie zu Hause: Große Gemüseportionen, viel Salat, reichlich Fisch – sprich: leichte, frische Gerichte bevorzugen. Meistens ist es kein Problem, zum Beispiel um größere Gemüseportionen und weniger große Fleischstücke zu bitten. Auch die Variante »zwei Vorspeisen statt eines mächtigen Hauptgerichtes« wird heute fast überall akzeptiert.

Trennkost am Buffet

Die Schlacht am (kalten) Buffet – mir persönlich ist sie oft ein Graus. Alle essen alles durcheinander, so manch einer vergisst jegliche Esskultur und türmt Gambas in Knoblauch, Entenbrust in Orangensauce und Tiramisu auf ein und denselben Teller. Viele Menschen essen aus irgendeiner Urgier viel zu viel und jammern zum Schluss, dass sie ab morgen wieder fasten müssen. Welch eine Genussverschwendung, finden Sie nicht auch?

Deshalb empfehle ich Ihnen am Buffet den Trennkosttrick. Normalerweise halte ich nichts von solch künstlichen Ernährungsregeln, aber im Falle eines kurzfristigen Überangebots an Nahrung entlastet diese Methode wirklich das Verdauungssystem.

Denn klar ist ja: In Gesellschaft schmeckt es besser, und bei der reichlichen Auswahl eines Buffets möchte man gerne auch mal etwas mehr essen. Was völlig okay ist und auch ohne schwerwiegende Folgen bleiben kann, wenn Sie sich hier an die Regeln der Hay'schen Trennkost halten.

Die besagen: Konzentriertes Eiweiß und konzentrierte Kohlenhydrate sollten nicht gemeinsam in einer Mahlzeit enthalten sein. Heißt in der Praxis: Schauen Sie sich das Buffet genau an: Haben Sie mehr Lust auf die Fleisch- und Fischgerichte oder auf die Pasta- und Kartoffelgerichte? Dazwischen müssen Sie sich entscheiden. Wenn Sie Fleisch und Fisch nehmen, verzichten Sie auf alle kohlenhydratreichen Beilagen wie Kartoffeln, Nudeln, Reis und Brot sowie beim Nachtisch auf Kuchen, Kekse und Teigwaren. Wenn Sie dagegen lieber Pasta und Kartoffelgerichte essen möchten, verzichten Sie auf Fleisch und Fisch – wobei Sie nicht jedes kleine Speckstückchen aus dem Kartoffelauflauf picken müssen! –, Milchprodukte und alle Desserts aus Quark, Jogurt, Milch sowie Käse. Gemüse und Obst dürfen Sie in beiden Fällen essen, so viel Sie mögen.

Sie werden sehen: Auch wenn Sie das Gefühl haben, am Abend reichlich gegessen zu haben, werden sich die Nachwehen am nächsten Morgen in Grenzen halten.

Damit Sie einen Überblick bekommen, wie eine normale Woche bei mir so aussieht, hier eine beispielhafte Übersicht. Vielleicht haben Sie ja Lust, sich die eine oder andere Angewohnheit abzuschauen.

- **Montag**
Frühstück: 1/2 Ananas mit 200 g Vollmilchjogurt, 2 EL Weizenkeime und Vollkornflakes (vgl. S. 208)
Snack: 1 Scheibe Vollkornbrot (vgl. S. 211) mit Käse
Mittag: Kartoffel-Kürbisssuppe mit Würstchen (vgl. S. 235), Fruchtjogurt
Snacks: Erdbeermilch, Obstteller (vgl. S. 251), (Vollkorn-)Kekse
Abend: Spagetti mit Lachs (vgl. S. 223)

- **Dienstag**
Frühstück: 1/2 Ananas mit 200 g Vollmilchjoghurt und Müsli
Snack: 2 Scheiben Amaranthknäckebrot mit Käse und Gurken
Mittag: Sprossenomelett (vgl. S. 215)
Snacks: Apfel, Kiwi, (Vollkorn-)Salzbrezeln
Abend: Hähnchen mit Kürbis (vgl. S. 224), Blaubeeren mit Vanillequark

- **Mittwoch**
Frühstück: Grießbrei mit Blaubeeren (vgl. S. 209)
Snack: Birne, Weintrauben, etwas Schokolade
Mittag: Ofenkartoffelsalat mit Krebsschwänzen (vgl. S. 221f.)
Snacks: Fruchtjogurt mit Haferflocken, Powerdrink
Abend: Vollkornbrot mit Käse, Aufschnitt und Rohkost

- **Donnerstag**

Frühstück: Frischkornmüsli mit frischen Früchten (vgl. S. 208)
Snack: Banane, Käsewürfel
Mittag: Gefüllte Zucchini (vgl. S. 233)
Snacks: Powerdrink, 1 Stück Mohnkuchen mit Quark und Aprikosen
Abend: Salatteller mit Filetstreifen (vgl. S. 231)

- **Freitag**

Frühstück: Apfelporridge (vgl. S. 208)
Snack: Buttermilch mit Orangensaft, Früchteriegel
Mittag: Quinoabratlinge (vgl. S. 238 f.)
Snacks: Obstteller, Eis
Abend: Blitztunfisch mit Salat und Baguette (vgl. S. 216 f.)

- **Samstag**

Frühstück: Brötchen mit allem, was dazugehört, frisches Obst
Snack: Keiner – find ich unnötig, nach dem reichhaltigen späten Frühstück
Mittag: Kartoffel-Gemüse-Suppe (vgl. S. 235)
Snacks: Frische Erdbeeren mit Naturjogurt
Abendmenü für Gäste: Pinzimonio (vgl. S. 236 f.), Pfannkuchen mit Pute (vgl. S. 213) oder Heilbutt aus dem Wok (vgl. S. 219), frische Rote Grütze (vgl. S. 246) oder Brombeereis (vgl. S. 244)

- **Sonntag**

Frühstück: Vollwertrosinenbrot (vgl. S. 210) mit allem, was dazugehört, frisches Obst

Mittagssnack: die Reste vom Vorabend. Warum sollte man es sich
nicht mal leicht machen?

Snacks: Möhrenmuffins (vgl. S. 245), Obstteller

Abend: Spitzkohlschmortopf (vgl. S. 229)

Meine Lieblingsrezepte

Im Folgenden sind alle Gerichte aufgelistet, die ich Ihnen vorstellen möchte. Hier ein Überblick über alle ausgewählten Leckereien.

- **Frühstücksrezepte (vgl. S. 208 ff.)**
  - Ananas mit Vollkornflakes
  - Apfelporridge
  - Frischkornmüsli mit Obst
  - Grießbrei mit Beeren
  - Schnelles Müsli mit Weizenkeimen
  - Rosinenbrot (vgl. S. 210)
  - Vollkornbrot (vgl. S. 211)

- **Eierspeisen (vgl. S. 213 ff.)**
  - Pfannkuchen mit Pute, Tomaten und Spinat (vgl. S. 213)
  - Sprossenomelett (vgl. S. 215)

- **Fischgerichte (vgl. S. 216 ff.)**
  - Blitztunfisch mit Baguette und frischem Salat (vgl. S. 216 f.)
  - Gedämpfter Fisch auf Zuckerschoten (vgl. S. 218)
  - Heilbutt mit Mango aus dem Wok (vgl. S. 219)
  - Ofenkartoffelsalat mit Avocado und Krebsschwänzen (vgl. S. 221)
  - Spagetti mit Lachs (vgl. S. 223)

- **Fleischgerichte (vgl. S. 224 ff.)**
  - Hähnchenstreifen mit Kürbis, Brokkoli und Walnüssen (vgl. S. 224)

- Lammcurry mit Okras (vgl. S. 225)
- Putendöner (vgl. S. 227)
- Spitzkohlschmortopf mit Lamm (vgl. S. 229)
- Salat mit Filetstreifen (vgl. S. 231)

- **Vegetarische Gerichte und Salate (vgl. S. 232)**
- Frische Tomatensauce (vgl. S. 232)
- Gefüllte Zucchini (vgl. S. 233)
- Mangoldauflauf mit Nudeln (vgl. S. 234)
- Möhren-Kürbis-Kartoffel-Suppe (vgl. S. 235)
- Pinzimonio (Gemüserohkost auf italienische Art) (vgl. S. 236 f.)
- Quinoabratlinge mit Sonnenblumenkernen (vgl. S. 238 f.)
- Spargelrisotto (vgl. S. 240)
- Salatsauce: Jogurtdressing (vgl. S. 242)
- Salatsauce: Kürbiskernölvinaigrette (vgl. S. 243)

- **Desserts und Kuchen (vgl. S. 244 ff.)**
- Brombeereis (vgl. S. 244)
- Möhrenmuffins (vgl. S. 245)
- Frische rote Grütze (vgl. S. 246)
- Vanillemilch (vgl. S. 248)
- Zucchinikuchen (vgl. S. 249)

- **Snacks & Drinks (vgl. S. 251 f.)**
- Beerentrunk mit Zitroneneis
- Frisch gepresster Obst-Gemüse-Saft
- Fruchtige Milchshakes
- Fruchtjogurt mit Haferflocken
- Mohnkuchen
- Quarkspeise mit Früchten und Rosinen

Frühstücksrezepte

Alle Rezepte sind, wenn nicht anders angegeben, für eine Person gedacht.

Mit dem Frühstück geht's los. Jenseits von Marmeladenbrot und Käsebrötchen, die natürlich auch prima, lecker und gesund sind – wenn Brot oder Brötchen aus Vollkornmehl gebacken wurden und die Marmelade von besonderer Qualität ist – möchte ich Ihnen ein paar Alternativen aufzeigen, die Ihnen vielleicht noch nicht so vertraut sind.

Ananas mit Vollkornflakes

Mein Lieblingsfrühstück im Sommer: Eine halbe frische Ananas in Stücke schneiden, Naturjogurt darübergießen und Vollkornflakes darüber streuen.

Apfelporridge

Pro Portion 200 ml fettarme Milch aufkochen, 5–6 EL kernige Haferflocken dazugeben und einige Minuten mitkochen lassen, dabei ständig umrühren. Topf vom Herd ziehen und Masse ausquellen lassen. Einen Apfel schälen und reiben, zusammen mit 1 EL Honig oder Rohrzucker unter den Porridge heben.

Frischkornmüsli mit Obst

Pro Portion 25 g Getreidekörner (Weizen, Gerste, Dinkel oder gemischte Körner) grob schroten und mit 150 g Naturjogurt verrühren. Über Nacht im Kühlschrank quellen lassen. Am Morgen einen Schluck Milch mit etwas Agavendicksaft erwärmen und mit dem Schrotbrei vermischen. Frischkornmüsli auf einen tiefen Teller geben, Obst nach Belieben obenauf legen (Erdbeeren, Aprikosen, Himbeeren o. Ä.) und 1 EL gehackte Nüsse oder Pistazien darüberstreuen.

Grießbrei mit Beeren

Pro Portion 250 ml fettarme Milch aufkochen, 30 g Vollkornweizengrieß einstreuen, unter Rühren aufkochen lassen. Weiterrühren, bis die Masse andickt. Vom Herd ziehen und mit Honig oder Agavendicksaft süßen. Tiefgefrorene Blaubeeren in eine Schüssel geben, den heißen Grießbrei darübergießen, umrühren.

Schnelles Müsli mit Weizenkeimen, Naturjogurt und frischen Früchten

Ich mische immer 3–4 EL Knuspermüsli mit der gleichen Menge zuckerfreiem Basismüsli. Frische Früchte nach Belieben, 1 EL Weizenkeime dazugeben und das Ganze mit Naturjogurt ergänzen.

Tipp!

Im Winter kaufe ich alle zwei Wochen eine ganze Kiste Apfelsinen, so dass ich jeden Morgen ein Glas frisch gepressten Orangensaft (dafür braucht man drei Apfelsinen) trinken kann! In jedem Fall empfehlenswert. Es gibt keine bessere Vorbeugung gegen Erkältungen.

Rosinenbrot

Zutaten für 4 Personen:

1 TL Trockenhefe	1½ EL Zucker
350 g Vollkornmehl	30 g Butter
150 g Mehl Typ 550	350 ml Wasser
1½ TL Salz	100 g Rosinen

Zubereitung:

Die Zutaten in dieser Reihenfolge in die Schüssel des Brotbackautomaten geben und auf Vollwertprogramm mit Rosinen einstellen.

Ich backe dieses Brot sehr gerne fürs Wochenendfrühstück. Es
schmeckt pur, nur mit Butter, mit süßem Aufstrich und auch mit
Käse. Statt Rosinen kann man auch die roten, getrockneten Cran-
berries nehmen oder zum Beispiel auch Walnüsse.

Vollkornbrot

Zutaten für 4 Personen:
125 g Dinkelschrot
125 g Roggenschrot
150 g Weizenmehl Type 550
60 g Sonnenblumenkerne
40 g Leinsamen
1 Tüte Trockenhefe
2 TL Salz
Brotgewürze nach Geschmack: Fenchel, Koriander, Kümmel
1½ EL Rübenkraut oder Zucker
1 EL Sonnenblumenöl
200 ml Buttermilch (Zimmertemperatur!)
200 ml lauwarmes Wasser

Zubereitung:

1. Alle trockenen Zutaten in einer Rührschüssel miteinander mischen.

2. Hefe, Öl, Buttermilch, Wasser, Rübenkraut mit der Körnermischung verkneten (der Teig bleibt relativ feucht wie ein Kuchenteig).

3. Teig in eine Kastenform füllen und etwa 2 Stunden an einem warmen Ort gehen lassen.

4. Backofen auf 160 Grad Ober-/Unterhitze vorheizen. Teig an der Oberfläche mehrmals mit einem Messer einritzen und 80 Minuten backen. Sollte das Brot an der Oberfläche zu dunkel werden, die Form mit Alufolie abdecken.

5. Das fertige Brot aus der Form stürzen und abkühlen lassen.

6. Garprobe: Auf das gebackene Brot klopfen, es muss hohl klingen.

Tipp!
Haben Sie es beim Brot schon mal mit Selberbacken probiert? Nein? Dann wird's aber höchste Zeit. Ich habe mir vor einiger Zeit extra einen Brotbackautomaten angeschafft, weil in meinem Bioladen am späten Nachmittag (wenn ich einkaufen gehe) das Brot oft schon ausverkauft ist. Jetzt backe ich zwar auch nicht jedes Brot, das wir essen, selber, aber so einmal in der Woche riecht es bei uns schon wie in einer Bäckerei.

Mit so einer Maschine ist Brotbacken wirklich ein Kinderspiel. Einfach alle Zutaten rein, Deckel zu, Knopf drücken und den Rest macht der Automat. Aber auch ohne diese Hilfe ist Brotbacken nicht wirklich schwierig – das Rezept oben funktioniert wie Kuchenbacken. Das Schrot bekommen Sie übrigens in jedem Bioladen oder Reformhaus frisch gemahlen.

Eierspeisen

Pfannkuchen mit Pute, Tomaten und Spinat

Zutaten für 4 Personen:

Für den Pfannkuchenteig:	*Für die Füllung:*
100 g Vollkornmehl	2 Putenschnitzel (400 g)
50 g helles Mehl	1 Zwiebel
2 EL Olivenöl	4 dicke Tomaten
2 Eier	300 g aufgetauter Blattspinat
Salz	Salz, Pfeffer, Muskat
150 ml Milch	2 EL Olivenöl
150 ml Mineralwasser	100 g Frischkäse

Zubereitung:

1. Mehl, 2 EL Olivenöl, Eier, Salz, Milch und Mineralwasser zu einem Teig verrühren und 30 Minuten quellen lassen.

2. In der Zwischenzeit Putenschnitzel in dünne Streifen schneiden, Zwiebel pellen und würfeln.

3. Tomaten überbrühen, häuten und würfeln.

4. Putenfleisch in Öl anbraten, Zwiebeln kurz mitbraten, dann Tomaten und Spinat dazugeben und alles so lange kochen, bis die Flüssigkeit fast verdampft ist. Würzen.

5. Während Fleisch und Gemüse köcheln, in einer kleinen beschichteten Eierpfanne ohne weitere Fettzugabe 8–10 Pfannkuchen backen. Das geht so: Pfanne aufheizen, pro Pfannkuchen 3–4 EL flüssigen Teig hineingeben und gleichmäßig in der Pfanne verlaufen lassen. Pfanne auf die Herdplatte stel-

len und warten, bis die Oberseite des Pfannkuchens nicht mehr feucht ist, das dauert eine knappe Minute. Dann den Pfannkuchen wenden und von der anderen Seite eine halbe Minute backen. Fertige Pfannkuchen bei 50 Grad im Ofen warm halten.

6. Pfannkuchen dünn mit Frischkäse bestreichen, Fleischfüllung drauf und zusammenklappen.

Übriggebliebene Pfannkuchen eignen sich zum Einfrieren (jeweils ein Blatt Butterbrotpapier dazwischenlegen), dann geht es beim nächsten Mal schneller.

Tipp!
Dieses Rezept habe ich bei Alfred Biolek in seiner Sendung »alfredissimo!« gekocht. Es ist wirklich total einfach, macht sich aber sehr schön auf dem Teller und ist daher auch gut für Gäste geeignet.

Sprossenomelett

Zutaten für 4 Personen:
100 g Sprossen nach Belieben, gerne auch gemischt
(Alfalfa, Mungobohnen, Linsen, Bockshornklee)
2 rote Zwiebeln
300 g Pilze
6 Eier
Schnittlauch
4 EL Mineralwasser mit Kohlensäure
Etwas Kräutersalz, weißer Pfeffer
2 EL Rapsöl

Zubereitung:

1. Sprossen waschen und abtropfen lassen.

2. Pilze putzen und in Scheiben schneiden.

3. Zwiebeln schälen und würfeln.

4. Schnittlauch waschen und in Röllchen schneiden.

5. Eier mit Mineralwasser, Schnittlauch, Salz und Pfeffer verquirlen.

Am besten macht man jetzt 2 Omeletts nacheinander: Die Hälfte der Zwiebeln in einer beschichteten (!) Pfanne in 1 EL Öl glasig dünsten. Hälfte der Pilze dazugeben und braten, bis die Flüssigkeit verdampft ist. Hälfte der Sprossen in die Pfanne streuen und kurz mit erwärmen. Hälfte der Eiermasse drübergießen und bei mittlerer Hitze stocken lassen (nicht zu trocken werden lassen!). Ein zweites Omelett genauso zubereiten.

Fischgerichte

Blitztunfisch mit Baguette und frischem Salat

Zutaten für 4 Personen:

Ca. 800 g frischer Tunfisch, dünn geschnitten
1 dicke, unbehandelte Zitrone
1/2 Bd. Basilikum
3 EL Olivenöl
Salz, Pfeffer

1 frisches (Vollkorn-)Baguette
1 Kopf Blattsalat, weitere Salatzutaten (Tomaten, Sonnenblumenkerne) nach Belieben

Zutaten Salatsauce und Rezept auf S. 242 f.

Zubereitung:

1. Salat und Gemüse putzen, waschen, kleinschneiden und in
   einer Schüssel vermengen. Salatsauce nach einem der Rezepte
   auf S. 242 f. zubereiten.

2. Backofen mit Ober- und Unterhitze auf höchstmögliche Temperatur vorheizen. Ein Backblech mit 2 EL Öl einfetten. Tun-
   fischscheiben nebeneinander aufs Blech legen, salzen und
   pfeffern.

3. Zitronenschale abreiben und eine Zitronenhälfte auspressen.
   Basilikum vorsichtig waschen, Blätter abzupfen und in Strei-
   fen schneiden. Zitronenschale, Saft, Basilikumblätter mit 1 EL
   Olivenöl mischen, die Tunfischstücke damit bepinseln und

das Ganze im richtig heißen Ofen (200 Grad) etwa 5 Minuten braten.

4. In dieser Zeit das Baguette schneiden und den Salat mit der Marinade mischen.

Tipp!
Dieses Gericht gibt es bei uns wirklich häufig! Meistens am Freitagabend mit einem leckeren Glas Weißwein – dann fühlt man sich fast wie in Frankreich oder Italien und kann sich wunderbar aufs Wochenende einstimmen. Funktioniert auch mit Lachs oder dünnen Scheiben vom Schwertfisch. Ist außerdem ein super Rezept für Berufstätige, denn in maximal einer halben Stunde ist alles fertig. Mein Tipp: Sehr figurbewusste Menschen essen mehr Fisch und weniger Baguette.

Gedämpfter Fisch auf Zuckerschoten

Zutaten für 4 Personen:
Ca. 600 g Fischfilet, z. B. Zander, Kabeljau, Heilbutt
1/2 Zitrone
300 g Zuckerschoten
2 gelbe Zucchini
1 Kopf Brokkoli
50 ml Weißwein
150 ml Fischfond aus dem Glas
Salz, Pfeffer
1/2 Bd. Dill
1 EL Senf
200 g Sojasahne

Zubereitung:

1. Fischfilet mit einer Pinzette entgräten und in vier Stücke teilen. Mit Salz und Pfeffer würzen und mit Zitronensaft beträufeln.

2. Zuckerschoten putzen und schräg in Rauten schneiden. Zucchini waschen und in Scheiben schneiden. Brokkoli waschen und in Röschen zerteilen.

3. Wein und Fischfond in einem Topf mit Dampfeinsatz aufkochen. Das Gemüse in den Einsatz geben, Fischfilets oben drauflegen und etwa 10–12 Minuten garen.

4. Dill waschen, hacken und nach Ende der Garzeit in den Sud geben. Mit 1 EL Senf und Sojasahne glatt rühren, einmal aufkochen, abschmecken.

Heilbutt mit Mango aus dem Wok

Zutaten für 4 Personen:

500 g Heilbuttfilet	250 g Zuckerschoten
Zitronensaft	250 ml Gemüsebrühe
2 EL Sojaöl	1/2 Dose Kokosmilch
1 reife Mango	Kräutersalz, weißer Pfeffer
1 Bd. Frühlingszwiebeln	Sojasauce
2 Möhren	250 g Wildreis
1 rote Paprika	

Zubereitung:

1. Heilbutt waschen, abtrocknen, mundgerecht würfeln und mit Zitronensaft beträufeln.

2. Frühlingszwiebeln putzen, waschen und in Ringe schneiden.

3. Mango schälen, Fruchtfleisch vom Stein lösen und in Stücke schneiden.

4. Möhren schälen und in dünne Scheiben oder Stifte schneiden. Paprika von außen und innen waschen und in kleine Würfel schneiden. Zuckerschoten waschen, gegebenenfalls Fäden abziehen und schräg in ca. 1 cm breite Streifen schneiden.

5. Erst den Wok, dann das Öl darin erhitzen. Frühlingszwiebeln, Möhren, Paprika und Zuckerschoten darin anschwitzen. Brühe zugeben und 5 Minuten köcheln lassen. Fisch und Kokosmilch untermischen und alles zusammen weitere 5 Minuten schmoren. Etwa 2 Minuten vor Ende der Garzeit die Mangostücke unterheben.

6. Reis extra kochen nach Packungsanleitung.

Variante: Statt Heilbutt kann man auch Hähnchenfilet oder Putenfleisch nehmen.

1. Dafür zuerst das Fleisch im Wok anbraten und wieder aus der Pfanne rausnehmen.
2. Anschließend das Gemüse mit etwas mehr Flüssigkeit (Brühe plus Kokosmilch) kochen, nach 5 Minuten Garzeit zusammen mit dem Fleisch etwa 400 g Wok-Nudeln unterheben und 4–5 Minuten gar ziehen lassen. Mango zum Schluss unterheben.

Tipp!

Ich liebe es, im Wok zu kochen! Man kann so wunderbar knackige, gemüsige Gerichte damit zaubern. Einfach Kühlschrank auf, gucken, was sich noch so im Gemüsefach findet, und dann mit Fantasie und Spaß ans Werk. Bei mir wird die Mischung jedes Mal ein bisschen anders und dadurch auch überraschend. Geschmacklich interessant – und natürlich supergesund! – finde ich die Kombination mit exotischen Früchten. Dafür eignen sich Mangos, Ananas oder Papaya. Die Früchte immer erst zum Schluss unterheben, so dass sie zwar warm, aber nicht gekocht werden.

Ofenkartoffelsalat mit Avocado und Krebsschwänzen

Zutaten für 4 Personen:
600 g Drillinge (gleichmäßig kleine Kartoffeln)
2 EL Olivenöl
200 g Kirschtomaten
1 reife Avocado
etwas Zitronensaft
1–2 Köpfe Radicchio oder roter Chicorée
150 ml Gemüsebrühe
3 EL Essig
1 TL mittelscharfer Senf
1 Prise Salz, Pfeffer
4 Zweige Dill
150 g Flusskrebsschwänze (im Glas, fertig gekocht)

Zubereitung:

1. Kartoffeln waschen, abtrocknen und mit 1 EL Öl mischen. Auf ein Backblech legen und im vorgeheizten Ofen bei 180 Grad Ober- und Unterhitze etwa 45 Minuten backen.

2. Tomaten waschen und halbieren.

3. Brühe mit Essig, Senf, Salz und Pfeffer mischen. 1 EL Öl mit Schneebesen unterschlagen. Dill waschen, fein hacken und in die Sauce geben.

4. Die abgekühlten Kartoffeln je nach Größe halbieren oder vierteln. Mit Tomaten, Krebsschwänzen und der Sauce mischen. Das Ganze gut 1/2 Stunde ziehen lassen.

5. In der Zwischenzeit Avocado halbieren, entsteinen und schälen, dann das Fruchtfleisch in Scheiben schneiden und mit Zitronensaft beträufeln. Salat waschen, trocken schleudern und klein schneiden.

6. Vor dem Servieren Avocadostücke und Salat vorsichtig unter die Kartoffelmischung heben. Eventuell überschüssige Marinade abgießen und extra reichen.

Tipp!

Ein Kartoffelsalat der etwas anderen Art, irgendwie deftig und leicht zugleich, finde ich. Bitte haben Sie keine Bedenken, Avocados zu verwenden – Avocados sind in der Tat sehr fettreich, enthalten aber nur gesundes Fett und liefern damit eine ordentliche Portion Vitamin E. Avocados dürfen beim Kauf noch hart sein. Sie werden immer unreif geerntet, weil sie am Baum nicht reif werden. Die Früchte deshalb zu Hause in Zeitungspapier wickeln und 3–4 Tage bei Zimmertemperatur nachreifen lassen. Avocados sind übrigens eigentlich gar kein Gemüse, sondern eine Obstsorte.

Spagetti mit Lachs

Zutaten für 4 Personen:

500 g Spagetti semola	Salz, Pfeffer
300 g Lachsfilet	1 EL Maismehl
1 Bd. Frühlingszwiebeln	50 ml Weißwein
2 Möhren	150 ml Brühe
2 EL Olivenöl	100 ml Sahne

Zubereitung:

1. Lachsfilet waschen und eventuell entgräten (geht gut mit einer Pinzette), dann in Streifen oder Würfel schneiden.

2. Frühlingszwiebeln waschen, äußere welke Blätter entfernen und in Ringe schneiden. Möhren schaben oder schälen und grob raspeln.

3. Spagetti in Salzwasser al dente kochen.

4. In der Zwischenzeit Öl erhitzen, Zwiebeln und Möhren darin andünsten. Nach ca. 2 Minuten mit Wein und Brühe ablöschen, aufkochen. Den Lachs auf das Gemüse legen und bei geschlossenem Topfdeckel ca. 4 Minuten leicht köcheln. Maismehl mit 3 EL Sahne glattrühren. Restliche Sahne zu dem Lachsgemüse geben, angerührte Mehlmasse dazu, einmal kurz aufkochen, bis die Sauce leicht andickt (es darf keine Pampe werden). Abschmecken und über die abgetropften Nudeln geben.

Tipp!
Statt Sahne können Sie für die Sauce auch Sojasahne nehmen, dann wird's noch fettärmer.

Fleischgerichte

Hähnchenstreifen mit Kürbis, Brokkoli und Walnüssen

Zutaten für 4 Personen:

4 Hähnchenbrustfilets
500 g Kürbisfruchtfleisch (Hokaido)
2 Brokkolistämme
4 EL grob gehackte Walnüsse
Kräutersalz
Pfeffer aus der Mühle
2 EL Rapskernöl

Zubereitung:

1. Kürbis waschen, entkernen und das Fruchtfleisch in Streifen schneiden.

2. Brokkoli waschen und in Röschen teilen.

3. Hähnchenfleisch in Streifen schneiden und würzen.

4. Kürbisstreifen im Dampftopf ca. 3 Minuten dämpfen, dann die Brokkoliröschen dazugeben und nochmal ca. 3 Minuten mitgaren.

5. In der Zwischenzeit Hähnchenstreifen in einer ofenfesten Pfanne von allen Seiten kurz anbraten, das Gemüse dazugeben und das Ganze zirka 10 Minuten zugedeckt im vorgeheizten Ofen (180–200 Grad) weitergaren. Vor dem Servieren Walnüsse unterheben.

Lammcurry mit Okras

Zutaten für 4 Personen:
500 g Lammgehacktes (alternativ Rindergehacktes)
2 Zwiebeln
4 Tomaten
5–10 g Ingwer
1 TL Kurkuma
2 TL Currygewürz
$^1/_2$ TL Cayennepfeffer
$^1/_2$ l Gemüsebrühe
400 g Okras
2 EL Crème fraîche
$^1/_2$ Bd. frische Petersilie, gehackt
Salz und Pfeffer

Zubereitung:

1. Die Zwiebeln schälen und würfeln. Tomaten von den Stielansätzen befreien, die Haut an der gegenüberliegenden Seite kreuzförmig einritzen und mit kochendem Wasser überbrühen. Sobald sich die Haut zu lösen beginnt, abschrecken, häuten und in Stücke schneiden. Ingwer schälen und in kleine Würfel schneiden.

2. Hackfleisch in einer beschichteten Pfanne kräftig anbraten. Zwiebeln, Tomaten, Ingwer und Gewürze zufügen. Mit Brühe ablöschen und zugedeckt etwa 30 Minuten garen.

3. In der Zwischenzeit Okras waschen und halbieren. In wenig kochendem Wasser 2 Minuten blanchieren. Abgetropft im Curry 10 Minuten mitgaren.

4. Vor dem Servieren mit Salz abschmecken, Petersilie unterheben und mit Crème fraîche verfeinern.

Tipp!
Currys sind ja eine Philosophie für sich – im Original werden sie mit gulaschartig gewürfeltem Fleisch gemacht. Ich finde die Variante mit Gehacktem im Alltag aber viel praktischer, weil es einfach schneller geht. Mit den Gewürzen können Sie ruhig ein wenig spielen: Wer es scharf mag, nimmt echte Chilischoten dazu. Wem Schärfe nicht liegt, der nimmt statt Cayennepfeffer edelsüßes Paprikapulver. Okras, diese grünen, sechseckigen Schoten, gibt es übrigens beim türkischen Gemüsehändler. Achten Sie drauf, dass Sie kleine knackige Früchte bekommen. Okras geben beim Kochen einen hellen Schleim ab, weshalb ich sie immer zunächst getrennt blanchiere.

Putendöner

Zutaten für 4 Personen:
4 Stücke Fladenbrot

nach Belieben:

Salatblätter	rote Zwiebelringe
Tomatenscheiben	150 g Fleisch in dünnen Streifen
Gurkenscheiben	1 EL Olivenöl
Paprikastreifen	1 EL Pesto (fertig, aus dem Glas)
Radieschenscheiben	150 g Tzatziki (Gurkenquark)
Sojasprossen	Salz, Pfeffer

Zubereitung:

1. Fladenbrot im Ofen bei 100 Grad aufbacken.
2. Fleischstreifen in Öl braten, Pfanne vom Herd ziehen und das Fleisch mit Pesto mischen.
3. Fladenbrot aufschneiden. Die Unterseite mit Salat und Gemüse belegen, einige Streifen Fleisch sowie 1–2 EL Tzatziki darübergeben und mit der Brotoberseite bedecken.

Variante! Tzatziki kann man auch leicht selbst machen:

Zutaten für 4 Personen:

200 g Magerquark	evtl. 1 Knoblauchzehe
150 g griechischer Jogurt	etwas Kräutersalz
1 Salatgurke	nach Belieben Küchenkräuter
1 EL Essig	

Zubereitung:

1. Salatgurke schälen und grob reiben, etwas salzen und ziehen lassen, dann in einem Sieb ausdrücken.

2. Quark und Jogurt verrühren, eventuell geschälte Knoblauchzehe hineinpressen, mit Essig und Salz pikant abschmecken. Zum Schluss die Gurkenraspel unterheben. Wer mag, kann auch noch frische Kräuter dazugeben.

Tipp!
Mein Klassiker für großen Hunger oder wenn die Kinder aus der Schule kommen und Freunde mitbringen! Und wer insgesamt viel Vollkornbrot isst, darf hier auch mal guten Gewissens das helle türkische Fladenbrot verwenden. Aber natürlich tut es auch ein Vollkornbrötchen. Der Inhalt so eines Döners ist vollkommen variabel – schauen Sie einfach, was Ihr Gemüsefach so hergibt. Als Fleischeinlage passen Pute, Hähnchen oder Schwein, aber auch Tunfisch (ohne Öl). Nur bitte keine fettige Mayonnaise dazu!

Spitzkohlschmortopf mit Lamm

Zutaten für 4 Personen:
600 g Lammfleisch
200 g griechischer Schafjogurt
2 EL Olivenöl
1 Knoblauchzehe
$^1/_2$ TL grob gestoßene Korianderkörner
1 TL Paprikapulver
$^1/_2$ TL ganzer Kümmel
$^1/_2$ unbehandelte Zitrone, Schale abreiben

1 Spitzkohl (alternativ: Chinakohl)
2 rote Gemüsezwiebeln
2 dicke Möhren
6–8 Kartoffeln
1 kleines Stück Knollensellerie
100 ml Weißwein
2 Lorbeerblätter
1 Zweig Rosmarin
1 Zweig Thymian
Kräutersalz und Pfeffer

Zubereitung:

1. Lammfleisch in mundgerechte Stücke schneiden (so wie Gulasch).

2. Knoblauchzehe schälen, fein hacken und mit Jogurt, Öl, Koriander, Paprika, Kümmel und Zitronenschale zu einer Marinade verrühren. Das Lammfleisch darin einige Stunden einlegen.

3. Backofen auf 150 Grad vorheizen.

4. Vom Spitzkohl die äußeren Blätter entfernen, den Kohl vierteln, Strunk herausschneiden und die Blätter waschen. Dann in mundgerechte Stücke schneiden und abtropfen lassen. Zwiebeln schälen, vierteln und in Streifen schneiden. Möhren putzen, Kartoffeln schälen und in dicke Stücke schneiden. Sellerie schälen und in kleine Würfel schneiden.

5. Das Gemüse mit dem marinierten Fleisch in einem großen Schmortopf mischen und mit Salz und Pfeffer würzen. Kräuter kurz abbrausen, zu einem Sträußchen binden und mit in den Topf legen. Weißwein und etwa 100 ml Wasser angießen, Deckel auf den Topf setzen und im Ofen etwa 1,5 Stunden garen. Zwischendurch ab und zu umrühren.

6. Zum Servieren Kräutersträußchen entfernen und den Eintopf nochmals abschmecken.

Tipp!
Ein richtig gutes Winteressen, das die Seele wärmt. Das Fleisch wird so sensationell zart, dass man es fast nicht zu kauen braucht. Der große Vorteil bei Schmorgerichten: Alles findet in einem Topf statt, man hat also hinterher wenig Abwasch. Und wenn etwas übrig bleibt, schmeckt's am nächsten Tag noch mal so gut. Ich mariniere das Fleisch immer direkt am Morgen, dann geht später beim Kochen alles sehr schnell.

Salat mit Filetstreifen

Zutaten für 4 Personen:
200 g Feldsalat
1 Radicchio
1 gelbe Paprika
4 Tomaten
1 Möhre
150 g Kidneybohnen
1 großer Apfel
1 Schale Kresse
300–400 g Filetfleisch (Schwein, Rind, Pute oder Hähnchen)
2 EL Olivenöl

Für das Dressing vgl. S. 242 f.

Zubereitung:

1. Salat putzen, waschen und trocken schleudern. Radicchio-blätter zerkleinern. Paprika außen und innen waschen und in Streifen schneiden. Tomaten waschen, den Stielansatz heraus-schneiden, und sechsteln. Möhre schaben bzw. schälen und grob reiben. Bohnen kalt abspülen und abtropfen lassen. Apfel waschen, vierteln, Kerngehäuse herausschneiden und quer in Scheiben schneiden. Kresse abschneiden.

2. Alle Zutaten – bis auf die Tomaten – locker mischen und auf 4 Teller verteilen. Tomatenstücke außen herum verteilen.

3. Fleisch in Streifen schneiden und in dem Öl scharf anbraten. Auf den Salat geben und sofort servieren. Dressing extra rei-chen.

Vegetarische Gerichte und Salate

Frische Tomatensauce

Zutaten für 10 Personen:

1¹/₂ kg sehr reife Tomaten   ¹/₂ TL Honig

3 rote Zwiebeln   1 TL frische Oreganoblättchen

2 EL Olivenöl   1 EL frisches Basilikum, gehackt

¹/₂ l Gemüsebrühe   Salz, Pfeffer

1 Lorbeerblatt

Zubereitung:

1. Die Stielansätze der Tomaten kegelförmig herausschneiden, die Tomatenhaut an der Unterseite kreuzförmig einritzen und die Früchte in eine Schüssel mit kochendem Wasser geben. Sobald sich die Haut zu lösen beginnt, Tomaten aus dem heißen Wasser holen und mit eiskaltem Wasser abschrecken.

2. Tomaten häuten und grob zerkleinern.

3. Zwiebeln schälen und würfeln. Zwiebelwürfel im Olivenöl andünsten, Tomatenstücke zugeben und auch kurz dünsten. Mit Brühe ablöschen, Lorbeerblatt zugeben und zirka 15 Minuten zugedeckt köcheln lassen.

4. Kurz vor Ende der Garzeit Gewürze hinzufügen, die Sauce mit Salz, Pfeffer und Honig abschmecken und das Lorbeerblatt entfernen. Nach Belieben pürieren.

Gefüllte Zucchini

Zutaten für 4 Personen:

4 mittelgroße Zucchini	125 g Schafskäse
1 Knoblauchzehe	1 Ei
1 kleine Zwiebel	50 g Dinkelflocken
2 EL Olivenöl	150 ml Gemüsebrühe
300 g Blattspinat (TK), aufgetaut	Salz und Pfeffer

Zubereitung:

1. Backofen auf 180 Grad vorheizen.

2. Die Zucchini längs halbieren und mit einem Löffel aushöhlen. Das Fleisch klein schneiden. Knoblauchzehe und Zwiebel schälen und fein hacken. Beides zusammen in einer Pfanne in Öl andünsten, Zucchinifleisch und Spinat dazugeben und dünsten, bis die Flüssigkeit fast verdampft ist.

3. Die Gemüsemischung in eine Schüssel geben, Schafskäse darüberbröckeln und das Ganze mit Ei und Dinkelflocken vermischen, eventuell noch einmal mit Salz und Pfeffer abschmecken. Die Zucchinihälften mit der Mischung füllen und nebeneinander in eine gefettete Auflaufform setzen. Brühe angießen und ca. 25 Minuten überbacken.

Tipp!
Zu diesem Rezept passt gut die Tomatensauce von S. 232. Und wenn Sie es noch etwas raffinierter möchten, heben Sie ein paar klein geschnittene schwarze Oliven unter die Sauce.

Mangoldauflauf mit Nudeln

Zutaten für 4 Personen:

500 g Vollkornspiralnudeln
2 Bd. Mangold
2 Zwiebeln
50 g Pinienkerne
150 ml Vollmilch
50 g Crème fraîche

2 EL Maismehl
1 EL körnige Gemüsebrühe
2 EL Rapskernöl
80 g geriebener Pecorino
Salz, Pfeffer, Muskat

Zubereitung:

1. Backofen auf 180 Grad vorheizen.

2. Nudeln in Salzwasser kochen, bis sie al dente sind.

3. Zwiebeln schälen und würfeln. Mangold waschen und den Strunk entfernen. Stiele am Blattende abschneiden und würfeln. Blätter längs halbieren und dann quer in Streifen schneiden.

4. Zwiebelwürfel in 2 EL Öl andünsten, Mangoldstielwürfel dazugeben und zirka 3–4 Minuten dünsten. Mit Maismehl und Gemüsebrühpulver bestäuben und mit Milch und Crème fraîche ablöschen.

5. Mangoldblätter untermischen und die Pfanne vom Herd ziehen.

6. Mangoldmasse mit Nudeln und Pinienkernen mischen, mit Salz, Pfeffer und Muskat würzen und in eine gefettete Auflaufform geben. Käse drüberstreuen und etwa 20 Minuten im Ofen überbacken.

Möhren-Kürbis-Kartoffel-Suppe

Zutaten für 4 Personen:
1 Hokaido-Kürbis
3 dicke Möhren
500 g Kartoffeln
1 Bd. frische Petersilie
100 g Bio-Frischkäse
0,75 l Gemüsebrühe
Würstchen nach Belieben

Zubereitung:

1. Kürbis waschen, oben und unten kappen, halbieren und das faserige Innere samt Kernen mit einem Löffel entfernen. Kürbisfleisch in Stücke schneiden.

2. Möhren schaben oder schälen und in daumendicke Scheiben schneiden. Kartoffeln schälen, halbieren und in Stücke schneiden.

3. Das Gemüse in der Brühe 15–25 Minuten leicht köcheln lassen (Garzeit variiert je nach Größe der Gemüsestücke).

4. Petersilie waschen und die Blätter von den Stielen zupfen.

5. Kurz vor Ende der Garzeit Frischkäse und Petersilie zum Gemüse geben und die Suppe grob pürieren.

6. Nach Belieben Würstchen klein schneiden, unterrühren und kurz mit erwärmen.

Pinzimonio (Gemüserohkost auf italienische Art)

Zutaten für 4 Personen:
1 Fenchelknolle
4 Frühlingszwiebeln
einige Radieschen
2 Möhren
2 kleine Zucchini
1 rote Paprika
4 Stiele Staudensellerie
einige Blätter Chicoréesalat
12 EL bestes Olivenöl
grobes Salz, Pfeffer
1 große Schüssel mit Eiswürfeln

Zubereitung:
1. Fenchelknolle halbieren, den Strunk herausschneiden und die angetrockneten Enden der Stiele abschneiden. Äußere Knollenblätter entfernen. Die restlichen Blätter waschen und längs in fingerdicke Streifen schneiden.
2. Bei den Frühlingszwiebeln die äußere Zwiebelschicht entfernen, Wurzeln und verwelkte obere Enden abschneiden, das Gemüse waschen.
3. Radieschen waschen, Wurzelfäden abschneiden, Blätter auch entfernen – dabei aber in der Mitte ein paar Blätter dranlassen (zum Anfassen).
4. Möhren waschen, ggf. schälen, halbieren und längs in Stifte schneiden.
5. Zucchini waschen, halbieren und längs in Stifte schneiden.

6. Paprika waschen, halbieren, Kerngehäuse entfernen und das Fruchtfleisch in fingerbreite Streifen schneiden.

7. Staudensellerie waschen, ggf. Fäden entfernen, in etwa 10 cm lange Stücke schneiden und längs halbieren.

8. Beim Chicorée kegelförmig den Strunk herausschneiden, dann fallen die Blätter auseinander, waschen.

9. Die ganzen Gemüsestücke bunt gemischt in die Eiswürfel stecken und die Schüssel in die Mitte auf den Tisch stellen.

10. Vier kleine Schälchen mit je 3 EL Olivenöl füllen – jeder Gast bekommt eins. Nun verrührt jeder seine Portion Öl mit Salz und Pfeffer und dippt das Gemüse dort hinein.

Tipp!
Pinzimonio habe ich zum ersten Mal in einem Restaurant in der Toskana gegessen. Eigentlich habe ich es nur bestellt, weil mir alle anderen Vorspeisen nicht so richtig zusagten. Gemüserohkost – da kann man nichts falsch machen, dachte ich mir, hatte aber keine besonderen Erwartungen an das, was da gleich kommen sollte. Welch eine Fehleinschätzung das war! Ich bekam die leckerste Rohkost serviert, die ich bis dato gegessen hatte. Seitdem bekommen alle meine Gäste zu Hause Pinzimonio als Vorspeise, und alle waren bisher begeistert – auch weil es so toll aussieht, wenn das Gemüse auf Eis an den Tisch kommt.

Quinoabratlinge mit Sonnenblumenkernen

Zutaten für 4 Personen:

200 g Quinoa	50 g Sonnenblumenkerne, gehackt
1 dicke Möhre	80 g Maismehl
1 Stange Lauch	5 EL Kleinblatt-Haferflocken
1 Zwiebel	Kräutersalz
1/2 TL Curry	Pfeffer aus der Mühle
500 ml Gemüsebrühe	3 EL Sonnenblumenöl
2 Eier	

Zubereitung:

1. Quinoa in ein Sieb geben und mit heißem Wasser waschen, abtropfen lassen. Möhre schaben und fein raspeln.

2. Lauch der Länge nach in der Mitte teilen, unter fließendem Wasser von Sand befreien und in feine Ringe schneiden.

3. Zwiebel schälen und fein würfeln.

4. Zwiebelwürfel in 1 EL Öl andünsten, Quinoa und Curry zugeben und kurz anbraten. Dann mit Brühe ablöschen, kurz aufkochen lassen und bei geschlossenem Pfannendeckel ca. 10 Minuten bei mittlerer Hitze ausquellen lassen.

5. Gemüse unterheben und weitere 10 Minuten offen garen. Masse abkühlen lassen. Dann Eier, Sonnenblumenkerne, Maismehl und Haferflocken zugeben und die Masse herzhaft abschmecken.

6. Öl in einer beschichteten Pfanne erhitzen, esslöffelgroße Teighaufen in die Pfanne setzen, nicht zu platt drücken und von beiden Seiten knusprig braten. Ergibt 15–20 Bratlinge.

Für den Kräuterquark:

Zutaten für 4 Personen:
250 g Magerquark
einige EL Mineralwasser mit Kohlensäure
1 Päckchen Küchenkräuter
Kräutersalz

Zubereitung:
1. Quark, Mineralwasser verrühren.
2. Ein Päckchen Küchenkräuter unterheben und mit Kräutersalz abschmecken.

Tipp!
Ein prima Rezept für Quinoa-Anfänger. Wer keinen Lauch verträgt, nimmt einfach die doppelte Menge Möhren. Auch meine Kinder mögen den knusprigen Geschmack dieser Bratlinge gerne. Bei uns gibt es dazu Kräuterquark und Tomatensalat.

Spargelrisotto

Zutaten für 4 Personen:
300 g Naturreis
100 g Wildreis
1 kg grüner Spargel (ersatzweise Champignons)
1 große Zwiebel
2 l Gemüsebrühe
80 g Schinkenwürfel
2 EL Olivenöl
frisch gehackte Petersilie oder Kerbel
40 g Parmesankäse gerieben
etwas schwarzer Pfeffer aus der Mühle

Zubereitung:

1. Naturreis kalt abspülen und in 1 l Wasser über Nacht einweichen.

2. Zwiebel schälen, würfeln und in 1 EL Olivenöl kurz andünsten, Wildreis und abgetropften Naturreis dazugeben. Mit Brühe aufgießen, bis der Reis gerade bedeckt ist. Leise köcheln lassen und immer wieder umrühren. Jeweils eine Tasse Brühe nachschütten, wenn der Reis die Flüssigkeit aufgenommen hat.

3. In der Zwischenzeit die Spargelstangen am unteren Drittel schälen und in Stücke schneiden. Nach 40 Minuten Kochzeit zum Reis geben, untermischen und weitere 10–15 Minuten köcheln, dabei immer wieder umrühren.

4. Wenn Reis und Spargel gar sind, etwaiges überschüssiges Wasser abgießen, Schinkenwürfel, 1 EL Olivenöl, Petersilie und Parmesankäse untermischen und sofort servieren. Mit Pfeffer aus der Mühle würzen.

Tipp!

Die einfachen Dinge sind doch oft die Besten... Dieses Rezept habe ich mal auf einer Party so nebenbei aufgeschnappt, es ist köstlich! Man kann grünen oder auch weißen Spargel verwenden – ich bevorzuge den Grünen, weil das Gericht dadurch farbiger wird. Wer mag, kann die Schinkenwürfel auch ein wenig anbraten, dann schmecken sie noch intensiver.

Jogurtdressing

Zutaten für ca. 250 ml:
250 g Jogurt
2 EL Orangensaft
1 TL Zitronensaft
1 EL Weißweinessig
2 EL Rapsöl
2 EL gehackte, gemischte Salatkräuter
Salz, Pfeffer

Zubereitung:
Alle Zutaten mit einem Schneebesen verrühren. Wer's lieber etwas süßer mag, kann noch eine Prise Zucker zugeben.

Kürbiskernölvinaigrette

Zutaten für ca. 250 ml:
50 ml Kürbiskernöl
50 ml Sonnenblumenöl
30 ml Balsamicoessig
2 TL mittelscharfer Senf
1 Prise Zucker
100 ml Wasser
Salz, Pfeffer

Zubereitung:
Alle Zutaten verrühren. Schmeckt auch gut mit Walnussöl.

Tipp!
Das Herstellen einer Salatsauce kann ja mitunter schon etwas aufhalten. Deshalb habe ich mir ein verschließbares Schüttelglas zugelegt, womit ich Dressing auf Vorrat mache. Hält sich im Kühlschrank 4–5 Tage und reicht für mindestens viermal Salatessen. Vor Gebrauch das Dressing im Glas einfach einmal kräftig aufschütteln.

Desserts und Kuchen

Brombeereis

Zutaten für 4 Personen:

400 g TK-Brombeeren

200 g Vanillejogurt

Zubereitung:

Die Brombeeren etwa eine Viertelstunde antauen lassen. Zusammen mit dem Jogurt in ein hohes Gefäß geben und mit einem Pürierstab pürieren. Sofort in Schälchen oder Gläser füllen und servieren.

Tipp!

Dieses Rezept eignet sich sehr gut als Dessert, wenn Sie Gäste haben. Füllen Sie die Eismasse dann in eine Sahnespritztüte, spritzen Sie sie spiralförmig in Gläser und streuen Sie ein paar Kokosflocken drüber. Sieht toll aus, schmeckt und ist himmlisch leicht. Mit Himbeeren oder Heidelbeeren lassen sich köstliche Varianten herstellen.

Möhrenmuffins

Zutaten für 4 Personen:

2 Eier
75 ml Öl
100 g Zucker
1 Päckchen Vanillezucker
1 Prise Salz
150 g Hafervollkornmehl (oder Weizenvollkornmehl)
100 g helles Mehl
1 TL Backpulver
5 EL gehackte Mandeln
80 g Kokosflocken
2 Möhren
1 mittelgroßer Apfel

Zubereitung:

1. Backofen auf 180 Grad Umluft vorheizen.

2. Eier, Öl, Zucker, Vanillezucker und Salz in einer kleineren Schüssel verrühren.

3. Mehl, Backpulver, Kokosflocken und Mandeln in einer großen Schüssel mischen. Möhren schaben und fein raspeln, Apfel schälen und grob raspeln. Eier-Öl-Mix, Möhren- und Apfelraspel zu der Mehlmischung dazugeben und mit einem Kochlöffel zügig verrühren. Muffinbackblech mit Papiermanschetten auslegen, Teig einfüllen und etwa 20 – 25 Minuten goldbraun backen.

Frische rote Grütze

Zutaten für 4 Personen:

500 g tiefgefrorene gemischte Beeren (Erdbeeren, Kirschen, schwarze und rote Johannisbeeren, Himbeeren, Brombeeren etc.)

$^{1}/_{2}$ l roter Traubensaft

2 EL Speisestärke

1–3 EL Agavendicksaft oder Honig

Zubereitung:

1. Die tiefgefrorenen Beeren in eine große Schüssel geben.

2. Speisestärke mit 5 EL kaltem Saft glatt rühren. Restlichen Saft aufkochen. Topf vom Herd ziehen, angerührte Speisestärke mit dem Schneebesen einrühren, Flüssigkeit noch einmal kurz aufkochen, bis sie bindet. Mit Honig süßen (mehr oder weniger stark, je nachdem, wie sauer die Früchte sind).

3. Den Sud heiß über die kalten Beeren gießen und sofort umrühren. Rote Grütze im Kühlschrank 1–2 Stunden durchziehen lassen.

Tipp!

Dieses ist der klassische Nachtisch aus meiner Heimat Norddeutschland. Man kann rote Grütze pur essen oder mit Vanillemilch oder mit einer Kugel Eis. Geschlagene oder flüssige Sahne geht natürlich auch, muss aber nicht sein, wie ich finde. Wenn's schnell gehen soll, nehmen Sie – wie im Rezept angegeben – tiefgefrorene Früchte. Natürlich funktioniert das Ganze auch mit frischen Beeren, dann sollten Sie den Sud aber etwas abkühlen lassen, bevor Sie ihn mit den Beeren mischen, sonst sind diese gleich zermatscht. Auf dieselbe Art und Weise können Sie übrigens auch gelbe Grütze (mit Pfirsichen, Ananas, Mango und Orangensaft) oder grüne Grütze (mit Kiwis, Birnen, Stachelbeeren und Apfelsaft) herstellen.

Vanillemilch

Zutaten für 4 Personen:
1/2 l fettarme Milch
1 Vanillestange
3 EL Zucker oder Honig

Zubereitung:

1. Vanillestange längs aufschlitzen. Das Mark mit einem Messerrücken herauskratzen und zusammen mit der Schote in die Milch geben.

2. Milch mit Zucker und Vanille aufkochen. Topf vom Herd nehmen und das Ganze ziehen lassen, bis die Milch abgekühlt ist. Dann erst die ausgekratzte Vanilleschote entfernen.

Dies ist die leichte Variante, schmeckt aber hervorragend, denn die Vanille unterstreicht das Aroma der Früchte sehr gut.

Zucchinikuchen

Zutaten für 1 Kastenform:
180 g Rohrohrzucker
1 Päckchen Vanillezucker
150 ml Sonnenblumenöl
4 Eier
2 Zucchini
100 g gemahlene Haselnüsse
1 TL Zimt
2 TL Backpulver
200 g Vollkornmehl
100 g helles Mehl
1 Päckchen Zartbitterkuvertüre

Zubereitung:

1. Backofen auf 175 Grad vorheizen.

2. Eier trennen. Zucchini waschen und auf einer feinen Reibe reiben. Eigelb mit Zucker und Öl schaumig aufschlagen und weiterrühren, bis die Masse cremig ist. Nüsse, Zimt und Zucchiniraspel unterheben. Mehl mit Backpulver mischen und ebenfalls unterrühren. Eiweiß steif schlagen und vorsichtig unter den Teig heben.

3. Eine Kastenform ausfetten oder mit Backpapier auslegen und den Teig hineingeben.

4. Etwa 40 Minuten backen. Kuchen abkühlen lassen und mit der Glasur überziehen.

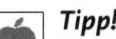 **Tipp!**
Diesen Kuchen brachte einmal eine Kollegin mit in die Redaktion zusammen mit der Frage: »Ratet mal, was eine der Hauptzutaten darin ist?« Niemand kam auf Zucchini. Man schmeckt das Gemüse wirklich nicht raus. Es sorgt aber dafür, dass der Kuchen sehr saftig schmeckt und im Kühlschrank ein paar Tage frisch bleibt. Was ich außerdem sehr schätze: Statt mit Butter wird mit gesundem Pflanzenöl gebacken.

Snacks und Drinks

Beerentrunk mit Zitroneneis

Erdbeeren und Johannisbeeren pürieren, in ein hohes Glas füllen, mit Orangensaft aufgießen und eine Kugel Zitroneneis draufsetzen.

Frisch gepresster Obst-Gemüse-Saft

Für ein großes Glas: 1 Möhre, ein kleines Stück rote Beete, 2 Orangen, 1–2 Äpfel, 1/2 TL kaltgepresstes Öl. Obst und Gemüse waschen, grob zerkleinern und in den Entsafter geben. Öl unter den fertigen Saft geben.

Tipp!
Das Öl ist wichtig, weil der Körper sonst das wertvolle Pro-Vitamin A (Betacarotin) aus den Möhren nicht verwerten kann.

Fruchtige Milchshakes

Bananen, Erdbeeren oder Blaubeeren mit fettarmer Milch pürieren.

Fruchtjogurt mit Haferflocken

Einfach ein paar kleinblättrige Haferflocken unter einen Fruchtjogurt rühren. Schmeckt lecker und sättigt gut.

Mohnkuchen

Auch ein Stück Kuchen ist von Zeit zu Zeit okay. Es muss ja nicht immer die Sahnetorte sein. Ich liebe zum Beispiel Mohnkuchen, denn Mohn enthält viel Kalzium – wichtig für Frauen, um der Osteoporose (Knochenschwund) vorzubeugen – und ist sehr cremig. Der Mohn gibt dem Kuchen eine unverwechselbare Konsistenz. Auch mit Birnen ergänzt eine wunderbare Köstlichkeit.

Quarkspeise mit Früchten und Rosinen

150 g Magerquark mit 4–5 EL Sprudelwasser glatt rühren. Mit etwas Agavendicksaft leicht süßen, frische Früchte nach Geschmack und 1 EL Rosinen unterrühren. Agavendicksaft bekommen Sie im Reformhaus oder im Bioladen.

Tipp!
Obst in jeglicher Variation – ein Obstteller sollte immer verfügbar sein. Kleiner Trick: Obst vorschneiden, denn Apfelschnitze essen sich leichter als ein ganzer Apfel.

Tipp!
Mehr gesunde Rezepte von mir finden Sie in meiner iPhone-App »good food by Alexa Iwan«. Damit haben Sie Kochideen und Zutatenlisten immer dabei, wenn Sie im Supermarkt stehen und nicht wissen, was Sie kaufen sollen. Ein Blick aufs Handy genügt.

Zubereitungstipps

Beim Kochen sind die Attribute »einfach«, »schnell« und »sanft gegart« Trumpf. Im Wesentlichen sind, was dieses Thema anbelangt, die folgenden Punkte von Bedeutung:

- Lagern Sie Ihre Lebensmittel richtig und nicht zu lange.
- Waschen Sie sie möglichst im Ganzen, aus klein geschnittenem Gemüse würden Sie Nährstoffe auswaschen.
- Garen Sie die Lebensmittel so schonend wie möglich, damit keine Nährstoffe zerkocht werden. Dazu eignen sich Methoden wie:
  - Dämpfen,
  - Dünsten,
  - Schmoren,
  - Garen im Wok.

Vom Dünsten, Dämpfen und Schmoren

- **Dünsten**

Flacher, breiter Topf, das Gargut wird mit wenig Flüssigkeit und eventuell mit etwas Fett bei geschlossenem Topfdeckel auf Siedetemperatur gegart.

- **Dämpfen**

Topf mit Siebeinsatz und fest abschließendem Deckel. Das Gargut liegt im Sieb und gart im aufsteigenden Wasserdampf. Vorteil: die nährstoffschonendste Garmethode, der Eigengeschmack der Speisen bleibt optimal erhalten.

• Schmoren

Bratentopf oder Pfanne mit fest schließendem Deckel, eventuell etwas Fett zum Anbraten, Gargut zieht in etwas Flüssigkeit im geschlossenen Topf im Ofen oder auf dem Herd bei mittlerer Hitze langsam gar.

Wunder aus dem Wok

Gerade die Zubereitung im Wok ist sehr zu empfehlen, da die Garzeiten im Wok kurz gehalten werden, weil das Gemüse unbedingt knackig bleiben soll.

Folgende gesunde Garmethoden bietet der Wok:

• Pfannenrühren

Das Gargut wird mit wenig heißem Öl angebraten und dauernd mit dem Kochlöffel bewegt. Alle Zutaten sind auf diese Weise eine Zeit lang auf dem heißen Boden, aber nichts verbrennt.

• Dämpfen

Wenig Flüssigkeit in den Wok geben. Gargut wird in einem Bambuskörbchen darüber im Dampf gegart.

• Schmoren

Die Zutaten werden kurz angebraten und dann mit wenig Flüssigkeit fertig gegart. Hierbei braucht man einen gut schließenden Deckel.

Nützliche Küchenhelfer

So wie ein Wok erleichtern auch manch andere Dinge das Kochen enorm. Praktische Küchengeräte werden Sie häufig benutzen. Deshalb: Wenn Sie sich entscheiden, das eine oder andere Teil anzuschaffen, kaufen Sie Qualität. Über Billiggeräte werden Sie sich früher oder später ärgern. Eine Saftpresse, bei der man nach Gebrauch 25 Teile reinigen muss, wird in der Ecke stehen bleiben. Ein Pürierstab, der bei rohem Obst oder Gemüse schlapp macht, ist sein Geld nicht wert. Eine Getreidemühle, die fünf Minuten braucht, um 100 Gramm Getreide zu mahlen, verdirbt den Spaß am Selbermahlen. Ich habe im Laufe der Jahre einige Dinge erworben, auf die ich schwöre und die bei mir regelmäßig zum Einsatz kommen. Hier meine hoch subjektive, aber erprobte Bestsellerliste:

- **Entsafter**
Elektrische Entsafter sind ideal für den Vitaminpowerdrink zwischendurch. Allerdings ist die Auswahl der angebotenen Geräte verwirrend. Wenn Sie sich einen Entsafter zulegen möchten, achten Sie auf Folgendes:
  - Nach Gebrauch sollten möglichst wenig Teile ausgebaut und gereinigt werden müssen.
  - Die Teile, die nach Gebrauch ausgebaut und gereinigt werden müssen, müssen schnell und einfach zu säubern sowie problemlos wieder einzubauen sein. Ganz ehrlich: Wenn Sie jedes Mal lange basteln müssen, werden Sie das Gerät nach drei Wochen nicht mehr benutzen! Also probieren Sie vor dem Kauf aus, wie es geht.
  - Entsafter, die mit Messern statt Zentrifuge arbeiten, zerklei-

nern das Pressgut erst zu Brei und pressen es dann durch ein Sieb. Dadurch entstehen »dickere« Säfte, die mehr Ballaststoffe enthalten als bei Zentrifugalentsaftern.

- Nichtzentrifugalgeräte können auch hartes, rohes Gemüse entsaften und insgesamt größere Mengen verarbeiten. Sie müssen keine Sorge haben, dass sie verstopfen.
- Je größer der Einfüllstutzen, desto weniger müssen Sie das Obst bzw. Gemüse vorher zerkleinern.

Ich liebe sie – meine Saftpresse! Dieses Gerät macht so viel Lust und Appetit auf gesunde Ernährung, dass ich mir gar nicht mehr vorstellen kann, wie ich es früher ohne sie ausgehalten habe. Ursprünglich habe ich die Presse der Kinder wegen angeschafft. Mit dem Hintergedanken: Wer seine Vitamine auf dem Teller nicht isst, kriegt sie eben ins Glas. Inzwischen ist die Zubereitung unseres »Powerdrinks« ein fast tägliches Ritual, das die ganze Familie fit hält.

Der Fantasie beim Mixen von Obst und Gemüse sind keine Grenzen gesetzt. Äpfel, Orangen und Möhren sind natürlich der Klassiker und ergeben einen leckeren, sehr gesunden knallorangefarbenen Saft. Nicht vergessen, ein paar Tropfen Öl zuzugeben, damit der Körper das wertvolle Betacarotin aus den Möhren auch verwerten kann. Wenn Sie ein kleines Stück Rote Beete mitpressen, bekommt der Saft eine leicht rötliche Färbung. Auch Ananas und Birnen schmecken toll.

Und wenn im Garten meiner Freundin die Johannisbeeren reif sind, trinken wir, solange der Erntevorrat reicht, frische Johannisbeersaftschorle. Gute Saftpressen sind inzwischen sogar in der Lage, Spinat und Salat auszupressen, für die Extraportion Chlorophyll (grüner Blattfarbstoff). Sobald Sie eine Saftpresse in Betrieb nehmen, wird Ihr Verbrauch an Obst und Gemüse sprunghaft ansteigen, denn in ein Glas passen locker zwei Möhren, zwei Äpfel und zwei Orangen – ein herrliches Gefühl, wenn man das alles getrunken hat. Also trainieren Sie schon mal Ihre Oberarmmuskeln, denn das Zeug muss ja auch alles ins Haus geschafft werden ... Wohl dem, der einen Apfelbaum im Garten hat und keine Tüten über Kilometer schleppen muss! Sie sehen, so ein Entsafter hält in vielerlei Hinsicht fit.

- **Getreidemühle**

Frisch gemahlenes Getreide enthält alle wertvollen Inhaltsstoffe des ganzen Getreidekorns. Bei fertig gekauftem Vollkornmehl gehen diese zum Teil verloren. Außerdem kann das Mehl ranzig werden, wenn es zu lange liegt. Hier dürfen Sie Ihre Speise von Anfang an selbst herstellen. Denn Selbermahlen macht Spaß, geht einfacher, als Sie denken, und kostet nicht viel Zeit. Und darauf sollten Sie beim Kauf einer Mühle achten:

- Die Mahlleistung sollte mindestens 100 Gramm pro Minute auf feinster Stufe betragen.
- Die Grob-Fein-Einstellung sollte stufenlos, möglichst mit einer Hand, während des Mahlens verstellbar sein.
- Ein Mahlstein aus Korundkeramik ist sehr praktisch. Er ist äußerst robust, schärft und reinigt sich selbst und wird während des Mahlens nicht warm.
- Die Leistung des Motors: 360 Watt sollten es schon sein.
- Manche Mühlen sind extrem laut, was störend sein kann, falls Sie sie zum Beispiel abends in Gang setzen wollen, wenn andere schon schlafen. Probieren Sie die Mühle also unbedingt vor dem Kauf aus und lassen Sie sich die Leistungen vorführen.

- **Gusseiserne Schmorpfanne mit hitzefestem Gardeckel**

Großmutters Topf ist super fürs gesunde Kochen! Denn eine Schmorpfanne ist sehr vielseitig einsetzbar, Topf oder Pfanne – das ist egal –, je nachdem, was man gerade braucht. Gusseisen ist zwar schwer, aber wenn so ein Topf einmal richtig fettimprägniert wurde – d. h. einmal richtig mit Öl eingebraten wurde – kann man darin sehr fettarm braten und schmoren. Es brennt fast nichts mehr an. Das Material hat außerdem den Vorteil, dass man den ganzen Topf mit Deckel in den Backofen stellen kann – toll für deftige Gemüseeintöpfe wie zum Beispiel Irishstew. Ein festschließender Gardeckel sorgt dafür, dass der aufsteigende Dampf am Deckel kondensiert und gleichmäßig auf das Gargut zurücktropft. Das bedeutet: Garen im eigenen Saft ist möglich, und das schont Nähr- und Aromastoffe.

Pfanne und Schmortopf in einem – das ist ideal. Sie wird am Anfang imprägniert, und das geht so: Man muss einmal Öl ganz heiß machen, dann schließen sich die Poren, eine Antihaftbeschichtung entsteht und zwar eine ganz natürliche. Das geht ganz leicht, und ich kann wirklich jedem Koch oder jeder Köchin nur wärmstens empfehlen, für zu Hause so eine Investition zu tätigen. In diesen Pfannen brennt fast nichts mehr an. Egal, ob Fisch, Fleisch, Gemüse oder Eierspeisen – suchen Sie eine Allroundpfanne, dann wählen Sie eine gusseiserne.

Für das Zwei-Personen-Omelett oder ein kleines schnelles Mittagessen finde ich eine kleinere Pfanne (auch Eier- oder Servierpfanne genannt) sehr praktisch. Die gängige Antihaftbeschichtung bei Pfannen ist Teflon. Nachteil: Teflon ist sehr kratzempfindlich (Wendewerkzeuge und Pfannenreiniger zerstören mit der Zeit den Belag), und er geht bei Überhitzung kaputt. Im Extremfall kann sich die Teflonschicht zersetzen und giftige Substanzen freisetzen. Experten gehen zwar davon aus, dass dies erst bei mehr als 260 Grad Celsius der Fall ist – eine Temperatur, die bei normalem Braten nicht erreicht wird –, aber ich persönlich möchte dieses Risiko lieber gar nicht eingehen. Meine Pfanne ist deshalb aus Gusseisen, einem sehr robusten und hitzbeständigen Material, welches ebenfalls das Anbrennen verhindert.

• Schnellkochtopf

Den benutze ich, weil ich ihn einfach superpraktisch finde. Ich spare viel Zeit. Ob er ganz ohne Nachteil ist, darüber streiten sich die Experten auch. Die einen sagen, durch den hohen Druck, der bei der Erhitzung erzeugt wird, gehen auch Nährstoffe kaputt. Die anderen betonen: Aber dadurch, dass die Zeit des Garens reduziert wird, wird das wieder ausgeglichen. Wenn Sie also sehr vorsichtig sein wollen, verzichten Sie auch darauf.

Ansonsten halten Sie es mit der Abwechslung. Genauso wie man bei den Nahrungsmitteln immer abwechseln sollte, sollte man sicher auch in den Zubereitungsarten variieren. Einfach um eine Risikostreuung zu erzielen. Also: heute dämpfen, morgen dünsten, übermorgen Schnellkochtopf, eben mal auf die eine, mal auf die andere Art, und gerne öfter auch mal roh.

• Topf mit Dämpfeinsatz

Ein Dämpfeinsatz ist eine Art Sieb aus Edelstahl in der Breite des Topfes. Er hängt oder steht über dem Kochwasser im Topf und sorgt dafür, dass das Gargut nicht direkt mit dem Wasser in Berührung kommt. Vitamine und Mineralstoffe bleiben in den Lebensmitteln erhalten, weil sie nicht durch das Kochwasser herausgelöst werden. Die Lebensmittel garen im Wasserdampf, der durch Löcher im Dämpfeinsatz aufsteigt. Dämpfen ist die nähr-stoffschonendste Garmethode.

• Keimbox

Man kann natürlich auch ein Einweckglas verwenden, über das man mit einem Gummi ein Stück Mull spannt – einfacher geht das Keimen von Getreide und Samen aber mit einer so genannten Keimbox. Die gibt es für wenig Geld in Samenfachgeschäften und Drogerien.

Keimboxen werden als Einzelgläser oder in Form von Stapel-schalen angeboten. Vorteil der stapelbaren Ausgaben: Man kann verschiedene Sorten Samen in mehreren Etagen übereinander, gleichzeitig oder auch zeitversetzt, auskeimen lassen.

Wichtig ist, dass sie mindestens zweimal täglich mit Wasser ge-spült werden. Bei diesem Vorgang bekommt der Keimling das für sein Wachstum nötige Wasser und Sauerstoff. Gleichzeitig wird das bei der Atmung entstehende Kohlendioxid aus der Keimschale entfernt. Da Keimlinge sehr anfällig sind, ist peinlichste Sauber-keit im Umgang mit der Keimbox und dem Saatgut ganz wichtig.

• Pürierstab

Wer bei Pürierstab nur an Babybrei denkt, der irrt gewaltig! Ein Pürierstab ist der perfekte Küchenhelfer. Suppen, Milchshakes, Avocadoaufstrich, Apfelmus, Blaubeereis – mit dem Pürierstab ist das alles rasch machbar. Sie können mit so einem Gerät in jeder Sauce eine ordentliche Portion Gemüse verstecken und die leckersten Salatdressings zaubern. So kann man sich das Kräu-terkleinschneiden sparen. Gute Geräte kriegen sogar tiefgefro-rene Früchte klein – das ergibt die herrlichsten Sorbets.

Ob zum Glätten von Saucen, um noch mehr Gemüse darin zu

verstauen oder zum Mixen von Shakes – der Pürierstab ist bei mir im Dauereinsatz. Blaubeeren plus Milch ergeben einen super Drink für zwischendurch. Lecker auch mit Bananen oder Erdbeeren. Das Obst kann ruhig tiefgefroren sein. Dann entsteht in Minutenschnelle ein Sorbet. Oder ich mache zum Beispiel für die Kinder aus rohen Äpfeln einen leckeren Apfelbrei. Den muss man allerdings sofort essen, weil er rasch braun wird – etwas Zitronensaft hilft dagegen –, aber roher Apfelbrei schmeckt wunderbar und erspart das langwierige Kauen der Äpfel. Auf diese Weise können Sie drei Äpfel weglöffeln – ohne Probleme.

Küchengeräte, die Sie garantiert nicht brauchen

- **Fritteuse**

Fleisch, Gemüse oder Teigtaschen in siedendem Fett ausbacken ist einfach, aber ungesund. Das Gargut saugt viel zu viel Fett auf, auch wenn Sie es hinterher abtropfen. Außerdem sind die gängigen Fritteusenfette minderwertige Fette.

- **Mikrowelle**

Das ist ein Gerät, bei dem man noch nicht sicher weiß, welche Wirkung die Strahlung auf die Lebensmittel hat, außer dass sie heiß werden. Klar ist, dass Mikrowellen nicht das Lebensmittel an sich erhitzen, sondern die enthaltenen Wassermoleküle zum Schwingen bringen, wodurch die Speise schließlich erwärmt wird. Dabei kommt es zu biochemischen Veränderungen in der Nahrung. Wenn man genauer nachforscht, stellt man sehr schnell fest, dass sich Techniker, Biochemiker und Ärzte bis heute uneins sind, welche Auswirkungen diese Veränderungen auf uns Menschen haben. Während die einen von Vitaminverlust, unnatür-

---

lichem Zerfall einzelner Nährstoffe bis hin zu Krebsgefahr sprechen, hält das Bundesamt für Strahlenschutz die Mikrowellenbehandlung von Lebensmitteln auf keinen Fall für schädlicher als konventionelle Zubereitungsverfahren. Was soll man dazu sagen? Ich bin eher für Vorsicht.

- **Elektrischer Dosenöffner**
Solche Dosenöffner benötigen Sie in Ihrem Haushalt nicht. Produkte aus der Dose sollten Sie sowieso nicht häufiger verwenden. Und wenn, dann kommen Sie ganz sicher auch mit einem mechanischen Öffner aus.

Roh oder gekocht?

Es gibt Leute, die vertragen rohe Sachen nicht, und es gibt Ernährungsexperten, die sagen: »So viel roh wie möglich.« Ein Dilemma. Ich behaupte immer: »Auf ein gesundes Mittelmaß kommt es an.« Ist Möhrenknabbern für Sie eine Quälerei – lassen Sie es. Denn kein Lebensmittel ist unersetzlich. Wenn man etwas nicht mag, zum Beispiel Kohlrabi, kein Problem, dann vergessen Sie sie einfach. Sie dürfen ganz entspannt sein, die Natur stellt uns genug Auswahl zur Verfügung. Da ist für jeden was dabei.

Auf den richtigen Umgang kommt es an

Grundsätzlich gilt: Licht, Sauerstoff und Wärme zerstören Vitamine. Koch- und Waschwasser waschen Mineralstoffe aus. Deshalb:

- Obst, Gemüse, Salat und Kartoffeln erst kurz vor der Mahlzeit zubereiten.
- Nur kurz unter fließendem Wasser säubern, nie im Wasser einweichen, sonst werden die Vitalstoffe herausgelöst.
- Erst nach dem Waschen zerkleinern. Klein geschnittenes Gemüse für den Salat sofort mit Sauce vermengen, dann kommt kein Sauerstoff mehr dran.
- Schälen Sie die Sachen nur wenn unbedingt nötig und so dünn wie möglich. Viele Vitalstoffe sitzen direkt unter der Schale.
- Garzeiten kurz halten und schonend erhitzen.
- Garwasser für Saucen verwenden, damit die darin gelösten Mineralstoffe Ihnen noch zugutekommen.
- Nichts über längere Zeit warm halten. Lieber kühl stellen und einzelne Portionen wieder erwärmen bzw. portionsweise einfrieren.
- Jeder Lagertag kostet Vitalstoffe: Alles so schnell wie möglich verbrauchen, ansonsten kühl und dunkel lagern. Auch bei Tiefkühlkost auf das Haltbarkeitsdatum achten.
- Beim Einfrieren größerer Mengen von Lebensmitteln Schockfrostung benutzen – alle modernen Geräte haben einen Schnellgefrierschalter.

Gesund kochen in fünf Schritten – die praktische Übersicht für Ihren Küchenschrank

Hier nochmals alles auf einen Blick, was Sie wissen müssen. Nicht mehr und nicht weniger. Vielleicht haben Sie Lust, sich die wichtigsten Prinzipien, die ich in diesem Kapitel erklärt habe, an den Kühlschrank zu heften.

- **Planen mit Genuss!**
  - Lesen Sie immer mal wieder Kochbücher – ich habe immer welche auf dem Nachttisch liegen –, das regt die Fantasie an.
  - Lassen Sie sich von Zeitschriften oder Kochsendungen inspirieren.
  - Probieren Sie Verschiedenes aus und holen Sie sich so Lust auf gesundes und leckeres Essen.
  - Tauschen Sie mit Ihren Freundinnen Rezepte (nicht nur Kuchenrezepte).
  - Planen Sie gemeinsam mit dem Partner – und eventuell auch mit Ihren Kindern – Mahlzeiten. Beispielsweise können Sie fürs Wochenende eine gemeinsame Kochaktivität vorsehen. Die Essenplanung ist etwas Lustvolles, nichts Lästiges – Sie planen doch Ihre sonstige Freizeit auch mit Spaß, warum also nicht Ihre Nahrungsaufnahme, wie es im Beamtendeutsch so schön heißt?

- **Einkaufen mit Plan und ohne Hunger!**
  - Wenn Sie Ihren Einkaufszettel schreiben, listen Sie nur die Basics auf. Ansonsten halten Sie die Augen offen, wählen Sie »saisonal« und »lokal« Ihre Ware aus.
  - Überlegen Sie sich vorher, wann und wo Sie was einkaufen.

- Einkaufen kann anstrengend und mitunter auch lästig sein. Deshalb gehen Sie lieber in »kleineren Etappen« vor: heute Markt, morgen Supermarkt, übermorgen Käselädchen und Metzger.
- Nutzen Sie Gelegenheiten, die sich Ihnen bieten – nach dem Motto: Ich bin morgen sowieso in der Stadt, da ist doch ein großer Biosupermarkt. Aber kaufen Sie nicht planlos alles Mögliche auf Vorrat – da wandert garantiert viel von in den Müll.
- Unbedingt vermeiden sollten Sie Shoppingorgien mit knurrendem Magen.

• **Lebensmittel mit Liebe behandeln!**
- Entwickeln Sie Respekt vor guter Ware.
- Seien Sie stolz auf das, was Sie eingekauft haben.
- Gehen Sie beim Verstauen in der Küche sorgfältig und mit Bedacht vor. Ein neues Paar Edelschuhe wird ja auch erst mal mit Schuhcreme behandelt, bevor es einen schönen Platz im Schrank bekommt. Jedes Produkt muss an den richtigen Platz – egal, ob Kühlschrank oder Obstkorb.
- Halten Sie Ordnung und die Lebensdauer Ihrer Lebensmittel im Auge. Die richtige Lagerung gehört einfach dazu.

• **Kochen ist sinnlich!**
- Genießen Sie Düfte, Dämpfe, Farben und Geschmack schon bei der Zubereitung.
- Seien Sie sich bewusst, dass Sie mit Dingen umgehen, die Ihnen so viel Gutes tun.
- Gucken Sie bei den Profiköchen ab, wie die sich am Umgang mit den Lebensmitteln erfreuen können.

– Betrachten Sie die Essenzubereitung als Auszeit von der sonstigen Hektik des Alltags. Auch wenn Sie jetzt denken, das sei nicht möglich; es ist zu schaffen. Denn in der Küche ist es schön, hier herrscht Ruhe, wenn Sie wollen, können Sie hier sogar tagträumen, während Sie zum Beispiel Gemüse schnippeln. Machen Sie eine Zeit für Sie selbst daraus.
– Zu zweit dagegen kann Kochen ungemein kommunikativ und unterhaltsam sein. Nutzen Sie diese Chance so oft es geht.
– Ab und an: Gönnen Sie sich ein Gläschen Küchenwein. Am Wochenende, wenn Sie mehr Zeit als sonst haben.

• **Speisen und nicht nur essen!**
– Gemeinsam essen! – eine Tradition, die Sie unbedingt erhalten sollten.
– Richten Sie den Tisch zu jeder Mahlzeit schön her.
– Essen Sie langsam und genießen Sie es.
– Seien Sie sich bewusst, dass Sie gerade viel für Ihre Gesundheit tun und freuen Sie sich darüber, dass es Ihnen gelungen ist.

Mein Küchenmantra

Wissen Sie, was ein Mantra ist? Mantras sind Sätze mit positivem Inhalt, deren Botschaften durch ständige Wiederholung in unser Unterbewusstsein geschleust werden können. Sie kennen bestimmt das typische Mantra, welches bei Entspannungstechniken wie etwa dem Autogenen Training benutzt wird: »Mein rechter Arm ist schwer.« Mit Mantras kann man Selbstsuggestion erreichen. Und so geht's: Formulieren Sie einen bestimmten Satz, rufen Sie ihn in der dazugehörigen Situation immer wieder auf, irgendwann wird er Ihr Verhalten beeinflussen. Wichtig: Der Satz muss positiv formuliert sein, also das gewünschte Verhalten nachhaltig verbalisieren, das Ziel, auf das man hinsteuern möchte, ausdrücken. Hilfreich ist dabei auch, sich »seinen« Satz aufzuschreiben und auf Zetteln an entsprechenden Stellen im Haus aufzuhängen, damit das Mantra allgegenwärtig ist. Wenn Sie also Ihre Ernährung verbessern möchten, dann heften Sie sich Ihr Mantra neben die Übersicht über die Lebensmittel (vgl. S. 160) oben in die Küche – am besten an den Küchenschrank über der Spüle, wo Sie häufig stehen, oder an den Kühlschrank – zum Beispiel mit einer Botschaft wie »Ich esse am liebsten gesunde Sachen« oder »Ich bin fit und gesund, weil ich mich ausgewogen ernähre« oder »Ich brauche Obst und Gemüse, um mich gut zu fühlen«. Sie glauben, das ist Hokuspokus? Probieren Sie es aus. Es wird Sie sicher positiv stimulieren, auch wenn's andere vielleicht ein bisschen belächeln mögen. Schaden kann es ja auf keinen Fall, und meine Erfahrung damit ist gut. Vielleicht sehen Sie sich bei dieser Gelegenheit nochmals das Kapitel 2, S. 90 ff. zum Thema »NLP« an. Die Grundprinzipien dieser beiden Methoden sind gleich. Denn positives Denken hilft beim Essen und im Leben überhaupt.

Denken Sie nicht, ich lebe auf einem ganz anderen Stern. Für mich ist der Alltag genauso hektisch und stressig wie für Sie, aber Essen gehört für mich zum Leben. Genauso wie Arbeit und Freizeit. Es gibt natürlich immer Tage, da ist Kochen lästig, das ist gar keine Frage. Es gibt immer Tage, an denen es schnell gehen muss, an denen alles gar nicht so funktioniert, wie man es will. Aber das darf einen nicht davon abhalten, dem Essen und seiner Zubereitung immer wieder so viel Genuss wie möglich abzuringen. Und wenn Sie mal zu viel dem Genuss gefrönt haben? Das absolut Falsche gegessen haben, nur weil's auch lecker ist? Kein Problem, Sündigen gehört dazu.

Das Glück der Sünde

Was ist eine kulinarische Sünde? Sünde bedeutet ja im Allgemeinen etwas Böses, etwas Verbotenes tun, gegen Regeln zu verstoßen. Sündigen, was das Essen anbelangt, heißt aber nichts anderes als eine Ausnahme machen. Einfach so. Und in diesem Sinne ist sündigen erlaubt. Von Zeit zu Zeit. Es ist in keinem Fall etwas Schlimmes. Nichts etwa, worauf Strafen stehen würden. Man kann ganz entspannt damit umgehen.

Das ist wie bei kleinen Kindern: Dinge, die als verboten oder Sünde gelten, werden doch nur besonders reizvoll – das gilt auch für Lebensmittel. Denn häufig passiert Folgendes, wenn ein Verbot wie ein Damoklesschwert über einem schwebt: Die Schwarzwälderkirschtorte lockt. Man isst schließlich irgendwann ein Stück, weil man es nicht mehr aushalten kann, hat ein schlechtes Gewissen und beschließt: Jetzt ist eh schon alles egal und isst gleich noch ein oder zwei weitere Stücke. Bis man sich schließlich für einen vollkommenen Versager hält.

Tipp: Das Naschglas!
Gehören Sie zu den Menschen, die Schwierigkeiten haben, bei Süßigkeiten Maß zu halten? Dann versuchen Sie es doch mal mit dieser Methode: Sonntagabend füllen Sie ein Einweckglas oder eine Tupperdose oder Ähnliches mit 200 Gramm Ihrer Lieblingsschleckereien. Das können Gummibärchen sein, Schoko-

lade, Kekse, Konfekt, Lakritz, was immer Sie mögen. Nur eine einzige Sorte oder alles gemischt, wie Sie wollen, aber eben maximal 200 Gramm insgesamt. Das ist jetzt nämlich Ihre Wochenration. Für Sie ganz alleine bestimmt, und Sie können damit umgehen, wie Sie Lust haben: Alles auf einmal verputzen oder über die Woche verteilt essen. Auf jeden Fall gilt: Nachschub gibt's erst am nächsten Sonntagabend!

Behalten Sie deshalb immer im Hinterkopf: Niemand, der sich den überwiegenden Teil der Woche gut ernährt, wird durch ein einziges Stück Schwarzwälderkirschtorte dick oder krank werden. Also greifen Sie zu und genießen Sie es! Ohne Reue, denn Sünden sind besonders süß und können auch Belohnung sein. Sündigen Sie, am besten jeden Tag ein kleines bisschen, dann verliert die große folgenreiche Sünde ihren Reiz. Man muss es nicht mehr übertreiben und kann seinen Heißhunger auf Süßes besser steuern.

Ich habe immer Schokolade, Eis und Lakritz im Haus, und ich esse davon auch jeden Tag etwas – aber ich muss keine ganze Tafel oder Tüte essen, denn ich weiß ja, dass die Sachen immer da sind. Die Devise lautet also: Sündigen Sie regelmäßig – aber in vernünftigen Mengen.

Warum kann man eigentlich nicht aufhören zu knabbern, bis die Tüte leer ist?

Das Rätsel hat nun der amerikanische Psychologe Andrew Geler gelöst. Schlicht und ergreifend: Das schlechte Verhalten ist angeboren, eine Art Vorratshaltungszwang. Bei zahlreichen Tests aßen die Probanden stets alles auf, egal, wie groß die Portionen waren. Die gute Nachricht: Man kann lernen, immer etwas liegen zu lassen, indem man sich nicht den Geschmack auf der Zunge vorstellt, wenn man die Speisen sieht, sondern das Gefühl im Magen. Das hält auf Dauer davon ab, wieder und wieder zuzugreifen.

Korrigieren Sie Ihren Speiseplan, wenn Sie mehr als normal zu sich genommen haben, erst im Nachhinein und nicht in vorauseilendem Gehorsam. Also, niemals hungern, um sich dann etwas erlauben zu können. Sondern: Wenn Sie merken, gestern Abend habe ich richtig gut gegessen, Rotwein getrunken und dann habe ich auch noch ein Stückchen Käse oder etwas Süßes zu viel zu mir genommen, dann lasse ich Marmelade und Weißbrot am nächsten Morgen eben weg. Stattdessen mache ich mir dafür ein echtes Powerfrühstück aus Obst und Jogurt. Ich handele so, weil ich einfach an mir selber merke, dass ich nach der Fressorgie nun etwas anderes brauche; mehr frische Sachen eben. Ein Gegengewicht herzustellen ist meinem Körper einfach ein Bedürfnis. Vielleicht eine Frage der Gewohnheit und des gesunden Körperbewusstseins.

Tipp: Naschen kann ja sooo gesund sein!

»Knabbern Sie abends vor dem Fernseher doch mal Gurkenscheiben oder Möhrensticks«, solche oder ähnliche wohlgemeinte Tipps zum Thema »Naschen« haben Sie doch bestimmt auch schon mal in irgendwelchen Zeitschriften gelesen... Im Ernst: Wer macht so etwas? Ich kenne niemanden! Und ich selbst habe auch keine Lust, um 21.00 Uhr noch immer in der Küche zu stehen und Gemüse zu schnibbeln. Irgendwann möchte ich auch mal Feierabend haben. Klar werde ich Ihnen jetzt auch empfehlen, lieber gesunde Sachen vor dem Fernseher zu knabbern. Aber nur solche, die erstens keine zusätzliche Arbeit machen und zweitens mehr Geschmack haben als Gurkenscheiben und Möhrensticks.

Alle Arten von Beeren sind zum Beispiel super: einmal kurz unter den Wasserhahn halten, ab in die Schüssel, fertig und lecker. Blaubeeren sind mein persönlicher Favorit. Sie werden erstaunt sein, wie schnell so eine Schüssel leer ist. Himbeeren oder Brombeeren sind auch gut und wer's etwas saurer mag: Johannisbeeren. Bei uns werden außerdem die orangefarbenen Physalis (Kapstachelbeeren) gerne genascht. Und – auch wenn Sie jetzt mit den Augen rollen – versuchen Sie wirklich mal Kirschtomaten. Aber nicht die kleinen runden, sondern die kleinen länglichen (sehen aus wie Mini-Eiertomaten) – die schmecken im Sommer super aromatisch und pur gegessen deutlich süßlich.

Rückschläge sind erlaubt und machen stark

Wenn Sie sich auf etwas verlassen können, dann darauf, dass Sie Rückschläge erleben werden! Egal, wie gut Sie sich an die Ratschläge halten und wie viele Tricks Sie kennen, um sich über Heißhungerattacken herüberzuretten. Das ist völlig normal und auch nicht weiter schlimm.

Unterschied zwischen Hunger und Appetit

Ihr Hunger wird vom Hypothalamus gemeldet, Appetit vom Limbischen System. Das heißt von verschiedenen Regionen im Gehirn. Fehlt der Hunger, heißt das noch lange nicht, dass man weniger Appetit hat. Hunger ist als ein Fehlen von Nahrung zu verstehen: Durch Kontraktion des leeren Magens, Unterzuckerung und Veränderungen des Thermo- und Lipidstoffwechsels geht eine bestimmte Meldung ans Gehirn. Appetit dagegen wird weitgehend durch Sinneswahrnehmungen gesteuert und ist eher auf der kognitiven als auf der rein körperlichen Ebene anzusiedeln.

So sind auch Heißhungerattacken zu erklären: Physiologisch gesehen sind sie ein Blutzuckerabfall durch zu viel Insulin. Eine Panikattacke des Esszentrums, die auch durch vorherige Diäten hervorgerufen werden kann. Der Körper schaltet die Notaggregate an und ein Serotoninmangel sorgt dafür, dass die Stimmung in den Keller geht.

Schön, wenn man weiß, was im Körper passiert, doch um diesen Anfällen vorzubeugen, braucht es eigentlich nicht viel: regelmäßige Mahlzeiten genügen. Möglichst keine Mahlzeit ausfallen lassen, um einen konstanten Blutzuckerspiegel zu halten.

Erste-Hilfe-Maßnahmen gegen Heißhunger

Vier Schritte zum Erfolg:

- Gleichmäßig kleine Portionen über den Tag verteilt essen.
- Bis zehn zählen und überlegen, warum man jetzt etwas essen muss.
- Sofort ein großes Glas Wasser trinken. Der Körper verbrennt so zusätzlich Kalorien und der Magen ist gefüllt. Die Körperfunktionen kommen wieder gut in Gang.

- Gehen Sie statt in die Küche lieber in den Park. Eine Runde durchs Grüne lenkt ab. Genauso gut: Musik hören, tanzen, diskutieren etc. Jede Ablenkung ist willkommen.

Appetit oder was Ihr Körper Ihnen damit sagen will

Es gibt zwei Arten von Anlässen, zu essen: die plötzliche Lust auf ein ganz bestimmtes Lebensmittel, das einem »das Wasser im Mund zusammenlaufen lässt« oder schlicht ein klares Magenknurren. Der Appetit, der plötzlich und ohne Einfluss von außen – also nicht durch zum Beispiel die leckere Auslage einer Bäckerei – entsteht, kann wichtige Anhaltspunkte liefern, dass in der Ernährung etwas fehlt. Appetit auf Bananen kann zum Beispiel bedeuten, dass der Serotoninspiegel zu niedrig ist. Ständiger »Süßhunger« signalisiert, dass der Blutzuckerspiegel aus dem Ruder läuft. Lust auf ein Steak kann bedeuten, dass der Körper in letzter Zeit nicht ausreichend Eisen bekommen hat. Wer abends unbedingt noch Hartkäse essen muss, dem fehlt vielleicht Zink (vgl. S. 148).

So hatte ich während meines Studiums häufig Lust auf sehr salzige Sachen. Das lag daran, dass ich sowieso schon einen recht niedrigen Blutdruck habe und dieser – während ich relativ bewegungslos am Schreibtisch saß und lernte – natürlich völlig in den Keller rutschte. Salz treibt den Blutdruck nach oben. Über einen natürlichen Appetit zeigte mein Körper mir, was er gerade brauchte!

Dem Körper geben, was er braucht

Körper und Seele müssen in Harmonie sein. Gibt Ihr Körper Signale, dass er etwas Bestimmtes braucht, versorgen Sie ihn damit.

• Sind Sie niedergeschlagen und mutlos?
Dann sollten Sie Ihren Serotoninspiegel auf Vordermann bringen. Essen Sie reife Bananen, Ananas, Papayas, frische Feigen oder Avocados. Diese Früchte enthalten Serotonin, ein Hormon, welches zufrieden und ausgeglichen macht. Man blickt wieder positiver in die Zukunft. Serotonin wird im Gehirn auch aus der Aminosäure Tryptophan gebildet. Diese findet sich in Fleisch, Geflügel, Fisch und Milchprodukten. Wenn Sie diese Lebensmittel regelmäßig mit Vollkornbrot, Kartoffeln oder Reis essen (Tryptophan braucht Kohlenhydrate, um ins Gehirn zu gelangen), dann sind Sie gegen Stimmungstiefs besser gefeit.

• Sind Sie gereizt, missmutig und schlecht gelaunt?
Dann sind Scharfmacher wie Peperoni, Paprika oder Chili die beste Medizin. Ihr Inhaltsstoff Capsaicin bewirkt ein Brennen im Mund, Endorphine werden ausgeschüttet und steigern die gute Laune.

Genauso gut ist Saures: Von der Zitrone über die Gurke bis zu den sauren Gummis. Durch den sauren Geschmack verzieht man in der Regel den Mund und muss ... lachen! Und reicht das alles nicht: Schokolade. Der sensorische Reiz, den Psychologen »Mouthfeeling« nennen, das köstliche Schmelzen auf der Zunge gibt einen positiven Kick. Außerdem kurbelt Schokolade kurzfristig die Serotoninproduktion im Gehirn an.

• Fühlen Sie sich gestresst, ausgelaugt und nervlich am Ende?
Dann machen Sie die Vitamine des B-Komplexes zu Ihren Verbündeten. Sie stärken die Nerven und machen stressresistenter. Vollkornprodukte und Milch sollten täglich auf Ihrem Speiseplan stehen, dazu ab und zu ein Ei. Achten Sie auch auf eine ausreichende Versorgung mit Vitamin C (Zitrusfrüchte) und Zink (Hartkäse, Rindfleisch), denn wer im Stress ist, wird anfälliger für Husten, Schnupfen, Heiserkeit und andere Infekte.

• Fehlt es Ihnen an Konzentrationsfähigkeit?
Hier kann Zink helfen. Studien haben gezeigt, dass Schulkinder, die sich schlecht konzentrieren können, häufig einen sehr niedrigen Zinkspiegel im Blut haben. Zink kann der Körper nicht speichern, es muss also ständig zugeführt werden. Essen Sie Hartkäse (Edamer, Emmentaler, Gouda) und Rindfleisch, wenn Sie mögen Austern, und knabbern Sie Nüsse. Letzteres kann man ja sehr gut während der Arbeit tun. Wichtig auch: viel trinken!

• Sind Sie ideenlos?
Für logisches Denken und die berühmten Geistesblitze wird ein so genannter Neurotransmitter (Nervenbotenstoff), das Acetylcholin, im Gehirn benötigt. Acetylcholin entsteht aus Cholin, einer fettähnlichen Substanz. Sie findet sich in Eiern, Käse, Nüssen, Haferflocken und Sojabohnen.

• Hat Sie Ihre gewohnte Antriebskraft verlassen?
Dann füllen Sie Ihre Eisenspeicher auf. Fleisch, Vollkornprodukte, getrocknete Aprikosen und dunkelgrüne Blattgemüse sollten Sie jetzt vermehrt essen. Dazu ein Glas frisch gepressten

Orangensaft trinken, dann wird das Eisen besser vom Körper aufgenommen. Einen schnellen Energieschub liefern Proteine in
Milchprodukten, Fleisch oder Fisch. Denn die machen leistungs-
bereit, kurbeln die Reaktionsfähigkeit an und halten wach – und
zwar länger als das kurzfristige Zuckerhoch.

- Sie sind nervös und verspannt?

Hier kann Magnesium für mehr Ausgeglichenheit sorgen. Vollkornbrot, Hülsen- und Trockenfrüchte lassen Ihr Herz schön
gleichmäßig schlagen. Und als schnelle Dosis zwischendurch:
eine Hand voll Sonnenblumenkerne.

- Brauchen Sie Trost?

Ätherische Öle aus Zimt oder Zitrone spenden welchen. Sie werden über die Nase inhaliert und beeinflussen unser psychisches
Wohlbefinden. Genauso wie Omas Milchreis, Apfelkuchen und
Grießbrei heimelige Gefühle aufkommen lassen. Aber nicht vergessen: ein Stück Apfelkuchen mit Zucker und Zimt kann see-
lisch aufrichtend wirken – drei Stücke werden diesen Effekt nicht
mehr haben, sie machen nur noch dick.

Sie werden es sicher bereits gemerkt haben. »Zurück zur Normalität« lautet mein Ratschlag. Hören Sie auf Ihren Körper. Er
sendet die richtigen Signale aus, wir müssen sie nur wahrneh-
men. Sie werden sehen, wenn Sie sich gesund ernähren und
regelmäßig essen – sich nicht ständig zwanghaft etwas verkneifen und als Ausgleich übermäßig schlemmen –, wird Ihr Körper
es Ihnen lohnen. Heißhungerattacken werden der Vergangenheit
angehören, wenn Sie aufhören, Ihren Stoffwechsel durch über-
mäßigen Verzicht aus dem Gleichgewicht zu bringen.

Natürlichkeit und Normalität sind die Zauberwörter. Genauso natürlich und normal wie Ihre Ernährung sollte auch Ihre Bewegung sein. Bringen Sie Ihren Stoffwechsel in Schwung! Was, wenn nicht Bewegung, hilft Ihnen, Ihren Körper und damit seine Bedürfnisse richtig zu spüren? So ist auch Sport ein unverzichtbarer Schritt auf dem Weg zurück zu einem normalen (natürlichen) und deshalb gesunden Lebensgefühl.

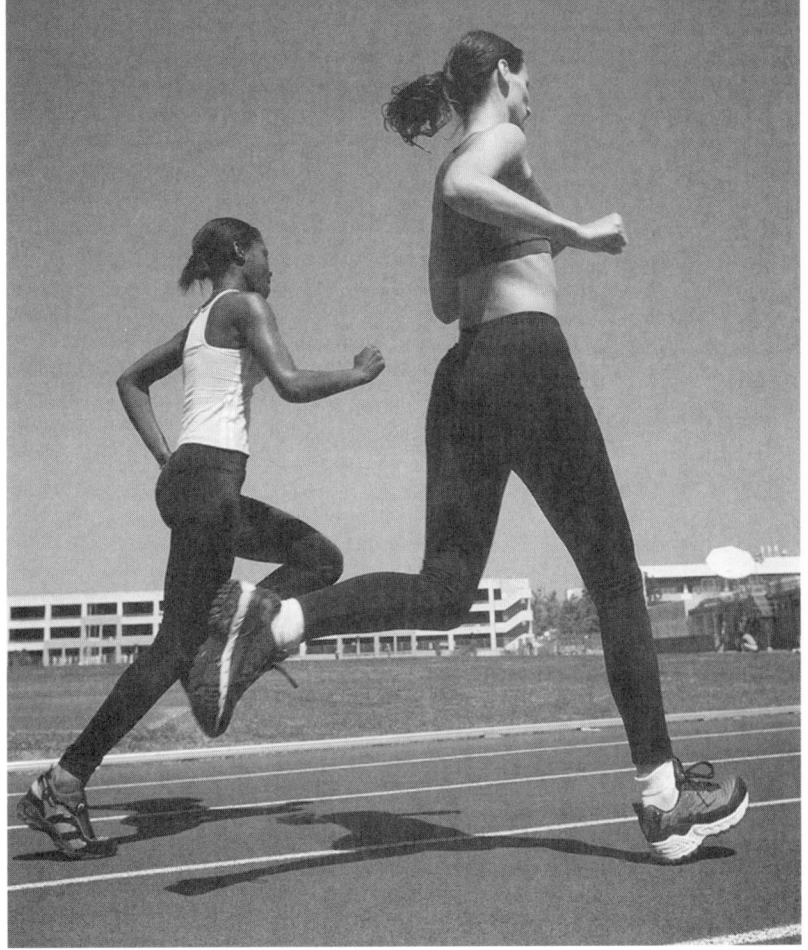

4 Ein neues Körpergefühl durch Bewegung

Bisher haben Sie schon die wichtigsten Bausteine Ihres neuen Lebensgefühls kennengelernt. Sie wissen, welche mentalen Strategien Ihnen zur Verfügung stehen und kennen die Lebensmittel, die Ihnen guttun. Ein ganz wichtiger Teil des Puzzles fehlt aber noch: Anregungen und Tipps dazu, wie Sie Schwung in Ihren Alltag bringen und Ihr Körper in Bewegung kommt – das kann Sie zufriedener machen und Ihr Selbstbewusstsein steigern. Nur so ist mein Wohlfühlkonzept für Sie rund.

Sicher muss ich Ihnen nicht explizit sagen, dass Bewegung bedeutend ist und vielleicht gehört sportliche Betätigung ohnehin zu Ihrer Freizeitbeschäftigung. Dennoch möchte ich Ihnen zum Abschluss noch einiges mit auf den Weg geben. Keine Angst, genauso wie ich quälende Diäten ablehne, so werde ich Ihnen sicher kein Turbo-Sportprogramm empfehlen.

In einem ersten Schritt möchte ich Ihnen zeigen, was alles zur Bewegung zählt und wie mühelos und beinahe unmerklich Sie ein tägliches Pensum an Bewegung erfüllen können. Und wenn Sie Lust haben, zu erleben, wie sich moderate Sportarten in Ihren Alltag eingliedern und Ihnen Kraft und Lebensfreude geben, lesen Sie am Ende dieses Kapitels die Kurzporträts der besten Ausdauersportarten (vgl. S. 299 ff.). Ich bin mir sehr sicher, auch für Sie ist etwas dabei.

Bewegung ist kein Allheilmittel, um abzunehmen – genauso wenig wie eine gute Ernährung oder ein entspanntes Verhältnis zu Ihrem Körper allein ausreichend Pfunde purzeln lassen kann. Aber vereint man das Trio Bewegung, Ernährung und Einstellung, ist die oft ersehnte Wunderwaffe gegen die ungeliebten Fettpölsterchen gefunden.

Es entsteht ein positiver Kreislauf, den Ihnen niemand mehr nehmen kann: Sie nutzen Lebensmittel als natürliche Fitmacher, haben Energie für körperliche Aktivitäten, die Ihnen wiederum Power und Selbstbewusstsein geben. Dadurch angeregt möchten Sie Ihrem Körper ausschließlich gutes – und das heißt zugleich gesundes und genussbringendes – Essen zuführen. Das passiert ganz automatisch. So jedenfalls ist meine Erfahrung.

Aber was genau macht die Bewegung mit meinem Körper? Das fragen Sie vielleicht. Wie schon gesagt verbessert jede Art von Aktivität – angefangen beim Treppensteigen bis hin zum Radfahren – Ihr Körpergefühl. Außerdem werden Herz und Arterien gestärkt und Ihr gesamter Bewegungsapparat, sprich Knochen, Gelenke und Muskeln, wird gekräftigt. Sie lernen sich besser kennen, verbessern Ihre Koordination und Ausdauer. Nur so kommen Sie auch mit den Belastungen des Alltags besser zurecht.

Über allen meinen Grundsätzen steht einmal mehr das Prinzip der Gelassenheit. Ich möchte Ihnen helfen, gegenüber Ihrem Körper gelassener zu werden, entspannter zu sein, nicht mehr so krampfhaft mit dem Thema »Essen« umzugehen und beruhigt festzustellen, wie einfach es ist, in Bewegung zu kommen. Wenn Sie sich darauf einlassen, werden Sie sich selbst bald nicht wiedererkennen. Oder können Sie sich jetzt schon vorstellen, dass Sie jemals ohne schlechtes Gewissen essen können und sich regelrecht darauf freuen, sich sportlich zu betätigen?

Auf die einzelnen verblüffenden Effekte regelmäßiger Bewegung kommen wir später zurück. Aber ich garantiere Ihnen schon jetzt: Sie werden sich einstellen.

Keine Zeit gilt nicht

Ein englischer Politiker soll gesagt haben: »Wer glaubt, keine Zeit für körperliche Aktivitäten zu haben, wird früher oder später Zeit haben müssen – für Krankheiten.« Leider ist diese Aussage, die nahezu 150 Jahre alt ist, im Kern auch heute nur allzu wahr. Aber für eine Zeit, die noch keine Fitnesswelle und weitreichende wissenschaftliche Studien kannte, ist sie erstaunlich. Denn die Mehrzahl der Bevölkerung rund um den Globus machte sich damals keine Gedanken um ihre schlanke Linie – man verdiente zum Großteil mit körperlicher Arbeit seinen Lebensunterhalt und war darauf angewiesen, viel Energie zu tanken.

Heute ist das anders: Experten sind sich einig, dass die Bewegungsarmut ein ernst zu nehmendes Problem unserer Industriegesellschaft und definitiv auch die Ursache vieler Krankheiten ist – Herz-Kreislauf-Probleme, Diabetes, Adipositas sind nur einige Beispiele. Fatal eigentlich, dass viele Menschen zudem unter großem Zeitdruck leiden, weil die Welt um sie herum immer schneller wird. Klar, dass jeder Gedanke an sportliche Betätigung erst einmal mit dem Argument Zeitmangel abgeschmettert wird.

Aber eigentlich ist das doch kein glaubwürdiges Argument, schließlich muss Bewegung nicht gleich zeitraubend sein. Es sind nämlich die ganz kleinen Dinge, die Sie zur Alltagsbewegung dazuzählen dürfen und die sowieso schon in Ihrem Tagesablauf vorkommen und nur noch etwas ausgebaut werden müssen. Es gibt sicher mehr Chancen, in Motion zu kommen, als Sie denken.

Alltagsbewegung – drehen Sie sich, wann und wo Sie können

Lassen Sie uns einmal Ihren Alltag Revue passieren: Sie stehen auf, frühstücken, fahren mit dem Auto zur Arbeit. In der Mittagspause sitzen Sie entspannt auf der nächsten Parkbank oder in der Kantine. Nach der Arbeit erledigen Sie die wichtigsten Einkäufe im Kaufhaus, wo man Sie über Rolltreppen von den Drogerieartikeln zur Lebensmittelabteilung bringt. Abends sitzen Sie noch vor dem PC und beantworten E-Mails, telefonieren schnell noch mit der besten Freundin und sehen zum Ausklang des Abends gemütlich vom Sofa aus fern? Auch wenn dies nicht ganz Ihrem tatsächlichen Tagesablauf entspricht, so oder so ähnlich sieht unser Bewegungsumfang meist aus.

An diesem Beispiel lässt sich leicht veranschaulichen, was ich mit Alltagsbewegungen meine.

Ohne Frage, heutzutage erleichtern uns Auto, Aufzug und PC das Leben enorm. Und diese Fortschritte dürfen wir auch genießen. Sie hemmen aber auch gleichzeitig unsere Wendigkeit und Aktivität. Ich möchte Ihnen natürlich keine dieser Annehmlichkeiten nehmen, aber vielleicht denken Sie gelegentlich über eine alternative Nutzung nach.

Schon mit wenigen Kniffen können Sie mehr Bewegung in

Ihren Alltag bringen: indem Sie zum Beispiel für kurze Wege das Fahrrad anstelle des Autos nehmen. Ein besonderes Plus dabei: Der frische Wind, der Ihnen um die Nase weht, sorgt für einen extra Schub Sauerstoff – allemal besser als die stickige Luft im Fahrerraum. Ich habe auch die Erfahrung gemacht, dass mir diese Art der Fortbewegung den Kopf frei hält und ich viel mehr von meiner unmittelbaren Umwelt mitnehme, als wenn ich lediglich schnell nickend am gärtnernden Nachbarn vorbeibrause. Für mich ist die Freiheit dieser Art der Fortbewegung ein Stück Lebensqualität.

Ähnliches trifft auch auf die Nutzung der Treppe anstelle des Fahrstuhls und den kleinen Spaziergang in der Mittagspause anstatt die Ruhepause auf der Parkbank zu. Es ist so einfach, seine Muskeln in Gang zu bringen und über den Tag verteilt mehrere Bewegungseinheiten zu sammeln.

So komisch es klingen mag, aber ich bin zum Beispiel heilfroh über die drei Treppen in unserem Haus. Zwar freue ich mich nicht unbändig, wenn ich die Wäsche aus dem Trockner im Keller in den Schrank im dritten Stock bringen muss, aber im Nachhinein denke ich immer: Ich habe mich rentabel bewegt, und es war noch dazu mit einem Nutzen verbunden. Das ist für viele Menschen bei jeder Art von körperlicher Ertüchtigung von großer Relevanz.

Alltägliche Kalorienkiller nutzen!

Der Haushalt bietet eine ganze Reihe versteckter Bewegungsmöglichkeiten: An der frischen Luft gärtnern, mit Elan und Musik im Hintergrund die Fenster putzen, beim Telefonieren vom Sessel aufstehen und herumlaufen, ausgelassen mit den Kindern toben – all dies ist in der Summe schon sportliche Betätigung.

Sich dieser Bewegungsepisoden bewusst zu werden und sie gezielt einzusetzen, ist tatsächlich eines meiner bisher wohl gehüteten Fitnessgeheimnisse. Der entscheidende Vorteil: Für all diese Betätigungen brauchen Sie keinen Freiraum in Ihrem Terminkalender.

Auch Stehen verbraucht Kalorien

Eine gute Nachricht: Alltagsbewegungen verbrauchen eine nicht zu unterschätzende Menge an Kalorien! Auch wenn wir keinen genauen Kalorienplan aufstellen müssen, ist es wichtig, unseren Gesamtenergieumsatz in Balance zu halten. Übersetzt heißt das, um ab- oder zumindest nicht zuzunehmen, müssen sich aufgenommene und verbrauchte Kalorien die Waage halten. Das Erstaunliche: Schon folgende alltägliche Routinetätigkeiten verbrauchen pro Stunde eine gewisse Energiemenge:

- Stehen   100 kcal
- Gehen   150–200 kcal
- Auto waschen   200–300 kcal
- Betten machen   250 kcal
- Wohnung putzen   200–300 kcal
- Wohnung streichen   200 kcal
- Einkaufen   200 kcal
- Bügeln stehend   200–300 kcal
- Tanzen   200–500 kcal
- Leichte Gartenarbeit   250–350 kcal

Schon Fußwippen bringt's

Die Erkenntnis, dass man, wenn man zu einem aktiveren Menschen werden möchte, mit Alltagsbewegung anfangen kann, haben auch Studien der Mayo-Klinik in Minnesota, USA, bestätigt: Das Medizinerteam wählte einen umgekehrten Ansatz und beobachtete normalgewichtige und leicht übergewichtige Menschen über einen längeren Zeitraum in ihrem Alltag. Dabei wurden verschiedene Parameter gemessen, um zu sehen, wer sich mehr bewegt. Voraussetzung war, dass alle Beteiligten vergleichbaren und bewegungsarmen Tätigkeiten nachgingen und die gleiche Kalorienmenge zu sich nahmen.

Ergebnis der umfangreichen Datenmengen: Die fülligeren Probanden bewegten sich im Schnitt $2^1/_2$ Stunden weniger am Tag, während die Normalgewichtigen aktiver waren und durch ihre Aktivitäten täglich 350 Kalorien mehr verbrennen konnten, das heißt ihre Energiebilanz war eindeutig ausgeglichener als die der Couch Potatoes. Bei der Weiterführung des Experiments konnte gezeigt werden, dass die Schlankeren allein durch ihren Bewegungsdrang die Voraussetzung für ein natürliches Abspecken schafften. Alle kleinen Bewegungen – sei es beim Stehen, Sitzen, Herumlaufen, Mit-dem-Fuß-Wippen oder beim Gitarrespielen – lassen sich im Laufe des Tages zu einem erstaunlich hohen Bewegungslevel addieren.

Also: Selbst wenn Sie von Natur aus kein Zappelphilipp sind, wenn Sie dazu tendieren, eher zu sitzen und sich wenig zu bewegen, es lohnt sich, ein wenig gegenzusteuern. Beeinflussen Sie für eine gewisse Zeit Ihren Bewegungsdrang bewusst, vertreten Sie sich mal öfter als sonst die Beine und legen Sie selbst in alltägliche Handgriffe wie das Öffnen der Tür eine gewisse Bewegungsdynamik. Schon nach kurzer Zeit wird es Ihnen in Fleisch und Blut übergegangen sein und schon bald gehören Sie zu denen, die die Kalorien ganz nebenbei verbrennen.

Vieles ist möglich – die richtige Sportart für Sie

Und noch ein allseits bekanntes Politikerzitat: Winston Churchill soll nach dem Motto »No Sports« gelebt haben. Auch wenn viele diesen Ausspruch des bedeutenden Weltmannes gern zur eigenen Philosophie erklären, ich muss Sie enttäuschen: Selbst Churchill, der gewichtige Premierminister, war zweifelsohne einst sportlichen Tätigkeiten zugetan. Als Jugendlicher war er passionierter Schwimmer, als Erwachsener ging er leidenschaftlich gern dem Polospiel nach und verbrachte – wann immer er konnte – seine Freizeit auf dem Rücken der Pferde.

Dieser Devise können Sie also getrost abschwören, besonders wenn Ihnen nur ein bisschen an Ihrer Gesundheit gelegen ist. Bewegungsmuffel verpassen nicht nur die Chance, spielend leicht das Gewicht zu halten, sie riskieren auch einiges.

Die dramatischen Folgen von Inaktivität haben Forscher jüngst aufgezeigt. Die Bilanz aller Forschung ist: Das minimale Benutzen von Muskelpartien ist fast genauso schädlich wie das Rauchen. Im Umkehrschluss konnte man belegen, dass Menschen, die gerade im hohen Alter ihren Körper aktiv in Bewegung halten, eine um etwa sieben Jahre erhöhte Lebenserwartung haben.

Somit wird klar, dass körperliche Mobilität nicht nur für diejenigen gesundheitlich entscheidend ist, die ihr Gewicht halten wollen – nein, im Grunde kann sie unser aller Leben verlängern.

Wenn diese Tatsache kein Anstoß ist, in Schwung zu kommen, was denn dann? Absurd, wenn man sich vor Augen führt, dass die Deutschen jährlich ein Vermögen für Anti-Aging-Produkte ausgeben, obwohl sie den biologischen Alterungsprozess so einfach (und nebenbei auch mit geringerem finanziellen Aufwand) verlangsamen könnten: nämlich mit sportlicher Betätigung.

Was genau bringt Sport dem Körper?

● Energieverbrennung

Bewegung verbraucht Kalorien, bei einer gewissen Trainingsintensität und so lange Sie im aeroben Bereich bleiben (vgl. S. 297), werden Ihre Fettreserven angezapft und Abnehmen ist möglich.

● Muskelaufbau

Durch Bewegung werden Muskeln aufgebaut, die wiederum auf lange Sicht helfen, mehr Kalorien als vorher zu verbrauchen. Wenn Sie sich also gleich bleibend ernähren, schwinden durch Sport definitiv Pfunde.

● Körpergefühl

Koordination, Beweglichkeit und Belastbarkeit werden durch Sport gefördert – diese Fähigkeiten können Sie in vielen anderen Lebenslagen gebrauchen und sei es nur, um beim Wasserkisten schleppen nicht länger aus der Puste zu kommen oder mehr Durchhaltevermögen für lange Büroarbeiten bis in den späten Abend zu haben.

Heilmittel Sport

Und nicht nur dass Bewegung eine Reihe von altersbedingten Gebrechen vorbeugen kann, inzwischen geht man auch fest von der Heilkraft der Bewegung aus. Abgesehen von den kleinen Erfolgen, sind viele Mediziner heutzutage auch der Überzeugung, dass Sporttreiben sogar ein Heilmittel gegen Krebs – das Schreckgespenst Nr. 1 für viele Menschen – darstellt. Selbst Onkologen, die bislang Sport für Krebserkrankte aus Angst vor einer Schwächung des Immunsystems ablehnten, mussten erkennen, dass Bewegung einen enorm positiven Einfluss auf die Lebenserwartung von Krebspatienten haben kann.

Bisher gibt es nachweisbare Auswirkungen auf Brust- und Dickdarmkrebs. In beiden Fällen führt man als Erklärung der Erfolge eine verbesserte Gemütslage durch die Bewegung und die damit verbundene Teilnahme an einer »normalen«, sonst den Gesunden vorbehaltenen Tätigkeit an.

Überdies ist eine Stärkung der Gesamtkonstitution entscheidend am Heilungsprozess beteiligt. Gerade bei Dickdarmkrebs erkennt man auch einen medizinisch nachweisbaren Zusammenhang zwischen Bewegung und Heilung, der auch jeden gesunden Menschen überzeugen muss: Durch die erhöhte Aktivität beim Laufen etwa ist der Darm immer in Bewegung, wird besser durchblutet und schädliche Stoffe gelangen schneller durch den natürlichen Stoffwechsel aus dem Körper heraus.

Einfach mal loslegen

Mit diesem Grundwissen über die präventive und die heilende Kraft der Bewegung dürfte es theoretisch nicht schwerfallen, die Motivation für Sport aufzubringen, oder? Praktisch sieht das aber ganz anders aus, das weiß ich selbst nur zu genau. Lassen Sie mich im Folgenden einmal erzählen, wie ich dazu kam, mich für gezielte Bewegung zu begeistern und schließlich sogar das Laufen zu mögen.

Auch wenn mich viele sicherlich für sportlich gehalten haben, war Laufen für mich immer ein Gräuel. Ich konnte nie verstehen, was daran Spaß machen sollte, hatte keine Motivation. Erinnerungen an Sportstunden in der Schule, in denen wir Runde um Runde um den Sportplatz rennen mussten und ich immer als eine der Letzten ins Ziel kam, hinderten mich daran. Ausdauersport ist einfach nicht mein Ding – so dachte ich noch bis vor nicht allzu langer Zeit.

Plötzlich wurde ich aber in einer beruflichen Situation mit dem Laufen konfrontiert: Ich sollte ein Symposium mit dem Thema Laufen moderieren und im Anschluss einen Lauftreff eröffnen. Hätte dies bedeutet, den Startschuss zu geben oder den Läufern die Wasserflaschen zu reichen, wäre ich sofort dabei gewesen. Aber es kam viel schlimmer für mich: Ich sollte mitlaufen!

Um ehrlich zu sein, ging mir nur ein Gedanke durch den Kopf: dieses Event abzusagen. Aber das war unmöglich: Ich war Moderatorin eines Gesundheitsmagazins und propagierte in der Sendung ständig das Laufen als ideale Bewegungsform. Mit einer Absage hätte ich mich völlig unglaubwürdig gemacht. Mir blieb also nichts anderes übrig, als meinen inneren Schweinehund zu überwinden.

Natürlich schloss ich mich der Anfängergruppe an – trotzdem lag eine scheinbar unendliche Strecke von etwa drei Kilometern vor mir. Schon nach den ersten Metern stellte ich zu meiner Verwunderung fest, dass ich keineswegs sofort völlig aus der Puste war und auch nicht ans Aufgeben dachte. Je weiter ich kam, desto mehr spürte ich das angenehme Gemeinschaftsgefühl, lächelte der Frau neben mir zu und wechselte mit ihr einige Worte. Ehe ich mich versah, passierten wir die Markierung, die die Hälfte der Strecke kennzeichnete, und ich dachte: Den Rest schaffst du auch noch! Und so war es dann auch.

Unfreiwillig war mir gezeigt worden, dass es völlig unnötig gewesen war, Angst vor dem Laufen zu haben. Es war ein echtes Schlüsselerlebnis für mich. Mit diesem neu gewonnenen Selbstvertrauen beschloss ich, es noch einmal zu probieren, mir gute Joggingschuhe zu gönnen und einfach loszulaufen – und dieses Mal ohne die Blicke der Kollegen und Mitstreiter und ohne Start- und Ziellinie.

Was ich entdeckte, war eine Sportart, von der ich dachte, dass ich sie hassen würde. Aber bis jetzt funktioniert es für mich einwandfrei. Ich laufe morgens, immer noch keine langen Strecken und auch immer noch relativ langsam, aber so, dass es mir Spaß macht, den Kreislauf in Schwung bringt und sich einfach gut anfühlt. Ich spüre diese Energie, die sicher immer noch vom Stolz, den inneren Schweinehund besiegt zu haben, herrührt, den ganzen Tag.

So eine Initialzündung wünsche ich Ihnen auch, und ich bin mir sicher, auch Sie werden feststellen, dass man vor keiner Sportart Angst haben muss. Die Motivation kommt von ganz allein, sobald man kleine Erfolge einfährt. Bei mir sind es oft Streckenpunkte gewesen, an denen ich plötzlich noch ein Stückchen weiterlaufen konnte und die mich immer wieder aufs Neue motiviert haben. Sobald man merkt, dass man sich steigern kann, entwickelt man unweigerlich einen neuen, vorher nicht gekannten gesunden Ehrgeiz.

Und selbst wenn es meine supersportlichen Freunde nicht beeindrucken kann, dass ich heute anstatt 20 bequem 40 Minuten am Stück laufen kann, mir hilft diese Erkenntnis auch bei vielen Alltagssituationen.

Auch Ihnen wird der Sport Spaß machen – versprochen. Interessanterweise bedeutet Sport dem Wortursprung (französisch »desport« von »se deporter«) nach nicht mehr und nicht weniger als »sich zerstreuen, sich vergnügen« und ganz wörtlich »die Zeit wegtragen« – meint also einen Zeitvertreib, der Vergnügen bereitet.

Das Universum der Möglichkeiten – Es gibt für jeden etwas

Noch nie gab es eine solche Fülle von Sportangeboten wie heute – für Naturfreaks, für Sportgerätefanatiker, für Leute mit kleinem Geldbeutel, für Einzelkämpfer, für Teamplayer –, nahezu jedes Bedürfnis kann mit einer Sportart gestillt werden.

Praktikabel und machbar muss es sein

Mir persönlich ist immer wichtig, dass meine Aktivitäten praktikabel sind, das heißt sich gut in meinen Tagesplan integrieren lassen, keinen großen Aufwand erfordern und in Einklang mit meinen sonstigen Tätigkeiten gebracht werden können. Sport muss machbar sein, das heißt, man muss eine Sportart finden, die den körperlichen Gegebenheiten entgegenkommt und den

Motivationstipps für den ersten Schritt ins Sportlerdasein

• **Suchen Sie sich Gleichgesinnte.**

Haben Sie eine Freundin, die auch gerne etwas fitter werden möchte? Setzen Sie sich zusammen und überlegen Sie, was zeitlich und räumlich für Sie beide in Frage käme. Ein Gesprächspartner vor, während und nach dem Sport ist Gold wert, und Schwänzen fällt mit einer festen Verabredung nicht so leicht.

• **Kramen Sie in der Vergangenheit.**

Gibt es eine Sportart, die Sie als Heranwachsende(r) gerne ausgeübt haben und nie dazu kamen, diese zu reaktivieren? Jetzt ist Zeit dafür!

• **Mit Musik geht's leichter.**

Sind Sie jemand, der gern Musik hört? Kann Ihnen so mancher Song im Radio oder ein Vollbad mit stimmungsvoller Musik im Hintergrund den Tag versüßen? Dann darf Musik auch beim Sport nicht fehlen! Der iPod beim Walken oder die tanzbare Aerobicmusik verbessert nicht nur die Laune, sie trägt und beflügelt – und lenkt noch dazu von den Gedanken an die mögliche Anstrengung ab.

eigenen Vorlieben und Vorstellungen von vergnüglicher Freizeitgestaltung entspricht.

Nicht machbar sind solche Bewegungsabläufe, die ein zu hohes Können erfordern. Auch darf man sich grundsätzlich natürlich nicht gleich das Unmögliche vornehmen, sonst gibt man über kurz oder lang frustriert auf. Zusammengefasst heißt das: Wenn Sie wasserscheu sind, müssen Sie sich nicht ins Schwimmbad quälen. Oder wenn Sie gerade erst wieder mit dem Radfahren beginnen, reicht für den Anfang eine Runde durch die Gemeinde, wie man so schön sagt. Die Tour de France kommt später – und zwar im Fernsehen.

Machbarkeit beinhaltet auch die Erkenntnis, dass nicht jeder jede Sportart ausüben kann. Nach einer längeren Sportpause zum Beispiel sollten Sie auf jeden Fall erst Ihren Arzt konsultieren und ihn anhand von Routinechecks Ihre körperliche Verfassung feststellen lassen. Er wird Ihnen darlegen, welche Aktivitäten für Sie in Frage kommen.

Gerade übergewichtigen Menschen muss man von bestimmten Sportarten abraten, da durch die Körpermasse bestimmte Regionen des Körpers zu stark belastet werden. Dagegen sind andere geradezu ideal für den Einstieg: Trampolinspringen zum Beispiel trainiert viele Muskelgruppen und macht Spaß – ganz ohne die Gelenke oder den Rücken zu belasten.

Sport mit Rheuma, Diabetes & Co.? Na klar, aber was?

• Diabetes

Es gibt sogar Spitzensportler, die Diabetiker sind. Aber was heißt das für Sie? Im Grunde geht alles: vom Skifahren bis zum Schwimmen. Entscheidend sind nur Ihre Konstitution und Ihre derzeitige Gesundheitslage. Haben Sie alles mit Ihrem Arzt besprochen und die optimale Betätigung gefunden, erwartet Sie neben einem neuen aktiveren Körpergefühl eine tolle Belohnung: Auf lange Sicht können Sie durch den richtigen Sport einen gesunden Blutzuckerspiegelwert erreichen!

• Herzerkrankungen

Für viele Herzkranke ist Sport nicht nur eine von vielen Möglichkeiten der Freizeitgestaltung, sondern nicht selten auch die dringliche Empfehlung des Arztes – eine gründliche Untersuchung und einen genauen Trainingsplan Ihres Mediziners natürlich vorausgesetzt. Ausdauersportarten wie Nordic Walking, Inlineskating oder Radfahren stärken neben vielem anderen auch den Herzmuskel, machen somit belastbarer und sorgen für einen angemessenen Blutdruck.

• Osteoporose
Brüchige Knochen darf man nicht unnötig beanspruchen und muss man schonen? Falsch, denn Bewegung schützt vor weiterem Knochenabbau. Gymnastik und Schwimmen haben sich bei Osteoporosepatienten bewährt. Schwimmen bietet eine ideale Kombination aus Wirbelsäulenentlastung und Muskeltraining.

• Rheuma
Es gibt eine Vielzahl von Sportarten, die sich auch für Rheumatiker und ihre empfindlichen, oft schmerzenden Gelenke eignen. Die Wahl hängt von der Rheumaart ab, an der Sie leiden, aber grundsätzlich gilt: Die gelenkschonende Bahn im Schwimmbad oder das anregende Aquajogging stärkt Ihre Muskulatur, die wiederum Ihre Gelenke stützen und entlasten kann. Sport ist also nicht nur erlaubt, sondern dringend zur Verbesserung des Gesundheitszustands zu empfehlen. Auch Radfahren, Reiten und Gymnastikübungen sind für Rheumatiker in vielen Fällen zu empfehlen und verschaffen – richtig dosiert – Erleichterung.

• Rückenprobleme
Die Volkskrankheit Nr. 1 quält viele – nicht zuletzt aufgrund unserer sitzenden Tätigkeiten. Zur Entlastung eines schmerzenden Rückens sind Schwimmen und Yoga die Mittel der Wahl.

Immer im grünen Bereich bleiben

Da wir gerade bei moderaten Bewegungseinheiten sind, habe ich noch eine gute Nachricht für Sie: Sie müssen keinen Sport treiben, der Sie völlig aus der Puste bringt. Jedes Training muss richtig dosiert sein, sodass Sie immer im niedrigen Pulsbereich bleiben. Nicht nur um nicht platt und ausgepowert aus dem Training zu gehen – nein, auch um die Fettverbrennung voranzutreiben. Denn: Nur auf diesem niedrigen Pulslevel, im Aerobbereich, kann diese effektiv stattfinden. Aerober Bereich bedeutet, dass bei Aktivitäten, die über eine bestimmte Herzfrequenz nicht hinausgehen (egal, welches Alter, 140 Schläge pro Minute sollte sie nie überschreiten), die benötigte Energie durch Verbrennung mit Sauerstoff erzeugt wird (aerob ist griechisch für »Luft«).

Wenn Sie sich dagegen die Lunge aus dem Leib rennen, beginnen Ihre Muskeln anaerob zu arbeiten. Die Folge: Es werden im Körper nur Kohlenhydrate (Glucose) verbraucht, aber kein bisschen Fett verbrannt.

Tipp!

 Faustformel für den Puls, der Ihnen aerobes Training ermöglicht, ist: 220 Schläge pro Minute minus Ihr Lebensalter minus 30 Prozent.

Mit einer Pulsuhr haben Sie Ihren optimalen Trainingsherzschlag immer im Blick. Aber auch ohne Messgerät können Sie stets kontrollieren, ob Sie im moderaten Bereich sind. Machen Sie den Test: Solange Sie sich noch unterhalten können, ist alles okay.

Der Einstieg

Wenn Sie trainieren möchten, um Ihr körperliches und seelisches Gleichgewicht zu halten und gestärkt durch den Alltag zu gehen, empfehle ich Ihnen Ausdauersportarten wie Laufen, Nordic Walking, Schwimmen, Fahrradfahren, Aerobic oder Inlineskating (zur Kurzcharakteristik dieser Sportarten vgl. S. 299 ff.).

Bei alledem sollten Sie die drei Ls, eine Art Merksatz für jegliche sportliche Betätigung, beachten: Langsam beginnen, Langsam steigern und Lange durchhalten. Konkret heißt das, dass Sie sich anfangs ganz kleine Ziele setzen, zum Beispiel beim Joggen in der ersten Woche mit zehn Minuten anfangen. So kann es nicht zu vorzeitiger Erschöpfung und dem sonst unvermeidlichen Frust kommen. Sie werden sich noch wundern, zu welcher erstaunlichen Laufleistung Sie bald im Stande sein werden – bis dahin bleiben Sie aber gelassen und geben sich Zeit.

Wenn Sie merken, dass Sie dieses Level nicht mehr an die Grenzen Ihrer Belastbarkeit bringt, können Sie die Intensität durch mehrere Minuten steigern – natürlich wieder in ganz kleinen Schritten, versteht sich: In der zweiten Woche fünf bis zehn Minuten länger laufen reicht vollkommen aus. Wenn Sie diese Etappen erfolgreich gemeistert haben, ist für Sie das dritte L »Lange durchhalten« auch kein Problem mehr. Sie werden die neu entdeckte Kraftquelle ohnehin nicht mehr missen wollen. Und die Regelmäßigkeit erbringt ungeahnte Resultate – Sie waren noch nie so weit entfernt von den Erfahrungen der quälenden Sportstunden.

Tipp!
Die drei großen Ls: Langsam anfangen, Langsam steigern, Lange durchhalten.

Kleiner Leitfaden für die effektivsten Ausdauersportarten

Sie haben also beschlossen, zur Vollendung der Bausteine Ihres neuen Körpergefühls Sport zu treiben? Gute Entscheidung! Es gibt unzählige Möglichkeiten, den Fettstoffwechsel durch Bewegung anzukurbeln und Muskeln für ein Rundum-fit-Gefühl aufzubauen. Ausdauersportarten eignen sich hier besonders, aber vergessen Sie dabei bitte nie, im moderaten Bereich zu bleiben. Wie gesagt, Sie sollten das ganze Thema nicht verbissen, sondern im Gegenteil ganz gelassen angehen.

Die Auswahl fällt Nichtsportlern oft schwer, daher habe ich Ihnen im Folgenden die besten Ausdauersportarten zusammengestellt und zu jeder ein kurzes Porträt formuliert – so finden auch Sie die für sich ideale Form der Bewegung, die Sie fortan begleiten wird.

Aerobic – für alle mit Rhythmus im Blut

- Was wird trainiert?
- Fast alle Muskelpartien werden beansprucht und nach regelmäßigen Aerobicstunden haben Sie mehr Kraft und Ausdauer und sind beweglicher als je zuvor.

- Was sind die Vorteile?
- Die Verbesserung des Herz-Kreislauf-Systems und des Stoffwechsels sorgt für eine gestärkte Gesamtkonstitution.
- Überflüssige Pfunde schmelzen im Nu dahin.
- Aerobic ist eine der wenigen Sportarten, die sich prinzipiell für jeden eignet.

- Wer Musik liebt, wird auch Aerobic lieben. Diese Kombination aus Gymnastik und Rhythmus bringt Schwung in Ihr Leben.

- Worauf muss ich achten?
- Wie bei allen Sportarten ist Aufwärmen und Dehnen ein wichtiges Element des Trainings und auch hier gilt: Immer langsam beginnen, denn gerade Anfänger unterschätzen die Intensität der Aerobicübungen.
- Suchen Sie sich ein Studio mit professionellen Trainern, die Räume sollten mit einem gelenkschonenden Schwingboden ausgestattet sein.
- Sparen Sie auch hier nicht an gutem Schuhwerk.

Fahrradfahren – des Deutschen liebste Betätigung

- Was wird trainiert?
- Rad fahren trainiert die klassischen Problemzonen: Bauch, Beine, Po und bringt sie in Form. Eine universal nutzbare Kondition gibt's gratis dazu!

- Was sind die Vorteile?
- Fast jeder besitzt ein Fahrrad – einfach noch einmal hervorholen und losradeln.
- Die Fettverbrennung ist auf höchstem Niveau.
- Bei längeren Touren kann man einfach auch mal rollen lassen, ohne in die Pedale zu treten – und sich entspannt die Umgebung ansehen.
- Dies ist die Sportart, die sich am besten in den Alltag einbauen lässt. Jede Runde kann man mit einem Zweck verbinden: die Tour zum Briefkasten, der Sprint zum Bäcker oder auch die

Fahrt ins Büro – ganz umsonst muss niemand auf den Draht-
esel steigen.
– Für Menschen mit übermäßig beanspruchten Gelenken eine
gute Möglichkeit zur sportlichen Betätigung.

- Worauf muss ich achten?
– Die Wahl des Rads ist wichtig und der Ort, an dem Sie am
meisten fahren, entscheidet darüber, ob Sie ein Mountainbike
oder ein weniger gefedertes Stadtrad benötigen. Was Ihnen
besser zusagt, können Sie auch im Fachhandel ausprobieren
– eine kleine Testfahrt wird Ihnen sicher angeboten.
– Besorgen Sie sich auf jeden Fall einen Helm, selbst wenn es
nicht das schickste Accessoire ist, bei Stürzen und Zusammen-
stößen kann er Leben retten.
– Um Verspannungen im Kreuz vorzubeugen, unbedingt Sattel
und Lenker auf die richtige Höhe einstellen und während der
Fahrt immer mal wieder die Sitzposition etwas verändern.

Inlineskating – temporeiches Vergnügen auf Rollen

- Was wird trainiert?
– Alle wichtigen Muskelpartien kommen zum Einsatz, Sie können Koordination und Beweglichkeit enorm verbessern.

- Was sind die Vorteile?
– Zehrt durch die Dynamik der Bewegungen eine Menge Kalorien auf.
– Die Inliner lassen sich auch mit in den Urlaub nehmen – entspannte Runden entlang der Strandpromenade eröffnen Ihnen ganz neue Möglichkeiten der Urlaubsgestaltung.

- Worauf muss ich achten?
- Informieren Sie sich genau über die verschiedenen Inline-schuhmodelle und suchen Sie in Ruhe eins aus.
- Vergessen Sie auch nicht, Knie-, Ellenbogen-, Handgelenk-schoner und Helm zu besorgen. Leider kann es beim Skaten leicht zu Stürzen kommen – mit der richtigen Ausrüstung sind Sie gegen Verletzungen gefeit.
- Lassen Sie sich nicht entmutigen, wenn die ersten Schritte auf den Rollen wackelig sind. Es erfordert nun mal ein biss-chen mehr Gleichgewichtssinn als das gute alte Rollschuhlau-fen.
- Ein Kurs, wie er an vielen Volkshochschulen oder in Sport-zentren angeboten wird, kann Ihnen die richtige Technik ver-mitteln: Fahren, Ausweichen und Bremsen will gelernt sein. Außerdem treffen Sie dort Gleichgesinnte, und das Skaten mit netten Leuten verwandelt jede Anstrengung in Lustgewinn.

Laufen – der ideale Fatburner

- Was wird trainiert?
- Laufen beansprucht wie kaum eine andere Sportart den ganzen Körper, der Stoffwechsel wird angeregt und der Mus-kelaufbau gefördert.

- Was sind die Vorteile?
- Eine Joggingrunde baut mehr Fett ab, als stundenlanges Ge-hen es jemals könnte und bringt auf Dauer eine außerordent-liche Kondition mit sich.
- Blutdruck, Cholesterin und Blutzuckerspiegel können gesenkt werden, das Herz wird gestärkt.

– Laufen ist eine der wenigen Sportarten, die man ohne großen Aufwand an fast jedem Ort betreiben kann.
– Laufen macht glücklich, genauso wie viele andere Bewegungsformen. Es ist wissenschaftlich belegt, dass durch das Jogging Stresshormone schneller abgebaut werden können und gleichzeitig andere Botenstoffe ausgeschüttet werden: Serotonin, Dopamin und Noradrenalin vermögen es, uns in ein emotionales Hoch zu versetzen, indem sie Nerven im Limbischen System, dem Gefühlszentrum im Gehirn, reizen. Daher sprechen Läufer auch vom Runner's High (vgl. S. 292 f.).

● Worauf muss ich achten?
– Laufen ist nichts für Menschen mit deutlichem Übergewicht und solche mit orthopädischen Problemen, sie finden im Nordic Walking (siehe unten) eine würdige Alternative.
– Wichtig sind atmungsaktive Kleider und gut gefederte Joggingschuhe. Lassen Sie sich beraten und kaufen Sie Qualität!

Nordic Walking – die schonende Variante

● Was wird trainiert?
– Neben dem ganzen Bewegungsapparat werden besonders die oberen Extremitäten (Arme, Brust, Bauch und Rücken) gefordert und kriegen im Nu Konturen – Dauerspannung also von Kopf bis Fuß.

● Was sind die Vorteile?
– Auch Nordic Walking ist eine Wunderwaffe gegen das ungeliebte Hüftgold. Im Vergleich zum Gehen werden doppelt so viele Kalorien verbrannt.

– Es schont die Gelenke und ist deshalb auch für Übergewichtige geeignet. Knie- und Rückenprobleme können sogar deutlich gelindert werden.
– Auch wenn es kompliziert aussieht: Schon nach kurzer Zeit haben Anfänger den Bewegungsablauf und den Einsatz der Stöcke verinnerlicht – Freude und neu gewonnener Elan sind inbegriffen.

• Worauf muss ich achten?
– Gutes Schuhwerk und Laufstöcke müssen angeschafft werden – lassen Sie sich im Sportfachhandel beraten.

Schwimmen – Erfrischendes Workout mit Spaßfaktor

• Was wird trainiert?
– Schwimmen ist eine der gesündesten und ganzheitlichsten Fitnessmethoden: Die Gelenke werden entlastet (Übergewichtigen und Rheumatikern tut dies also besonders gut), die Kondition und der Muskelaufbau im gesamten Körper werden gefördert.

• Was sind die Vorteile?
– Schwimmen kurbelt Ihre Energieverbrennung so richtig an.
– Schon nach einer Bahn im Wasser sind Herz-Kreislauf-System sowie Stoffwechsel aktiviert, und Sie fühlen sich frisch und voll neuer Energie.
– Verspannungen verschwinden durch die massierenden Eigenschaften des Wassers sofort.
– Ein besonderes Plus: Die Betätigung im kühlen Nass strafft das Gewebe gerade an den Problemzonen, Cellulitis kann durch

regelmäßiges Schwimmen stark zurückgehen und sogar ganz der Vergangenheit angehören.

- Worauf muss ich achten?
- Die Elternregel hat tatsächlich Bestand: Nach dem Schwimmen immer warm anziehen, denn die Haut nimmt beim Bad Wasser auf, welches danach wieder abgegeben wird und zu Wärmeverlust führt – daher friert man leicht.
- Brustschwimmen ist gut für Schwangere. Menschen mit Beschwerden an der Wirbelsäule sollten aber darauf verzichten und Rückenschwimmen vorziehen.

Spielend Kalorien verbrennen

Haben Sie schon einmal darüber nachgedacht, einer Ballsportart nachzugehen? Auch wenn hier der Spaß noch mehr als sonst im Vordergrund steht, wird man überschüssige Pfunde los und kräftigt seine gesamte Muskulatur. Besonders Mannschaftssportarten sind beliebt bei Jung und Alt. Kein Wunder: Auf dem Spielfeld erfährt man einen Teamgeist, der auch oft unabhängig vom Spiel bei gemeinsamen Unternehmungen fortgeführt wird. Nicht selten ergeben sich so neue Bekanntschaften und Freundschaften. Manche schwören auf Fußballspielen in ihrer Freizeit (und Sie glauben nicht, wie viele Frauenmannschaften es inzwischen gibt, die einfach nur aus Spaß gegen das runde Leder treten). Andere können sich für das Urlaubsfeeling beim Beachvolleyball begeistern – suchen Sie sich aus, wie Sie am liebsten Athletik, Einsatzwillen und Taktikgefühl schulen wollen. Wie wär's mit Volleyball, Handball oder Basketball?

Pilates – Entspannendere Bewegungen gibt's nicht

Egal, für welchen Ausdauersport Sie sich entscheiden, dazu gibt es eine ideale Ergänzung: Pilates. Damit können Sie Ihr neues Körpergefühl komplettieren. Wenn Ihnen nicht der Sinn nach einem kräftezehrenden Training steht, oder Sie einfach den Tag morgens sanft und doch energiebringend beginnen möchten, kann ich Ihnen Pilates nur empfehlen. Dafür habe ich Ihnen das Wichtigste über Pilates zusammengestellt. Das Tolle: Sie können diese Übungen bequem immer wiederholen oder auch durch einen Pilateskurs vertiefen.

Bevor wir zu dem Mini-Workout kommen, ein paar Worte zur neuen Trendsportart Pilates, die – wie ich finde – zu Recht Millionen begeistert und selbst Hollywoodstars in Form und zu außergewöhnlicher Ausstrahlung bringt. Wenn Ihnen meine bisherige Philosophie gefallen hat, werden auch Sie Pilates mögen, da bin ich mir sicher. Pilates ist ein ganzheitliches Körpertraining, das westliche Elemente mit fernöstlichen Methoden wie dem Yoga verbindet, ohne Wert auf eine religiöse Komponente zu legen. Es geht in allen Übungen darum, das so genannte Powerhouse – den Bereich zwischen Becken und Brustkorb – zu aktivieren und zu stärken. Dies führt zu einem völlig neuen Körpergefühl, einer gesunden Körperhaltung und außergewöhnlicher Energie.

Besonders wichtig bei den Übungen ist die Atmung und ein natürlicher Bewegungsfluss, um zu einer entspannten seelischen Verfassung und einem wohl proportionierten Körper zu kommen. Es liegt doch ganz in unserem Sinne, dass ein Pilatestraining nicht auf körperliche Höchstleistungen angelegt ist und alles andere als auspowernd sein soll, oder?

Sehr vorteilhaft für die unter Ihnen, deren voller Terminplan häufig körperliche Aktivität verhindert: Pilates können Sie zu jeder Zeit ohne großen Aufwand (das heißt, Sie brauchen keine Spezialkleidung und keine sperrigen Trainingsgeräte) und ohne große Erschöpfungserscheinungen danach ausüben.

Die wichtigsten Prinzipien der Pilatesmethode: Atmung, Haltung, Genauigkeit, Kontrolle, Konzentration und Koordination. Das klingt jetzt nach einem ganzen Katalog, den man beachten muss. Aber Sie werden sehen, wenn Sie einmal die Grundpositionen beherrschen, haben Sie diese Prinzipien verinnerlicht und können aus der Abfolge der Übungen Kraft und Ruhe schöpfen.

Und um Sie vollkommen zu überzeugen: Pilates ist nicht nur aufgrund des schonenden Körpereinsatzes und der geringen Gesamtbelastung für jedes Alter und Fitnesslevel geeignet, sondern besonders für Menschen mit Rückenproblemen (und darunter leidet inzwischen jeder Dritte). Es ist also die Lösung dafür, Verspannungen und Fehlstellungen mit Entlastung zu entgegnen und sogar dauerhaft zu vermeiden.

Krafttraining – lassen Sie Ihre Muckis spielen

Grundsätzlich gilt, dass beim Kampf gegen die Kilos jede Art von Bewegung günstig und erwünscht ist. Mit einigen Bewegungsformen können Sie allerdings quasi noch ein Tüpfelchen drauf setzen – und dazu gehört das gezielte Muskeltraining.

Muskeln haben die schöne Eigenschaft, dass sie Energie verbrauchen, selbst wenn wir sie gerade gar nicht bewegen. Das bedeutet, dass Menschen mit größerer Muskelmasse per se einen höheren Grundumsatz haben als Menschen, deren Muskelkorsett nur wenig ausgebildet ist. Insofern gilt: möchten Sie abnehmen, dann sorgen Sie dafür, dass Ihre Muskeln gekräftigt werden. Sie sind Ihre besten Verbündeten in Sachen Energieverbrennung, denn mit jedem Kilo zusätzlicher Muskelmasse steigt der Energieverbrauch um 70 bis 100 Kilokalorien.

Nun werden Sie vielleicht einwenden, Sie hätten mal gehört, dass Muskeln schwerer seien als Fett, was ja eigentlich blöd ist, wenn man Gewicht verlieren möchte. Richtig ist, dass Muskeln im Volumenvergleich etwa 10 Prozent mehr wiegen als Fett. Das ist so wenig, dass es wirklich vernachlässigbar ist! Abgesehen davon macht ein muskulöser Körper optisch natürlich einen viel besseren Eindruck – so dass Sie sich um das Gewicht von Muskeln nun wahrlich keine Gedanken machen müssen.

Zurück zum Training. Ein sportlicher Nebenaspekt, den ich persönlich auch nicht ganz unwichtig finde: Krafttraining macht im Nachgang weniger Hunger als Ausdauertraining (wie z. B. Joggen). Die tollste Joggingrunde nützt Ihnen ja nichts, wenn Sie danach vor Hunger zusammenbrechen und hemmungslos über den Kühlschrank herfallen.

Nun aber keine Sorge: Ich werde Ihnen jetzt hier nicht empfehlen, sich viermal die Woche im Fitness-Studio zu quälen. Mit dem eben beschriebenen Pilates lassen sich zum Beispiel prima und gezielt Muskelgruppen aufbauen. Oder Sie stellen sich zuhause mit Therabändern, kleinen Hanteln oder einem Flexibar (eine Art Schwingstange für tiefgehendes Muskeltraining) ein eigenes Trainingsprogramm zusammen.

Natürlich können Sie auch ein Fitness-Studio besuchen. Doch machen Sie langsam, und unterschreiben Sie nicht gleich einen Vertrag, der Sie auf Monate bindet. Die meisten Studios bieten Schnupperstunden an, in denen Sie sich die Geräte und angebotenen Kurse ausführlich erklären lassen können.

Der große Vorteil eines (guten!) Studios ist natürlich, dass Sie von geschulten Trainern betreut werden. Diese können Ihnen passende Übungen zusammenstellen, wirken motivierend und korrigieren Sie vor allem auch im Bewegungsablauf. Ein durchaus bedenkenswertes Plus, denn die Erfahrung zeigt, dass »Einzelkämpfer« sehr viel eher Ausreden finden, um das Training immer mal wieder sausen zu lassen.

Egal, wofür Sie sich entscheiden, schon nach wenigen Trainingseinheiten werden Sie merken, dass Ihnen die Übungen zunehmend leichter fallen. Ihr Körpergefühl und Ihre Körperhaltung werden sich positiv verändern. Wichtig: Trainieren Sie mit kleinen Gewichten und vielen Wiederholungen. Schließlich wollen Sie ja keine Muskelberge entwickeln. Zwei Trainingseinheiten pro Woche wären ideal.

Und wenn Sie es dann noch hinbekommen, an zwei anderen Tagen zusätzlich etwas für Ihre Ausdauer und Kondition zu tun, haben Sie beste Voraussetzungen für nachhaltige Abnehmerfolge geschaffen.

Haben Sie die richtige Sportart für sich gefunden?

Die richtige Sportart für Sie ist die, die Ihnen Spaß macht. Denn wenn Sie Freude an dem haben, was Sie tun, werden sich auch bald Erfolge einstellen. Nutzen Sie diese als weitere Motivation. Damit das gelingt, setzen Sie sich keine zu hohen oder gar unmöglichen Ziele.

Wie sagt ein deutsches Sprichwort so schön: »Es ist besser, mit drei Sprüngen ans Ziel zu kommen, als sich mit einem das Bein zu brechen.« Lassen Sie also Ruhe walten und seien Sie nicht zu selbstkritisch. Denn nur indem man Rückschläge zulässt, werfen sie einen nicht aus der Bahn. So ist es beim Sport und auch beim Essen entscheidend, die eigenen Erfolge zu honorieren, zu lernen, sich selbst zu mögen und Selbstzufriedenheit zu entwickeln. Außerdem, wer kleine Schritte bereits als Erfolg ansieht, ist schneller motiviert und hat mehr Freude und auch häufiger gute Laune. So entsteht ein positiver Kreislauf – das genaue Gegenteil des Diätteufelskreises aus Unterdrückung, Frust und Heißhunger: Sie werden beweglicher, zufriedener mit sich selbst, fühlen sich fit und können schlussendlich ein ganz neues Lebensgefühl genießen, das Ihnen die Kraft und den Willen gibt, weiterzumachen.

Nachwort
Gesundes Essen ist die beste Investition
in den eigenen Körper

...eine Erkenntnis, die sich langsam, aber sicher herumzusprechen scheint. Endlich!

Fakt ist ja, dass einerseits ernährungsbedingte Krankheiten zunehmen, auf der anderen Seite aber immer weniger der dadurch entstehenden Kosten durch die Krankenkassen abgedeckt werden. Selbst wenn es in letzter Instanz bei vielen der drohende Geldverlust ist, welcher die Menschen bewegt, eingehender darüber nachzudenken, was sie sich tagtäglich auf den Teller laden, bin ich froh, dass sie es überhaupt tun. Und auch wenn es immer noch Leute gibt, die sich mehr mit ihrem Auto und ihrem Garten beschäftigen als damit, was sie essen, scheint es so, als würde das Thema »Ernährung« an Aufmerksamkeit gewinnen. Es ist durchaus »in«, gleichermaßen im Bioladen und im Discounter einzukaufen. Und das zeigt ja, dass sich immer mehr Verbraucher durchaus genau überlegen, welche Lebensmittel sie woher beziehen.

Ich hoffe, ich konnte Ihnen mit diesem Buch genug Informationen liefern, damit Sie sich künftig etwas sicherer durch den Dschungel des Nahrungsangebots in deutschen Supermärkten hindurchmanövrieren können. Denken Sie immer an die Devise »Back to the Basics«. Je stärker ein Lebensmittel verarbeitet ist, je aufwändiger es verpackt ist und je aggressiver es beworben wird, desto eher sollten Sie es im Regal liegen lassen – weil es mit hoher Wahrscheinlichkeit ernährungsphysiologischer Schrott ist. Lassen Sie stattdessen die Natur in Ihr Leben und vor allem in Ihren Kochtopf – Ihr Körper wird es Ihnen mit einer schlankeren Linie und mehr Gesundheit danken.

Natürlich kann ich Ihnen hier keine Wunder versprechen. Wenn Sie drei Tage Müsli, Gemüseauflauf und Vollkornbrot gegessen haben, werden Sie wahrscheinlich noch gar nichts merken. Weder auf der Waage noch im körperlichen Befinden. Doch nach zehn Tagen sieht die Sache sicherlich schon anders aus. Trotzdem: Machen Sie langsam. Es geht hier nicht um einen kurzfristigen Abnehmerfolg, es geht darum, Ihre ganze Ernährung auf eine gesunde Basis zu stellen. Sie müssen für sich persönlich eine Version finden, mit der Sie jeden Tag leben können – und vor allem wollen! Gesunde Ernährung ist lecker, macht Spaß und bedeutet nur in ganz wenigen Fällen Verzicht. Wenn Sie das in Ihrem Kopf etablieren können, haben Sie schon einen großen Schritt in die richtige Richtung geschafft.

In diesem Sinne – essen Sie sich gesund, dann klappt's auch mit den Pfunden.

Register

Rezeptregister

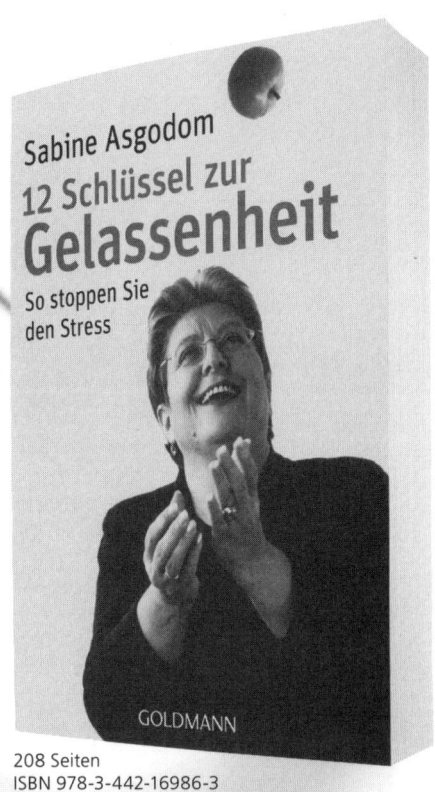
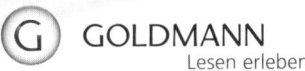

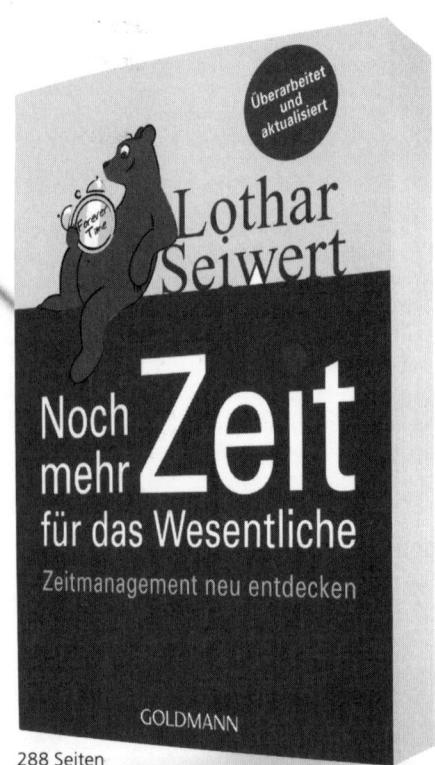
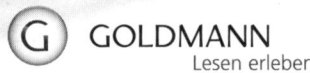